# 主 编 简 介

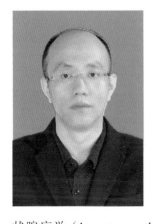

**孔令泉** 主任医师、教授、全国住院医师规范化培训评估专家、中国抗癌协会青年理事会理事、重庆市临床医学研究联合会理事长、重庆市医师协会乳腺外科专业委员会常务委员、重庆市中西医结合学会甲状腺疾病专业委员会主任委员。长期从事乳腺癌、甲状腺癌、甲状旁腺功能亢进症等普外科临床医学教研工作，并致力于乳腺癌激素增敏化疗、乳腺癌新内分泌化疗（breast neoendocrinochemotherapy）、乳腺癌内分泌化疗、乳腺癌潮汐化疗、乳腺肿瘤糖尿病学（breast oncodiabetology）、乳腺肿瘤心理学（breast oncopsychology）、乳腺肿瘤甲状腺病学（breast oncothyroidology）、乳腺肿瘤肝病学（breast oncohepatology）、乳腺肿瘤心脏病学（breast oncocardiology）、乳腺肿瘤双心医学（breast oncopsychocardiology）、乳腺肿瘤骨代谢病学（breast oncoosteometabolism）、肿瘤伴随疾病学、乳腺癌伴随疾病学（concomitant disease of breast cancer）、乳腺肿瘤内分泌代谢病学、乳腺癌会诊联络多学科医学（breast consultation liaison multi-disciplinary medicine）、乳腺癌患者代谢相关脂肪性肝病、骨代谢异常相关疼痛病、乳腺癌患者维生素 D 缺乏/不足和（或）钙剂摄入不足相关甲状旁腺功能增强或亢进等有关乳腺癌的基础与临床研究，以及乳腺疾病、甲状腺疾病和甲状旁腺疾病的科普宣传工作。2009 年 9 月至 2010 年 5 月在法国斯特拉斯堡大学医院进修，2015 年 10 月至 2015 年 12 月在法国图卢兹癌症研究中心进修。以第一作者或通信作者发表科研论文 140 余篇，其中 SCI 收录 40 余篇，单篇最高影响因子 59.3 分，15 分以上 8 篇（其中 50 分以上 2 篇）。主编《乳腺癌伴随疾病学》《乳腺肿瘤内分泌代谢病学》《乳腺肿瘤糖尿病学》《乳腺肿瘤心理学》《乳腺肿瘤甲状腺病学》《乳腺肿瘤肝病学》《乳腺肿瘤心脏病学》等著作 14 部，副主编 1 部，参编 11 部。5 次荣获重庆医科大学优秀教师称号；获重庆医科大学教学成果奖一等奖、二等奖各 1 项，优秀教材奖二等奖 1 项。

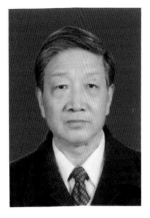

**吴凯南**　主任医师、教授，中国抗癌协会乳腺癌专业委员会名誉顾问。历任四川省抗癌协会理事，重庆市抗癌协会乳腺癌专业委员会委员，重庆医科大学省级重点学科"肿瘤学"学科带头人，重庆医科大学基础外科研究室副主任，重庆医科大学附属第一医院普外科副主任、内分泌乳腺外科主任，重庆市乳腺癌中心主任。从事外科临床、教学及科研工作近 60 年，进行内分泌乳腺外科研究 40 余年，在乳腺癌的病因探讨、保乳治疗、新辅助化疗、内分泌治疗及综合治疗的规范化和个体化方面进行了深入研究并有所建树。发表论文 285 篇，其中以第一作者或通信作者发表 160 余篇；主编《实用乳腺肿瘤学》《乳腺癌伴随疾病学》《乳腺肿瘤内分泌代谢病学》《乳腺肿瘤糖尿病学》《乳腺肿瘤心理学》《乳腺肿瘤甲状腺病学》《乳腺肿瘤肝病学》《乳腺肿瘤心脏病学》等著作 10 余部。荣获市级科技进步奖二等奖 1 项，省（部）级科技进步奖三等奖 2 项，地厅级医学科技成果奖 2 项(均为第一完成人)，重庆医科大学教学成果奖一等奖、二等奖各 1 项，优秀教材奖二等奖 1 项。

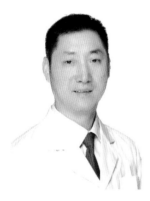

**厉红元**　主任医师、硕士研究生导师，重庆医科大学附属第一医院内分泌乳腺外科（重庆市乳腺癌中心）主任。任中国抗癌协会乳腺癌专业委员会常务委员兼秘书长、中国医师协会外科医师分会乳腺外科医师委员会常务委员兼秘书长、重庆市抗癌协会乳腺癌专业委员会主任委员、重庆市医师协会乳腺外科专业委员会主任委员。从事普外科医疗、教学及科研工作 20 余年；对普外科各种疾病的诊断和治疗具有较丰富的临床经验，尤其擅长乳腺、甲状腺、胰腺疾病的诊断和治疗。发表论文 110 余篇，参与编写有关乳腺疾病的专著 10 余部；获重庆市科技进步奖和重庆市卫生局医学科技奖各 1 项。

# 内 容 简 介

本书较全面地介绍了乳腺癌患者治疗随访期间伴随的骨健康问题如骨质疏松症、骨关节病、继发性或原发性甲状旁腺功能亢进症等，以及骨代谢异常相关疼痛病的防治与管理，对乳腺癌患者的治疗和预后改善具有重要的临床意义。

本书实用性强，可供肿瘤科、乳腺科及相关内科、骨科医生参考。

**图书在版编目(CIP)数据**

乳腺肿瘤骨代谢病学 / 孔令泉，吴凯南，厉红元主编. —北京：科学出版社，2021.10

ISBN 978-7-03-069944-2

Ⅰ. ①乳… Ⅱ. ①孔… ②吴… ③厉… Ⅲ. ①乳腺肿瘤 – 关系 – 骨疾病 – 代谢病 – 研究 Ⅳ. ①R737.9

中国版本图书馆 CIP 数据核字（2021）第 199086 号

责任编辑：沈红芬　路　倩 / 责任校对：张小霞
责任印制：肖　兴 / 封面设计：陈　敬

科 学 出 版 社 出版

北京东黄城根北街 16 号
邮政编码：100717
http://www.sciencep.com

天津文林印务有限公司　印刷

科学出版社发行　各地新华书店经销

\*

2021 年 10 月第 一 版　开本：720 × 1000　1/16
2021 年 10 月第一次印刷　印张：11 1/2　插页：1

字数：230 000
**定价：80.00 元**
（如有印装质量问题，我社负责调换）

# 乳腺肿瘤骨代谢病学

## Breast Oncoosteometabolism

主　审　任国胜

主　编　孔令泉　吴凯南　厉红元

科学出版社

北　京

# 编 写 人 员

**主　审**　任国胜

**主　编**　孔令泉　吴凯南　厉红元

**副主编**　郝　杰　冯正平　魏余贤　黎　颖　傅仕敏

**编　者**（按姓氏汉语拼音排序）

曹锐超　陈钰玲　陈元文　戴　威　冯正平　傅仕敏

郝　杰　孔令泉　黎　颖　李　浩　李　姝　李　欣

李肇星　厉红元　梁馨予　刘　伟　罗　欢　马晨煜

佘睿灵　宋靖宇　田　申　铁　馨　王　泽　魏嘉莹

魏余贤　文　莎　吴凯南　伍　娟　肖　俊　肖星宇

钟　玉　邹宝山

# 前　　言

　　乳腺癌是女性最常见的恶性肿瘤，随着乳腺癌诊疗水平的提高，疗效不断改善，乳腺癌患者寿命明显延长，多数患者逐渐以一种慢性病的状态长期生存，乳腺癌伴随疾病问题越来越突出，成为影响患者生活质量及预后的新挑战。如何让患者在生存期延长的同时生活质量更高？为此，编者在 10 年前开始关注乳腺癌伴随疾病及乳腺肿瘤内分泌代谢病的诊治，陆续编写和出版相关专著并发表相关科研论文。2016 年，由中共中央、国务院印发的《"健康中国 2030"规划纲要》明确提出"全方位、全周期保障人民健康"的"两全"健康管理方针，要求到 2030 年，我国总体癌症 5 年生存率提高 15%。为了实现上述目标，提高乳腺癌患者的生活质量和改善预后，乳腺癌"两全"管理模式及乳腺癌伴随疾病管理显得尤为重要。

　　乳腺癌患者的骨健康问题，如乳腺癌患者的骨代谢异常相关疼痛病（abnormal bone metabolism associated pain，ABMAP），是最常见的乳腺癌伴随疾病之一。ABMAP 是以骨代谢异常为发病机制、以疼痛为主要临床表现的一类疾病。例如，骨质疏松症、骨关节炎、钙剂摄入不足和（或）维生素 D 缺乏/不足相关继发性甲状旁腺功能亢进症、乳腺癌术后慢性疼痛综合征、肿瘤骨转移、痛风、颈肩痛、腰腿痛、肌少症、骨软化症、类风湿关节炎等都有骨代谢异常，由其引起的各种急、慢性疼痛均可称为 ABMAP。中国女性乳腺癌在更年期高发，在此期间患者雌激素水平下降，易患骨代谢疾病；另一方面，乳腺癌细胞本身、乳腺癌综合治疗（如化疗、内分泌治疗、放疗等）及肿瘤骨转移等对骨代谢的影响，均增加了乳腺癌患者患 ABMAP 的风险。ABMAP 严重影响乳腺癌患者的生活质量、治疗依从性及预后。双膦酸盐等抗骨质疏松症药物可降低应用芳香化酶抑制剂患者骨折事件和骨转移的发生风险。也有报道，维生素 D 的应用有利于患者的骨健康，可增强其免疫力，并改善预后。

　　目前国内外尚无专门针对乳腺肿瘤骨代谢病学的专著。编者在多年来关注乳腺癌患者骨健康问题、骨代谢异常相关疼痛病及乳腺肿瘤骨代谢病学的基础上，查阅了大量的国内外相关文献，首次提出了乳腺肿瘤骨代谢病学的概念，并完成了有关乳腺癌患者骨健康问题、骨代谢异常相关疼痛病及乳腺肿瘤与骨代谢疾病相关性的专著——《乳腺肿瘤骨代谢病学》。希望本书对乳腺癌和骨代谢疾病相互关系的探讨，可引起肿瘤科、外科、乳腺科、骨科、内分泌科、老年科、康复科医生及研究生对乳腺肿瘤骨代谢病学的重视，进一步深入研究乳腺癌和骨代谢疾病的相互关系，以有利于乳腺癌等恶性肿瘤的预防、治疗和预后改善。

参与本书编写与校对的人员有重庆医科大学附属第一医院内分泌乳腺外科吴凯南、厉红元、孔令泉、魏余贤、李欣、李浩、李姝、田申、伍娟、陈钰玲、魏嘉莹、梁馨予、宋靖宇、马晨煜、佘睿灵、李肇星、铁馨，骨科郝杰、刘伟、曹锐超，内分泌内科冯正平，检验科黎颖，急诊科傅仕敏，中医科钟玉，老年科文莎；重庆医科大学肖星宇；陆军军医大学西南医院戴威、王泽；重庆市人民医院罗欢；中国科学院大学重庆仁济医院（重庆市第五人民医院）陈元文、邹宝山；四川邻水县人民医院肖俊等。

由于目前尚无乳腺肿瘤骨代谢病学的专著可供参考，而相关文献众多，学科跨度大、范围广，不少热点尚无定论，书中不妥之处敬请广大读者提出宝贵意见（联系人：孔令泉，邮箱：huihuikp@163.com），以便再版时修正和完善。本书在编写过程中得到了重庆医科大学附属第一医院的支持和帮助，在此致以衷心的感谢！

主　编

2021 年 5 月

# 目　录

# 第一章　骨的结构及生理作用

骨作为一种器官，由骨组织、骨膜（periosteum）和骨髓构成，具有支持软组织、构成关节参与身体的运动，保护某些重要器官及造血、调节代谢等作用[1]。

## 一、骨的构成成分

骨组织为特殊类型的结缔组织，由多种细胞（骨原细胞、成骨细胞、破骨细胞、骨细胞）和细胞外基质（骨基质）构成。骨基质（bone matrix）包括有机成分和无机成分两种，骨基质所有成分的百分比会随年龄、活动水平和个人特征的不同而变化。成人骨既坚固又有弹性，有机物约占骨重量的 1/3，无机物约占 2/3；儿童少年期骨硬度小、弹性大，有机物大于 1/3，无机物不足 2/3，因此遇到暴力可能折而不断；老年人骨较脆、弹性小，有机物小于 1/3，无机物大于 2/3，稍遇外力即易折碎。

### （一）骨组织的细胞构成

1.骨原细胞　是骨组织中的干细胞。骨原细胞呈梭形，胞体小，胞核呈卵圆形，胞质少，呈弱嗜碱性。骨原细胞存在于骨外膜及骨内膜的内层及中央管内，靠近骨基质面。在骨的生长发育时期，或成年后骨的改建或骨组织修复过程中，它可分裂增殖并分化为成骨细胞。

2.成骨细胞　是骨形成、骨骼发育与成长的重要细胞[2]。光镜下成骨细胞（osteoblast）呈立方形或矮柱状，胞质丰富，呈强嗜碱性。胞核大，呈圆形，常偏于一侧，核仁清晰可见。碱性磷酸酶染色呈强阳性。电镜下可见胞质内发达的粗面内质网和高尔基体、线粒体。细胞表面有少量微绒毛，当其转变为骨细胞时，微绒毛变粗、变长。成骨细胞的主要功能是产生胶原纤维、黏多糖（mucopolysaccharide）和糖蛋白等，在细胞外形成骨的有机质，称为类骨质。随着类骨质增多、钙化，成骨细胞转化为骨细胞。此外，成骨细胞还能分泌基质小泡，促进类骨质的钙化。

3.骨细胞　来源于成骨细胞，可以分为幼稚、成熟及老化三个阶段。幼稚型骨细胞具有成骨细胞的一些结构形态，仍能产生骨基质。骨细胞突起伸长并通过骨小管形成细胞间交通，细胞位于骨陷窝内。随着骨细胞的成熟，胞质内的线粒体、粗面内质网和高尔基体数量减少，胞体变小。老化的骨细胞则胞体进一步变小，胞核固缩，染色质深染，胞质内细胞器少，骨陷窝较大。老化的骨细胞在降钙素（calcitonin，CT）的作用下，仍可转化为成熟的骨细胞。骨细胞在甲状旁腺激素（parathyroid hormone，PTH）作用下可以使骨溶解，称为骨细胞性骨溶解；而在较高水平降钙素作用下又可成骨，在正常生理状况下，骨细胞性溶骨和成骨处于动态平衡[3-6]。

4.破骨细胞　体积较大，直径可达 30～100μm，胞质内有大量短棒状的小线粒体。内质网较多但散在，可见高尔基体、溶酶体，电镜下可见质膜折叠形成的皱褶缘和相邻的清亮区，二者构成破骨细胞的重吸收装置，可以提供一个局部酸环境，使骨质溶解并被吸收。破骨细胞的另一个结构特点是含有多个细胞核，通常有 20 个以上，多者可达上百个。破骨细胞的主要功能是吸收骨，一个破骨细胞可以吸收 100 个成骨细胞所形成的骨质[7, 8]。

### （二）有机物

有机物主要含胶原蛋白、蛋白多糖、软骨素等。骨骼中的有机物主要起促进骨骼生长、修复骨组织、供给骨营养、连接和支持骨细胞及参与骨骼新陈代谢等作用。

### （三）无机物

无机物主要包含钙、磷、钠、镁、铁、氟等。其中，以钙含量最高，磷次之，体内的钙通常以磷酸钙等形式存在，是骨骼的主要成分，影响骨组织的硬度和密度[9]。

## 二、骨的分类

成人骨共有 206 块，因为个体发育而存在差异。除 6 块听小骨属于感觉器外，根据骨骼的部位可将其划分为中轴骨和附肢骨两部分，中轴骨位于人体的中轴部分，包括颅骨和躯干骨（椎骨、肋骨、胸骨），而附肢骨包括上肢、下肢、肩带（肩胛骨、锁骨）和骨盆带（髋骨）。根据骨骼的形态，可以将其分为四种类型，分别为长骨、短骨、扁骨和不规则骨。根据骨发生方式，可将其分为膜化骨和软骨化骨。有的骨由膜化骨和软骨化骨组成，则称复合骨，如枕骨。发生在某些肌腱内的扁圆形小骨，称籽骨，如髌骨和第一跖骨头下的籽骨。

## 三、骨的主要结构

每块骨都由骨质、骨膜、骨髓等构成，并有神经和血管等分布。

### （一）骨质

骨质由骨组织构成，是骨的主要成分，表现为骨密质和骨松质两种形式。

1.骨密质 质地致密，抗压、抗扭曲能力强，构成长骨干及其他类型骨和长骨骺的外层[10]。在颅盖骨，骨密质构成外板和内板。

2.骨松质 由许多片状和杆状的骨小梁交织成网，呈海绵状。存在于长骨骺及其他类型骨的内部；颅盖骨的骨松质在内、外板之间，称为板障，有板障静脉经过。

## （二）骨髓

骨髓为柔软而富有血液的组织，充填于长骨髓腔及骨松质腔隙内，分为红骨髓和黄骨髓。胎儿及婴幼儿的骨髓均有造血功能，因肉眼呈红色，而名红骨髓。大约 5 岁起，长骨骨髓腔内的红骨髓逐渐被脂肪组织所替代，失去造血活力，因呈黄红色，故称黄骨髓。

1.红骨髓 有造血功能，内含大量不同发育阶段的红细胞和某些白细胞；充填于胎儿及幼儿的长骨髓腔及骨松质腔隙内，在成人只存在于椎骨、肋骨、胸骨及肱骨和股骨上端的松质内。因此，临床常选髂后上棘等处进行骨髓穿刺，检查骨髓象。

2.黄骨髓 含大量脂肪组织，是脂肪的贮存库。没有直接造血的功能。但在慢性失血过多或重度贫血时，黄骨髓可转化为红骨髓，恢复造血功能。6 岁前后，长骨骨髓腔内的红骨髓逐渐转化为黄骨髓，只存在于成人长骨骨干的骨髓腔内。

## （三）骨膜

骨膜是由致密结缔组织构成的膜，包裹除关节面以外的整个骨面。骨膜内的一些细胞能分泌成骨细胞和破骨细胞。骨膜内含有丰富的血管和神经，对骨的营养和再生、感觉都有非常重要的作用。骨膜可分为内外两层：外层致密，有许多胶原纤维束穿入骨质，使之固着于骨面。内层疏松，有成骨细胞和破骨细胞，分别具有产生新骨质和破坏骨质的功能，幼年期功能非常活跃，直接参与骨的生成；成年时转为静止状态，但是，骨一旦发生损伤，如骨折，骨膜又重新恢复功能，参与骨折端的修复愈合。如骨膜剥离太多或损伤过大，则骨折愈合困难。衬在髓腔内面和松质间隙内的膜称骨内膜，是菲薄的结缔组织，也含有成骨细胞和破骨细胞，有造骨和破骨的功能。

## （四）骨的血管、淋巴管和神经

骨的血管滋养骨组织、骨髓、骺软骨和骨膜。因骨的种类不同，其血管的分布也不同。

（1）长骨的动脉包括滋养动脉、干骺端动脉、骺动脉和骨膜动脉，供应骨的营养；可分为骨干营养系统、骨骺干骺端系统、骨膜-骨皮质系统。滋养动脉是长骨的主要动脉,一般有 1~2 支,经骨干滋养孔进入骨髓腔,分升支和降支达骨端,分支分布于骨干密质的内层、骨髓和干骺端,在成年人可与干骺端动脉及骺动脉分支吻合。干骺端动脉和骺动脉均发自邻近动脉,从骺软骨附近穿入骨质。

（2）不规则骨、扁骨和短骨的动脉来自骨膜动脉或滋养动脉。大多数动脉有静脉伴行。

（3）骨膜的淋巴管（lymphatic duct）丰富,骨质是否存在淋巴管,仍有争议。

（4）神经伴滋养血管进入骨内,分布至哈弗斯管（Haversian canal）的血管周隙中,以内脏传出纤维（无髓）居多,分布至血管壁;躯体传入纤维（有髓）则多分布于骨膜。骨膜对张力或撕扯的刺激较敏感,故骨脓肿和骨折、肿瘤常引起剧痛。

## 四、骨的生理作用

1.支撑作用　人体不同的骨骼通过关节、肌肉、韧带等组织连成一个整体,对身体起支撑作用。假如人类没有骨骼,那只能是瘫在地上的一堆软组织,不可能站立,更不能行走。

2.保护作用　人类的骨骼如同一个框架,保护着人体重要的脏器,使其避免外力的"干扰"和损伤。例如,颅骨保护着大脑组织,脊柱和肋骨保护着心脏、肺,骨盆骨骼保护着膀胱、子宫等。没有骨骼的保护,外来的冲击、打击很容易使内脏器官受损伤。

3.运动功能　骨骼与肌肉、肌腱、韧带等组织协同作用,共同完成人的运动功能。骨骼提供运动必需的支撑,肌肉、肌腱提供运动的动力,韧带的作用是保持骨骼的稳定性,使运动得以连续地进行下去。所以,骨骼是运动的基础。

4.代谢功能　骨骼与人体的代谢关系十分密切。骨骼中含有大量的钙、磷及其他有机物和无机物,是体内无机盐代谢的参与者和调节者。骨骼参与人体内分泌的调节,影响体内激素的分泌和代谢。骨骼还与体内电解质平衡有关[11-13]。

5.造血功能　骨骼的造血功能主要表现在人的幼年时期,骨髓腔内含有大量的造血细胞,这些细胞参与血液的形成。人到成年后,部分骨松质内仍存在具有造血功能的红骨髓。

（李　姝　孔令泉　厉红元）

### 参 考 文 献

[1] 佟晓杰,徐国成. 系统解剖学［M］. 北京:高等教育出版社,2012.
[2] 刘念柯,万启龙. 成骨细胞细胞骨架及其功能的研究进展［J］. 中华口腔医学杂志, 2020,55（6）:425-428.

［3］吴飞飞，应航，何健能，等. 骨细胞及其功能研究进展［J］. 中国骨质疏松杂志，2010，16（12）：977-980.

［4］Tazawa K，Hoshi K，Kawamoto S，et al. Osteocytic osteolysis observed in rats to which parathyroid hormone was continuously administered［J］. J Bone Miner Metab，2004，22（6）：524-529.

［5］Li Y，Xuan M，Zhang XZ，et al. Comparison of parathyroid hormone（1-34）and calcitonin in postmenopausal women with osteoporosis：an 18-month randomized，multicenter controlled trial in China［J］. Chin Med J（Engl），2013，126（3）：457-463.

［6］张先龙. 骨细胞及其骨代谢功能［J］. 国外医学·创伤与外科医学基本问题分册，1997，18（3）：158-161.

［7］顾建红，孔琦，王东，等. 破骨细胞功能研究进展［J］. 中国兽医学报，2017，37（9）：1797-1801.

［8］吴朝锐，张杰，田京. 破骨细胞非溶骨功能研究进展［J］. 中国修复重建外科杂志，2015，29（8）：1038-1042.

［9］Hart NH，Nimphius S，Rantalainen T，et al. Mechanical basis of bone strength：influence of bone material，bone structure and muscle action［J］. J Musculoskelet Neuronal Interact，2017，17（3）：114-139.

［10］Pearson OM，Lieberman DE. The aging of Wolff's "law"：Ontogeny and responses to mechanical loading in cortical bone［J］. Amer J Phys Anthropol，2004，125（S39）：63-99.

［11］Noble D. Regulation of bone metabolism［J］. Prog Biophys Mol Biol，2016，122（2）：83-84.

［12］Weaver CM，Peacock M，Martin BR，et al. Quantification of biochemical markers of bone turnover by kinetic measures of bone formation and resorption in young healthy females［J］. J Bone Miner Res，1997，12（10）：1714-1720.

［13］张萌萌，张秀珍，邓伟民，等. 骨代谢生化指标临床应用专家共识（2020）［J］. 中国骨质疏松杂志，2020，26（6）：781-796.

# 第二章 常见骨代谢指标

乳腺癌（breast cancer）患者在诊疗过程中常伴有较高比例的骨健康问题，这种骨健康问题不只是骨转移，还包括骨质疏松症（osteoporosis，OP）、骨关节炎（osteoarthritis，OA）、维生素 D 缺乏或不足，以及继发性甲状旁腺功能亢进症（secondary hyperparathyroidism，SHPT）[1, 2]。这些骨健康问题可通过骨代谢生化指标反映，本章主要介绍常见的骨代谢生化指标，包括钙磷代谢调节指标、骨转换标志物、激素与细胞因子等，其主要来源于骨、软骨、皮肤、软组织、肝脏、肾脏、小肠、血液及内分泌腺体等，是成骨细胞或破骨细胞分泌的酶和激素，以及骨基质的胶原蛋白或非胶原蛋白的代谢产物。这些骨代谢生化指标在反映骨转换状态方面具有灵敏度高、特异性强的特点，可通过检测其在患者血、尿中的水平来了解骨组织新陈代谢情况，这对于乳腺癌相关骨健康问题的诊断与鉴别诊断及疗效评价有重要临床意义。

## 一、钙磷代谢调节指标

### （一）甲状旁腺激素

甲状旁腺激素（parathyroid hormone，PTH）是一种碱性单链多肽类激素，由甲状旁腺主细胞合成分泌。人体首先合成含 115 个氨基酸的多肽，即前甲状旁腺激素原（pre-pro-PTH），其在甲状旁腺细胞内先通过裂解 N 端形成甲状旁腺激素原（pro-PTH），然后形成 PTH。

PTH 自分泌后会经肝脏和肾脏途径被快速从血浆中清除，正常人血液循环中的免疫活性 PTH 包括全段 PTH（5%～30%）、C 端片段（70%～95%）和 N 端片段（所占比例很小）。PTH 的分泌主要受细胞外钙、磷、骨化三醇（calcitriol）及成纤维细胞生长因子 23（fibroblast growth factor 23，FGF-23）等影响，如低血钙会上调 PTH 表达，高血钙则反馈性抑制 PTH 分泌，而活性维生素 D 可通过抑制 PTH 基因转录使其分泌减少。反之，PTH 又是影响钙磷水平的主要激素，它通过直接与骨、肾脏及小肠等组织表面的受体结合，促使血钙水平升高、血磷水平下降，对维持机体钙磷平衡有重要作用。

PTH 可将骨质内的钙移至细胞外液，使血钙升高，同时抑制肾小管对磷的吸收，其对骨的主要作用是促进骨吸收和骨形成。首先，PTH 可通过刺激破骨前体细胞使成熟破骨细胞数量增加和功能增强，从而导致骨吸收增加。有研究表明，此过程是通过上调甲状旁腺激素受体信号通路中的破骨细胞核因子 κB 受体活化因子配体（receptor activator of NF-κB ligand，RANKL）的表达实现的[3]。其次，PTH 还可与成骨细胞或成骨细胞前体细胞结合并抑制其活性，同时抑制骨基质蛋白和 I 型胶原蛋白的合成。生理状态下，PTH 促进骨膜表面骨细胞形成，成骨细胞活性超过破骨细胞，使骨形成大于骨吸收。而持续大剂量 PTH 会使破骨细胞活性超过成骨细胞，从而导致骨丢失大于骨形成，因而 PTH 对骨的吸收和形成具有双重效应，其生物效应取决于作用剂量[4]。乳腺癌患者中，有些乳腺癌细胞会分泌甲状旁腺激素相关蛋白（parathyroid related protein，PTHrP），并作用于 PTH 受体，促进破骨细胞的作用，从而引起高钙血症（hypercalcemia）及骨质疏松症，因此乳腺癌患者应注意检测血 PTH 水平，及时采取措施预防骨质疏松症。

PTH 的减少常见于甲状腺功能亢进相关高钙血症、甲状腺手术相关甲状旁腺功能减退症及肾衰竭等。PTH 增加常见于原发性甲状旁腺功能亢进症（primary hyperparathyroidism，PHPT）、异位性甲状旁腺功能亢进症、肾病相关甲状旁腺功能亢进症及假性甲状旁腺功能减退症等。

血清 PTH 是诊断 PTH 相关性骨病的最重要指标，临床诊断骨质疏松症血钙异常时，为查找原因也常检测 PTH，而当血钙正常时，一般不常规检测 PTH。但血钙正常时，甲状旁腺也有功能增强和 PTH 水平升高现象，如在应用双膦酸盐（bisphosphonate）类药物治疗骨质疏松症时，抑制破骨细胞的作用，使得血钙降低、PTH 分泌增加，血中 PTH 水平轻度升高，同时激发维生素 D 合成增加[5]。因此，临床工作中应结合 PTH 与血钙、血磷及维生素 D 水平综合分析。

临床上不同方法测量 PTH 结果差异较大，正常参考范围也不统一，PTH 的参考范围：14.5 ~ 87.1pg/ml（化学发光法）；15 ~ 65pg/ml（电化学发光法 ECL）。

**（二）降钙素**

降钙素（calcitonin，CT）是由甲状腺滤泡旁细胞（C 细胞）分泌的一种含有 32 个氨基酸的多肽类激素，也是参与钙磷代谢调节的一类重要激素。降钙素主要通过靶细胞发挥作用，这些靶细胞为破骨细胞，主要存在于骨和肾脏，少数存在于小肠。降钙素通过与靶细胞膜上的降钙素受体（calcitonin receptor，CTR）特异性结合而抑制破骨细胞活性和增殖，从而抑制骨吸收[6]。它作用于肾脏，抑制肾小管远端对钙、磷的重吸收，增加尿钙排泄；作用于小肠，抑制小肠对钙离子的吸收，起到降低体内血钙浓度的作用。降钙素抑制骨吸收这一特点，对以骨吸收过高为特征的疾病如肾源性骨营养不良、畸形性骨炎（佩吉特病）及老年性骨质疏松症等具有一定治疗价值。同时降钙素还可直接作用于成骨细胞，增加成骨细胞碱性磷酸酶（alkaline phosphatase，ALP）的活性，促进成骨细胞的增殖与分化，从而利于骨形成。

血降钙素降低常见于重度甲状腺功能亢进症（hyperthyroidism）、甲状腺手术切除等。血降钙素水平升高可见于甲状腺髓样癌（medullary carcinoma of thyroid）、慢性肾脏病（chronic kidney disease，CKD）、产生降钙素的异位肿瘤、原发性甲状腺功能亢进症、甲状旁腺功能减退症、肢端肥大症及某些内分泌激素如胰高血糖素和胃泌素水平升高等，其他如高钙血症、胰腺炎、恶性贫血、脑膜炎等也可引起血降钙素水平升高。

降钙素在血液中的含量很低，正常女性<17ng/L，男性<36ng/L，降钙素含量在白天波动较大，中午达高峰后逐渐下降。降钙素对血钙的调节作用起效快，通常在1小时内就可达到高峰，但作用持续时间短，很快被PTH的代偿作用抵消。药理剂量的降钙素可抑制破骨细胞，从而抑制骨吸收，但因其生理作用微弱，药理作用是暂时的，这很可能归因于受体下调。因此，在治疗由过度骨吸收引起的高钙血症时，降钙素只有短暂效果。在临床，降钙素对许多骨代谢疾病引起的骨痛症状具有良好的缓解作用。

### （三）维生素D

维生素D是一组具有生物活性的脂溶性类固醇衍生物，与骨健康关系较密切的是维生素 $D_2$ 和维生素 $D_3$。人体内维生素D的来源有外源性吸收和内源性合成两种，外源性吸收指通过饮食摄取含有维生素 $D_2$ 或维生素 $D_3$ 的食物来补充体内维生素D含量。内源性合成指在阳光照射下，人体表皮组织内的7-脱氢胆固醇经光化学反应转化成维生素 $D_3$，环境因素（空气、日照、地理等）、人工紫外线及种族等因素都可影响维生素 $D_3$ 的合成，皮肤合成的维生素 $D_3$ 可以直接吸收入血。维生素 $D_2$ 在胆汁作用下，从小肠刷状缘经淋巴管吸收。维生素 $D_2$ 和维生素 $D_3$ 在人体内都没有生物活性，进入血液循环后与血浆维生素D结合蛋白结合，经两次羟化作用后形成 $1,25\text{-}(OH)_2D_3$ 才能发挥生物效应。其生理功能如下：

（1）促进小肠黏膜细胞合成一种特殊的钙结合蛋白，增加肠道钙的吸收，磷也伴随吸收增加。

（2）增加肾近曲小管对钙、磷的重吸收，特别是磷，提高血磷浓度，有利于骨的矿化作用。

（3）对骨骼钙的动员：与甲状旁腺协同使破骨细胞成熟，促进骨重吸收，原骨中钙盐释放入血，同时刺激成骨细胞，促进骨样组织成熟和钙盐沉积。

（4）其他：维生素D不仅与矿物质代谢有关，还有减少心血管疾病（cardiovascular disease，CVD）和糖尿病（diabetes mellitus，DM）发生、预防癌症和自身免疫性疾病等骨骼外系统作用，同时在许多分化和增殖的细胞中也发挥重要作用，包括造血系统、角化细胞及分泌甲状旁腺激素和胰岛素的细胞。

生理剂量下的 $1,25\text{-}(OH)_2D_3$ 直接作用于骨矿物质代谢，促进骨基质形成及类骨质矿化。大剂量 $1,25\text{-}(OH)_2D_3$ 可增加破骨细胞生成，促进骨吸收。血清 $1,25\text{-}(OH)_2D_3$

水平可反映体内活性维生素 D 的绝对含量,但它在体内代谢快且储存少,25-(OH)D$_3$ 是人体内维生素 D 的主要储存形式,是反映机体维生素 D 代谢的重要指标,临床上监测血清 25-(OH)D$_3$ 含量是反映血液维生素 D$_3$ 水平的最好方法。

国际骨质疏松基金会对维生素 D 水平的定义[以血清 25-(OH)D 为指标][7]:

(1)严重缺乏:<10ng/ml。

(2)缺乏:10 ~ 20ng/ml。

(3)不足:20 ~ 30ng/ml。

(4)充足:30 ~ 100ng/ml。

(5)中毒:>150ng/ml。

我国维生素 D 临床营养状况评估[以血清 25-(OH)D 为指标]通常定义如下:

(1)缺乏:<30nmol/L(<12ng/ml)。

(2)不足:30 ~ 75nmol/L(12 ~ 30ng/ml)。

(3)充足:75 ~ 250nmol/L(30 ~ 100ng/ml)。

(4)中毒:>375nmol/L(>150ng/ml)。

普通人群中维生素 D 不足/缺乏情况相当普遍,维生素 D 不足发生率高达 30% ~ 80%,在较贫困地区及老年人群中发病率可能更高,全球有近 10 亿人维生素 D 不足或缺乏,且人数呈逐年上升趋势[8]。成人维生素 D 缺乏主要表现为软骨病,儿童表现为佝偻病。轻度维生素 D 缺乏可能会导致继发性甲状旁腺功能亢进症、骨质流失、肌肉无力、跌倒和脆性骨折(fragility fracture)等。此外,研究表明维生素 D 缺乏除与骨代谢疾病、心血管疾病、肿瘤、心理健康等常见多发慢性疾病相关外,还是自身免疫性疾病和传染病的易感危险因素。

维生素 D 在乳腺癌的发病及预后中也起着重要作用。研究发现,血清维生素 D 水平越高,乳腺癌发病风险越低;乳腺癌患者存在维生素 D 缺乏/不足时,可能导致继发性甲状旁腺功能亢进症,促进骨吸收,进一步影响钙磷代谢,加重骨质疏松症的发生;对乳腺癌患者在新辅助化疗(neoadjuvant chemotherapy)后适时给予干预,防治维生素 D 不足,可能有利于骨健康和改善乳腺癌结局[9]。最近研究还发现,与血清维生素 D 阈值 23.3nmol/L 以下的乳腺癌患者相比,血清维生素 D 水平每升高 10nmol/L、20nmol/L、25nmol/L,患者的死亡风险就分别降低 6%、12%和14%[10]。体外实验也证实,维生素 D 具有抑制乳腺肿瘤细胞增长并促进其凋亡等作用。因此,体内维生素 D 水平可能与乳腺癌患者的预后有关,规范防治乳腺癌患者的维生素 D 缺乏/不足还可使乳腺癌患者获得钙磷代谢以外的益处。

## 二、骨形成标志物

骨形成标志物包括骨特异性碱性磷酸酶、骨钙素、Ⅰ型前胶原 C 端前肽/Ⅰ型前胶原 N 端前肽。

### （一）骨特异性碱性磷酸酶

骨特异性碱性磷酸酶（bone specific alkaline phosphatase，BALP）为血清碱性磷酸酶的一种特殊亚型，是一种细胞外糖蛋白酶，由成骨细胞分泌产生，与磷酸酰肌醇通过多糖链相连，嵌合在细胞膜外面。BALP 主要集中在骨化部位，通过酶的作用被释放并分泌入血。其主要作用是在成骨过程中水解磷酸酶，并促进羟基磷灰石沉积，消除焦磷酸盐对骨矿物质形成的抑制作用，促进骨生成。BALP 在血清中稳定性好，是成骨细胞活性和骨形成的敏感和特异性指标，当骨矿化受阻时，成骨细胞会合成大量碱性磷酸酶，使血清 BALP 水平显著升高。

BALP 是临床最有用的骨形成标志物之一，其水平可反映成骨细胞活性。血清 BALP 定量测定与动态观察为监测骨形成变化和骨代谢疾病，尤其是骨质疏松症的早期诊断、治疗效果及预后判断等提供了有效依据，如应用双膦酸盐类药物治疗骨质疏松症时，在骨密度（bone mineral density，BMD）增加之前血清 BALP 水平往往是下降的，因而 BALP 是骨质疏松症治疗效果评价的重要指标之一。其他高转换的代谢性骨病如佩吉特病、各种原因导致的甲状旁腺功能亢进症、甲状腺功能亢进症、高转换型骨质疏松症、骨转移癌及佝偻病和软骨病等均可出现血清 BALP 水平增高[11]，但受目前检测方法特异性的限制，临床 BALP 检测可能与肝源性碱性磷酸酶有一定交叉，当血清 BALP 水平升高时，还需要综合分析原因。BALP 稳定性好、半衰期长，其血清检测参考范围（化学发光法）：男性 11.6 ~ 20.1μg/L；女性绝经前 8.5 ~ 14.3μg/L，绝经后 12.5 ~ 22.4μg/L。

### （二）骨钙素

骨钙素（osteocalcin，OCN；bone Gla protein，BGP）是由 46 ~ 50 个氨基酸残基组成的直链多肽，因它在 21 位、24 位和 27 位有 3 个 γ-羧基谷氨酸残基而又被称为 γ-羧基谷氨酸骨蛋白（γ-hydroxy glutamic acid protein，Gla），属于非胶原酸性糖蛋白，是骨组织内非胶原蛋白的主要成分[12]。以往认为，骨钙素仅由成骨细胞分泌，近些年研究发现，破骨细胞也可分泌骨钙素[13]。骨钙素是骨基质矿化的必需物质，可以分为完全羧化骨钙素（cOCN）和不全羧化骨钙素（ucOCN）。cOCN 大多存在于骨基质中，而 ucOCN 骨亲和力较低，多存在于血液循环中。

研究表明，ucOCN 为骨钙素的活性形式，而 cOCN 无活性，在酸性条件下脱羧转化为 ucOCN，进入血液循环作用于各组织器官，羧化后的 Gla 残基可以吸附钙离子，更容易与羟基磷灰石结合而发挥维持骨骼结构的作用。大部分骨钙素最终经肾脏过滤分解排泄，因而肾脏功能会影响血中骨钙素水平。

血清骨钙素水平与成骨功能变化相关，是反映骨形成的特异性生化指标。血清骨钙素浓度升高反映骨形成速率加快，常见于甲状腺功能亢进症、甲状旁腺功能亢进症、骨折、成骨不全、肿瘤骨转移、高转换骨质疏松症、尿毒症（uremia）、低磷血症（hypophosphatemia）、佝偻病及卵巢切除等。血清骨钙素水平降低可见于甲状腺功能减退症、肾上腺皮质功能亢进症、肝病、糖尿病及孕妇等。此外，使用抗骨吸收药物也可使血清骨钙素水平降低。

临床上血清骨钙素检测联合其他骨代谢指标如骨密度被广泛应用于绝经后骨质疏松症（postmenopausal osteoporosis，PMOP）辅助诊断、抗骨吸收治疗疗效监测及骨折风险预测等。血清骨钙素检测的参考范围（电化学发光法）：健康女性绝经前 11～43ng/ml，绝经后 15～46ng/ml；健康男性 18～30 岁为 24～70ng/ml，30～50 岁为 14～42ng/ml，50～70 岁为 14～46ng /ml。

### （三）Ⅰ型前胶原 C 端前肽/Ⅰ型前胶原 N 端前肽

骨组织的成分中，有机质约占骨干重的 35%，而有机质中 90%～98% 为Ⅰ型胶原，是人体内含量最丰富的胶原类型，也是矿化骨中唯一的胶原类型，其代谢产物可间接反映骨转换的状况。Ⅰ型胶原衍生自一个较大的蛋白，即Ⅰ型前胶原，Ⅰ型胶原由成骨细胞内转译出的 3 条前 α 肽链组成，其 C 端和 N 端的附加肽链被切下，分别被称为Ⅰ型前胶原 C 端前肽（procollagen type Ⅰ C-terminal peptide，PⅠCP）和Ⅰ型前胶原 N 端前肽（procollagen type Ⅰ N-terminal peptide，PⅠNP）。

PⅠCP 和 PⅠNP 进入血液后其血清含量反映了Ⅰ型胶原的合成情况，在发生骨代谢疾病等情况下，其浓度会发生改变，在骨转移时也可增高。PⅠNP 的解离和Ⅰ型胶原的合成比例为 1∶1，故可反映成骨细胞的活性和骨形成速率，PⅠCP 则主要反映Ⅰ型胶原的合成速率和骨转换，因而 PⅠCP 和 PⅠNP 可作为监测成骨细胞活力和新骨形成的特异性实验室指标[14]。

血液中的 PⅠCP 和 PⅠNP 均由肝脏和肾脏分解去除，骨肿瘤、骨转移、酒精性肝炎、严重肝损害、肺纤维化等患者及绝经后女性血清 PⅠCP 水平均有升高，骨代谢疾病和肾功能不全患者血清总 PⅠNP 水平也会升高[15]。研究发现，骨质疏松症患者血清 PⅠNP 水平明显低于非骨质疏松症人群，在对这类患者进行抗骨质疏松治疗后，众多骨代谢指标中血清 PⅠCP 和 PⅠNP 增加最明显，表明 PⅠCP 和 PⅠNP 在评价骨量、预测骨质疏松症的发生和动态监测抗骨质疏松治疗效果等方面均有较高价值，尤其是 PⅠNP，因不受激素影响，预测意义更大。但 PⅠNP 单聚体受肾功能影响，所以对肾功能明显异常患者应综合分析结果。目前推荐空腹血清 PⅠNP 作为反映骨形成敏感性较高的标志物[16]。

血清 PⅠCP 的参考范围［酶联免疫分析法（enzyme-linked immunoassay，ELISA）］：女性 50～170μg/L，男性 38～202μg/L；血清 PⅠNP 的参考范围（酶联免疫分析法）：21～78μg/L。

### （四）护骨因子

护骨因子（osteoprotegerin，OPG）又称骨保护素或骨保护蛋白，是一种可溶性糖蛋白，其表达受体内多种激素及细胞因子的调控。OPG 除了在骨组织中高水平表达外，在肝脏、肾脏、肺、骨髓及免疫系统等多种组织和系统也有较高水平表达，其主要作用是抑制破骨细胞发生及促进成熟破骨细胞凋亡[17]。

细胞核因子 κB 受体活化因子配体（RANKL）是 OPG 的配体之一，是一种多肽，在骨和骨髓中表达水平较高，具有诱导破骨细胞分化发育的作用，能促进骨的重吸收。细胞核因子 κB 受体活化因子（receptor activator of NF-κB，RANK）是 RANKL 的受体，是一种跨膜蛋白，因其缺乏单独激活细胞内蛋白激酶途径的能力，需要衔接分子与特定结构域结合才能激活信号转导功能。OPG 主要通过OPG/RANKL/RANK 系统发挥骨代谢调节作用，即竞争性结合 RANKL 而阻止RANK 与 RANKL 相互结合，或与 RANKL/RANK 复合体结合成三聚体，直接抑制 RANKL/RANK 的作用，从而抑制破骨细胞分化和骨吸收[18]。

基础研究发现，缺乏 OPG 的小鼠更容易出现骨质疏松症状，表明 OPG 可能在抑制骨质疏松症的发生中有重要作用[19, 20]。临床研究发现，肿瘤转移患者血清OPG 水平明显降低，这可能与肿瘤转移导致溶骨性破坏有关。血清 OPG 水平还随年龄增长而升高，如绝经后女性血清 OPG 水平随着年龄增长而升高，这可能是因为雌激素缺乏时破骨细胞功能活跃，机体为代偿骨吸收，骨形成增加，最终导致 OPG 水平升高[21]。

血清 OPG 水平受年龄、种族及检测试剂等多种因素影响，目前临床常采用免疫分析法检测，但其正常参考值尚未完全统一。

## 三、骨吸收标志物

骨吸收标志物主要包括抗酒石酸酸性磷酸酶和 I 型胶原交联 C 端肽/ I 型胶原交联 N 端肽。

### （一）抗酒石酸酸性磷酸酶异构体 5b

人抗酒石酸酸性磷酸酶（tartrate-resistant acid phosphatase，TRACP）是位于第 19 号染色体 p13.2—p13.3 处的一个基因编码的单一同工酶，是一种结构高度保守的含铁糖蛋白，分子量为 30 ~ 40kDa。TRACP-5 是酸性磷酸酶 6 种同工酶中的一种，因在电泳时位于快速迁移带的第 5 条、可以抵抗酒石酸钠而得名。

正常人血清中 TRACP-5 有 TRACP-5a 和 TRACP-5b 两种不同的糖基化形式，TRACP-5a 主要来源于炎性巨噬细胞（inflammatory macrophage），TRACP-5b 则主要来源于破骨细胞。TRACP-5a 在神经氨酸酶（又称唾液酸酶）的作用下可转变为不含唾液酸残基的 TRACP-5b。被分泌到血液中的 TRACP-5b 是有活性的酶，但其在血液中被清除之前已失去活性且被降解为碎片，因而 TRACP-5b 的血清水平不受肝肾疾病影响，是具有特异性和高度敏感性的骨吸收指标。

TRACP-5b 在骨吸收状态评估、骨质疏松症预测、骨转移疾病监测、破骨细胞数量检测及抗骨吸收治疗监测等方面具有重要价值，如绝经后骨质疏松症患者因卵巢功能减退，雌激素水平下降，进而破骨细胞活性增加；肾性骨病患者维生素 D 及钙磷代谢障碍，致继发性甲状旁腺功能亢进症，血 PTH 水平升高及恶性肿瘤骨转移造成骨代谢活跃。以上情况均可导致骨吸收增加，血清中 TRACP-5b 水平升高。

血清 TRACP-5b 水平降低多见于甲状腺功能减退症；TRACP-5b 水平升高常见于原发性甲状旁腺功能亢进症、慢性肾功能不全、肿瘤骨转移、佩吉特病及高转换型骨质疏松症等。

血清 TRACP-5b 参考范围（色谱法）：女性绝经前 0.5 ~ 3.8U/L，绝经后 0.5 ~ 4.8U/L；男性 0.5 ~ 3.8U/L。

### （二）Ⅰ型胶原交联 C 端肽/Ⅰ型胶原交联 N 端肽

在骨的有机质中，90% 为Ⅰ型胶原，Ⅰ型胶原交联 C 端肽（C-terminal telopeptide of type Ⅰ collagen，CTX）和Ⅰ型胶原交联 N 端肽（N-terminal telopeptide of type Ⅰ collagen，NTX）均为Ⅰ型胶原纤维的分子间交联物质，二者均由破骨细胞产生，具有独特的羧基序列和氨基酸序列，骨组织特异性强，是稳定的骨质溶解最终产物。

CTX 是使用最为广泛的胶原降解标志物，其水平反映了破骨细胞骨吸收活性，升高程度与破骨细胞活性升高一致，是重要的骨吸收生化标志物。CTX 有 α-CTX 和 β-CTX 两种同圆异构体，二者的区别在于 β-CTX 的肽序列中的天冬氨酰是 L-对映异构体。CTX 结构紧密，不受肾脏的进一步降解，稳定性较好。

NTX 是一种含有尿吡啶啉（Pyr）和尿脱氧吡啶啉（D-Pyr）的低分子量多肽，具有半抗原性，通过骨吸收入血，经排泄后部分进入尿液。尿液中的 NTX 只来源于成熟的Ⅰ型胶原，是骨胶原在肝脏降解后的一种稳定的骨质溶解终产物，也是诊断骨吸收破坏特异性较高的指标。NTX 的代谢几乎不受饮食影响，晨起和夜间尿 NTX 最能反映骨吸收情况，但其结果需用尿肌酐（urine creatinine）校正以减少尿量和体型的影响。

CTX 与 NTX 都是骨代谢的敏感指标，有研究显示，二者血尿水平与骨密度改变和骨折的发生都具有相关性[22]，检测血清 CTX 水平可以预测骨转换的活跃程度，并可作为临床评估骨转换相关骨代谢疾病的重要参考指标，临床推荐将空腹血清 CTX 作为反映骨吸收敏感性较高的标志物。NTX 则因具有反映骨吸收特性的稳定性和敏感性，被认为是反映骨吸收破坏特异性较高的指标，在肺癌和乳腺癌的临床研究中均发现骨转移患者尿 NTX 水平明显高于无骨转移患者，因而

NTX 是诊断骨转移有效的标志物之一[23, 24]。

血清 CTX 和尿 NTX 水平升高常见于骨质疏松症、多发性骨髓瘤（multiple myeloma）、肿瘤骨转移及佩吉特病等。此外，原发性甲状旁腺功能亢进症和甲状腺功能亢进症也常检测到 NTX 水平升高。临床中血清 CTX 参考范围（电化学发光法）：女性绝经前均值 0.299ng/ml，绝经后均值 0.556ng/ml；男性 30～50 岁均值 0.3ng/ml，50～70 岁均值 0.304ng/ml，70 岁以上均值 0.394ng /ml。

## 四、其他激素与细胞因子

除以上钙磷代谢调节指标和骨转换标志物对骨代谢平衡具有重要调节作用外，一些激素和细胞因子也对骨转换状态和骨组织新陈代谢起重要作用，其中具有重要价值的激素包括生长激素（growth hormone，GH）、雌激素和睾酮（testosterone），细胞因子包括白细胞介素（interleukin，IL）-1、IL-6、转化生长因子-β（transforming growth factor β，TGF-β）、肿瘤坏死因子-α（tumor necrosis factor α，TNF-α）及胰岛素样生长因子-Ⅰ（insulin-like growth factor Ⅰ，IGF-Ⅰ）等。

人生长激素是由腺垂体生长激素分泌细胞分泌、具有促进细胞分化增殖作用的一种蛋白质激素。GH 除具有内分泌激素作用以外，还能够直接或间接作用于破骨细胞的前体细胞和成熟破骨细胞，从而调控骨吸收，同时 GH 还可刺激前体细胞分化，促进骨细胞和软骨细胞增殖，最终促进骨线性生长、骨骼肌生长及骨重建。GH 在维持骨骼健康中有重要作用，其分泌不足者除表现为生长缓慢和身材矮小外，还常伴随骨代谢异常。研究发现，GH 分泌不足者骨密度较正常人低，随着年龄的增长，GH 分泌水平逐渐下降，骨密度也随之降低，骨质疏松症的发病率明显增高，同时骨折风险也显著增加[25]。

雌激素（estrogen）是一种甾体类固醇激素，其主要生理功能是通过作用于组织细胞雌激素受体（estrogen receptor，ER）调控靶基因的转录和翻译。骨组织是雌激素的重要靶组织，雌激素主要通过与其受体 α 作用来调节成骨细胞和破骨细胞活性，促进成骨细胞增殖，抑制其凋亡，延长其生存时间。此外，雌激素还可通过钙代谢调节系统影响骨代谢活动。雌激素自然缺乏（如绝经后女性）或病理性缺乏（如卵巢切除、卵巢早衰）等，均可导致循环雌激素水平明显下降。如果机体处于持续的雌激素缺乏状态，不仅生殖器官会有明显变化，骨量也会显著丢失，主要原因是雌激素水平降低，骨形成减少、骨吸收增强，因而雌激素缺乏是绝经后骨质疏松症发生的主要原因。

睾酮（testosterone）是男性体内主要的性激素，在骨骼的生长代谢、骨量维持及抗骨量丢失方面均有重要作用。在儿童期，睾酮可促进骨骼肌发育、骨骼增厚生长和钙盐沉积等；在青春期则主要是增加骨松质与骨皮质的骨量，使其达到骨峰值；成年后睾酮主要促进骨形成、抑制骨吸收，并与其他调节骨代谢的激素共同维持骨量,调节骨代谢。睾酮在男性原发性骨质疏松症( primary osteoporosis ) 及骨折的发生发展中起着非常重要的作用。

此外,IL-1、IL-6、TNF-α、TGF-β 及 IGF-Ⅰ 等细胞因子也是重要的骨代谢平衡调节因子。IL-1 和 TNF-α 是重要的破骨细胞调节因子,IL-1 通过与 IL-1 受体结合,既能促进成骨性细胞谱系 RANKL 的生成,又可直接作用于破骨细胞,增强破骨细胞活性及抑制成熟破骨细胞凋亡,从而延长成熟破骨细胞寿命。TNF-α 在破骨细胞生成和破骨细胞介导的局部骨丢失过程中起重要作用,既可直接促进破骨细胞生成,又可间接促进破骨祖细胞增殖。总之,TNF-α 通过促进骨吸收和抑制骨重建,最终导致骨量减少。IL-6 通过调节破骨细胞和成骨细胞的发育和功能,来实现对骨代谢的调节作用,在原发性骨质疏松症的发病机制中具有重要作用。TGF-β 则以其强大的骨形成和骨修复特性参与骨与软骨的形成,对骨组织修复与骨重建起着重要的调节作用。而 IGF-Ⅰ 是一种结构类似于胰岛素原的单链多肽,既能促进成骨细胞增殖和分化、细胞胶原和骨钙素合成,还能增强破骨细胞分化,影响破骨细胞的形成[26]。

在正常骨代谢中,骨形成和骨吸收呈动态平衡状态,当发生乳腺癌骨转移时,转移的癌细胞将打破这种平衡,并引起相应骨代谢指标的改变。乳腺癌细胞可直接抑制成骨细胞活性,并导致破骨细胞活性增强,加速溶骨性损伤;癌细胞还可分泌一些细胞因子（如 PTHrP）,使正常的骨代谢发生紊乱。此外,乳腺癌的一些治疗方法（如化疗、放疗、内分泌治疗等）也会引起骨密度下降、骨量减少、骨骼萎缩等问题,而这些骨健康问题可能通过血液及尿液骨代谢指标反映出来[27]。因此,对这些骨代谢相关生化指标进行动态监测,可以为乳腺癌相关骨健康问题的诊断、治疗及预后预测提供重要依据。

（傅仕敏  黎  颖）

**参 考 文 献**

［1］戴威,孔令泉,吴凯南.乳腺癌伴随疾病全方位管理之骨健康管理［J］.中国临床新医学, 2019,12（2）:145-149.

［2］孔令泉,吴凯南,果磊.乳腺癌伴随疾病学［M］.北京:科学出版社,2019.

［3］Ben-awad AN, Delgado-Calle J, Tu XL, et al. Parathyroid hormone receptor signaling induces bone resorption in the adult skeleton by directly regulating the RANKL gene in osteocytes ［J］. Endocrinology, 2014, 155（8）:2797-2809.

［4］Li Y, Xuan M, Wang B, et al. Comparison of parathyroid hormone and calcitonin in postmenopausal women with osteoporosis: an 18-month randomized, multicenter controlled trial in China［J］. Chin Med J（Engl）, 2013, 126（3）:457-463.

［5］Lee J, Vasikaran S. Current recommendations for laboratory testing and use of bone turnover markers in management of osteoporosis［J］. Ann Lab Med, 2012, 32（2）:105-112.

［6］张萌萌，张秀珍，邓伟民，等．骨代谢生化指标临床应用专家共识（2020）［J］．中国骨质疏松杂志，2020，26（6）：781-796.

［7］Rosen CJ. Clinical practice. Vitamin D insufficiency［J］. N Engl J Med，2011，364（3）：248-254.

［8］Holick MF. Vitamin D deficiency［J］. N Engl J Med，2007，357（3）：266-281.

［9］Charehbili A，Hamdy NA，Smit VT，et al. Vitamin D（25-OH）-D₃ status and pathological response to neoadjuvant chemotherapy in stage /breast cancer：data from the NEOZOTAC trial（BOOG 10-01）［J］. Breast，2016，25：69-74.

［10］Hu K，Callen DF，Li J，et al. Circulating vitamin D and overall survival in breast cancer patients：a dose-response meta-analysis of cohort studies［J］. Integr Cancer Ther，2018，17（2）：217-225.

［11］柳振华．骨代谢实验室诊断进展［J］．检验医学与临床，2011，8（4）：463-466.

［12］Lee NK，Sowa H，Hinoi E，et al. Endocrine regulation of energy metabolism by the skeleton［J］. Cell，2007，130（3）：456-469.

［13］Zoch ML，Clemens TL，Riddle RC. New insights into the biology of osteocalcin［J］. Bone，2016，82（1）：42-49.

［14］王抒，张军宁，乔田奎．血清Ⅰ型前胶原氨基端前肽、Ⅰ型前胶原羧基端前肽、Ⅰ型胶原羧基端肽在骨转移性癌诊断中的应用［J］．中国临床医学，2011，18（4）：456-458.

［15］刘忠厚．骨内科学［M］．北京：化学工业出版社，2015.

［16］Krege JH，Lane NE，Harris JM，et al. PⅠNP as a biological response marker during teriparatide treatment for osteoporosis［J］. Osteoporos Int，2014，25（9）：2159-2171.

［17］中华医学会骨质疏松和骨矿盐疾病分会．原发性骨质疏松症诊疗指南（2017年）［J］．中华骨质疏松和骨矿盐病杂志，2017，10（5）：413-443.

［18］Znorko B，Oksztulska-Kolanek KE，Małgorzata M，et al. Does the OPG/RANKL system contribute to the bone-vascular ax is in chronic kidney disease? A systematic review［J］. Adv Med Sci，2017，62（1）：52-64.

［19］Ma XQ，Liu JJ，Yang L，et al. Cynomorium songaricum prevents bone resorption in ovariectomized rats through RANKL/RANK/TRAF6 mediated suppression of PI3K/AKT and NF-κB pathways［J］. Life Sci，2018，209（2）：140-148.

［20］Tanaka M，Miyazawa K，Tabuchi M，et al. Effect of reveromycin A on experimental tooth movement in OPG⁻ᐟ⁻ mice［J］. J Dent Res，2012，91（8）：771-776.

［21］Sanchez C，Gabay O，Salvat C，et al. Mechanical loading highly increases IL-6 production and decreases OPG expression by osteoblasts［J］. Osteoarthritis Cartilage，2009，17（4）：473-481.

［22］Nguyen LT，Sharma AR，Chakraborty C，et al. Review of prospects of biological fluid biomarkers in osteoarthritis［J］. Int J Mol Sci，2017，18（3）：601-609.

［23］Izumi M，Nakanishi Y，Takayama K，et al. Diagnostic value of bone turnover metabolites in the diagnosis of bone metastases in patients with lung carcinoma［J］. Cancer，2001，91（8）：1487-1493.

［24］Bilgin E，Yasasever V，Soydinc HO，et al．Markers of bone metastases in breast and lung cancers［J］．Asian Pac J Cancer Prev，2012，13（9）：4331-4334．

［25］Jørgensen AP，Fougner KJ，Ueland T，et al．Favorable long term effects of growth hormone replacement therapy on quality of life，bone metabolism，body composition and lipid levels in patients with adult-onset growth hormone deficiency［J］．Growth Horm IGF Res，2011，21（2）：69-75．

［26］Zhang W，Shen X，Wan C，et al．Effects of insulin and insulin like growth factor 1 on osteoblast proliferation and differentiation：differential signalling via Akt and ERK［J］．Cell Biochem Funct，2012，30（4）：297-302．

［27］李红，孔令泉，吴凯南．乳腺癌相关骨质疏松症的发病机制及防治［J］．医学信息，2020，33（7）：36-39．

# 第三章　女性绝经前后骨代谢的变化

## 一、围绝经期对骨代谢的影响

围绝经期是指女性绝经前后的一段时期，是女性从生育功能旺盛走向衰退的过渡时期。它包括从临床、内分泌及生物学各方面开始出现绝经趋势的迹象，一直持续至最后一次月经后的 1 年，即绝经过渡期加绝经后 1 年。此期起点定义模糊，但目前大多学者以闭经 3 ~ 12 个月或频繁出现不规则月经为起点，多发生在 39 ~ 51 岁，持续时间平均约 4 年。围绝经期女性最显著的变化是卵巢功能逐渐衰退，生育能力丧失，最终卵巢内卵泡耗竭，不能分泌雌激素，导致绝经、生殖道萎缩及一系列退行性病理改变，如月经紊乱（menstrual disorder）、骨质疏松症、心血管疾病、生殖道肿瘤[1]。

骨质疏松症是围绝经期女性最常见的代谢性骨病，也是中老年人的常见病、多发病，它导致的骨折是中老年人致残、致死的主要原因。绝经期对骨的影响显著，表现在骨折发生率提高，是正常人的 4 倍，此类骨折最常见于前臂和脊椎；绝经后骨质疏松症（PMOP）是原发性骨质疏松症的主要类型。据统计，在亚洲国家 PMOP 患者的骨折发生率高达 39.7%[2]，且 PMOP 患者群体庞大，故本章着重关注女性绝经前后的骨代谢变化。

## 二、女性绝经期骨代谢指标的变化

骨代谢指标可用于对骨质疏松症患者的骨转化率进行早期评估，从而预测骨质疏松症患者的骨折发生危险，是动态观察及筛查早期骨质疏松症的一项特异性指标，有较高的临床灵敏性[3]。研究显示，检测围绝经期女性的骨代谢指标可有效预测女性骨密度的改变及骨量的丢失情况[4, 5]。Ⅰ型前胶原 N 端前肽（PⅠNP）、人 N 端中段骨钙素（N-middle osteocalcin，N-MID）、Ⅰ型胶原交联 C 端肽（CTX）是国际骨质疏松基金会推荐的用于骨质疏松症诊断的敏感指标[6]。

骨钙素（osteocalcin）是由成熟成骨细胞、过度增生的软骨细胞及成牙本质细胞所分泌的一种特异性非胶原骨基质蛋白，N-MID 是外周血中骨钙素裂解后产生的一种相对稳定的氨基片段，可反映成骨细胞活性及骨转换速率。PⅠNP 为成骨细胞合成的前胶原蛋白，在血液中的含量稳定，PⅠNP 水平越高表明骨密度（BMD）越低。CTX 为Ⅰ型胶原，是评价成骨细胞活性及骨吸收情况的敏感指标[7]。

一组比较 41～60 岁围绝经期女性的血清雌激素、骨代谢指标及 BMD 的研究数据显示，与 41～50 岁组女性相比，51～60 岁组女性的 N-MID、P I NP、CTX 水平明显更高，腰椎 BMD、股骨近端 BMD 值明显更低[7]。而另一组关于绝经前期与绝经后期骨代谢指标变化的数据[8] 也显示，绝经前期和绝经后期两组受试者 $1,25-(OH)D_3$、PTH、血钙及血磷水平比较，差异无统计学意义；而绝经前期组骨钙素、P I NP、β-CTX、BALP 水平显著低于绝经后期组，BMD 显著高于绝经后期组，差异均有统计学意义；绝经前期组血清促卵泡素（follicle stimulating hormone，FSH）水平显著低于绝经后期组，而绝经前期组血清雌二醇（estriol 2，$E_2$）水平显著高于绝经后期组；同时研究发现，FSH 与骨钙素、P I NP、β-CTX、BALP 呈显著正相关，$E_2$ 与骨钙素、P I NP、β-CTX、BALP 呈显著负相关。还有研究表明，黄体生成素（luteinizing hormone，LH）与 P I NP、β-CTX、骨钙素、PTH 也呈正相关[3]。

综上，在女性围绝经期，随着女性年龄的增长，女性骨转换率升高，骨代谢加快，成骨细胞活性增强，而 BMD 明显降低，导致骨量减少、骨重建发生障碍且骨脆性增加，继而影响骨骼强度。在正常女性围绝经期导致其骨代谢发生变化的主要因素是体内雌激素水平的明显下降。

## 三、女性绝经前后骨代谢变化的机制

雌性激素可调节成骨细胞和破骨细胞的活性及其作用的关联性已被广泛的研究所证实。它们在参与骨骼性状形成的同时，对保持生育期体内矿物质的平衡及成年人的骨平衡有重要作用。

正常骨代谢依赖破骨细胞骨吸收和成骨细胞骨形成的动态平衡。在女性围绝经期，卵巢功能逐渐衰退，雌激素水平降低，导致破骨细胞的数量增加、凋亡减少、寿命延长，其骨吸收功能增强。同时成骨细胞介导的骨形成也有增加，但不足以代偿过度骨吸收[9]，以致骨代谢中破骨细胞骨吸收和成骨细胞骨形成的动态平衡被打破，最终导致骨量丢失。其主要机制为雌激素可降低成骨细胞或基质细胞 RANKL 表达水平，减少对破骨细胞具有募集和激活效应的 IL-1、IL-6 和 TNF-α 数量，并增加 OPG 的表达，从而促进破骨细胞的凋亡。雌激素水平的下降还可引起内分泌功能紊乱，促进血液中的红细胞及大分子物质聚集，增加血液黏度，而血液黏度的增加会加重血管内皮损伤，引起血管炎性因子浓度升高，激活破骨细胞，从而提高骨转换率[7]。此外，雌激素对骨细胞还有直接作用。雌激素诱导成骨细胞和脂肪细胞共同的前体细胞向成骨细胞发育，增强成骨细胞分化的能力，并能提高成骨细胞蛋白质的含量。雌激素可促进分离的成骨细胞代谢，而且可抑制骨细胞和成骨细胞的凋亡。雌激素有抗氧化效应，可降低骨中的活性氧水平，从而减少骨细胞的凋亡。还有研究显示，机体雌激素水平可有效调节血管内舒张因子—氧化氮及血管内皮收缩因子的表达[10]，有体外研究显示，一氧化氮对破骨细胞的增殖和分化具有直接抑制作用，并能够有效促进 OPG 的分泌，从而促进成骨细胞增殖。机体 $E_2$ 分泌不足，可对甲状旁腺激素产生影响，刺激甲状旁腺激素，使腺苷酸环化酶活性增强，进而促进骨吸收，导致骨量进一步丢失[11]。

研究显示，闭经女性骨量丢失明显增加，其发生机制可能是高水平 FSH 对骨代谢的影响[12]。一项针对 FSH 影响骨密度相关机制的研究显示，对于存在严重性腺功能减退的小鼠，其机体 FSH 水平也出现显著降低，且骨吸收相关指标降低，表明 FSH 对骨代谢的影响主要通过调节骨吸收来实现。有研究显示，FSH 可触发胞外信号调节激酶（extracellular signal-regulated kinase，ERK）、丝氨酸/苏氨酸蛋白激酶（serine-threonine kinase，Akt）的磷酸化，通过 RANKL 通路作用于破骨细胞而直接调节骨吸收强度[3]。目前认为 $E_2$ 对绝经前的骨密度有影响，而 FSH 则对围绝经期及绝经后的骨密度均有影响。此外，还有文献报道，卵巢切除后 LH 水平的增高可刺激皮质醇分泌，可能该作用提高了骨代谢水平[13]。

综上所述，围绝经期女性卵巢的退行性变化及功能的衰退，导致机体雌激素水平变化，其中绝经后期 FSH 水平升高而 $E_2$ 水平降低，从而激活破骨细胞信号通路，增强破骨细胞活性，促进骨组织的吸收，最终导致骨密度降低而引发一系列骨代谢疾病，如骨质疏松症、骨关节炎等。

## 四、围绝经期女性骨代谢疾病的预防

围绝经期女性的血清雌激素水平明显下降，可引起骨代谢异常、骨密度下降，增加骨质疏松症等骨代谢疾病的发生风险。骨质疏松症早期多无明显症状，有的直到骨折才被发现，因此预防其发生、降低骨折风险显得尤为重要。围绝经期女性可以通过营养咨询来改变饮食结构和生活方式，如摄入充足的钙和维生素 D，停止吸烟和过量饮酒，增加身体锻炼[14]。65 岁及以上的女性应至少进行一次骨质疏松筛查。同时有研究表明，65 岁以下的高危绝经后女性也应该接受筛查[15]，包括有骨丢失或其他危险因素的女性，应对其进行骨密度测试，及早诊断，并采取相应的预防或治疗措施，以降低骨折风险[16]。此外，由于围绝经期女性骨质疏松症患者血清 $E_2$ 值明显低于正常围绝经期女性，而雌激素与骨代谢指标有显著的相关性，在绝经过渡期监测围绝经期血清雌激素水平变化可为临床预测骨质疏松症等骨代谢疾病的发生提供参考依据，预测围绝经期女性的骨代谢变化情况，从而预防骨质疏松症的发生。尤其血清 $E_2$ 水平低于 20.45pg/ml 的围绝经期女性，要高度警惕骨质疏松症的发生，临床有必要及时采取相应措施进行干预，以降低骨质疏松症及其并发症的发生风险[7]。

（肖星宇　吴凯南）

# 参 考 文 献

［1］刘冬娥. 女性围绝经期的生理和病理变化［J］. 中国实用妇科与产科杂志，2004，20（8）：28-29.

［2］Suthon S，Jaroenporn S，Charoenphandhu N，et al. Anti-osteoporotic effects of *Pueraria candollei* var. mirifica on bone mineral density and histomorphometry in estrogen-deficient rats［J］. J Nat Med，2016，70（2）：225-233.

［3］王瑛，沈建雄，徐旻，等. 围绝经期女性骨代谢指标的监测及其与性激素的关系［J］. 国际检验医学杂志，2014，35（18）：2533-2534.

［4］Lai N，Zhang Z，Wang B，et al. Regulatory effect of traditional Chinese medicinal formula Zuo-Gui-Wan on the Th17/Treg paradigm in mice with bone loss induced by estrogen deficiency［J］. J Ethnopharmacol，2015，166：228-239.

［5］Movérare-Skrtic S，Wu J，Henning P，et al. The bone-sparing effects of estrogen and WNT16 are independent of each other［J］. Proc Natl Acad Sci U S A，2015，112（48）：14972-14977.

［6］Vasikaran S，Cooper C，Eastell R，et al. International Osteoporosis Foundation and International Federation of Clinical Chemistry and Laboratory Medicine position on bone marker standards in osteoporosis［J］. Clin Chem Lab Med，2011，49（8）：1271-1274.

［7］吴道恺，丁舒晨，夏俊杰. 围绝经期妇女血清雌激素水平对骨质疏松疾病的预测价值［J］. 中国妇幼保健，2020，35（10）：1862-1865.

［8］徐春芳，王立中. 围绝经期女性雌激素水平与骨代谢指标变化的相关性研究［J］. 中国妇幼保健，2017，32（6）：1229-1232.

［9］夏维波，章振林，林华，等. 原发性骨质疏松症诊疗指南（2017）［J］. 中国骨质疏松杂志，2019，25（3）：281-309.

［10］Farr JN，Khosla S，Miyabara Y，et al. Effects of estrogen with micronized progesterone on cortical and trabecular bone mass and microstructure in recently postmenopausal women［J］. J Clin Endocrinol Metab，2013，98（2）：E249-E257.

［11］封燕琴，吴丹，刘梦瑶，等. 围绝经期女性骨密度、骨代谢水平变化及对骨折发生率的影响［J］. 中国妇幼保健，2020，35（11）：2050-2052.

［12］谢楚海，史群伟，郭剑鸿，等. 雌激素缺乏条件下MiR-133通过调控间充质干细胞成骨分化参与骨质疏松形成的机制［J］. 中国老年学杂志，2016，36（13）：3105-3107.

［13］Carlson HE. Human adrenal cortex hyperfunction due to LH/hCG［J］. Mol Cell Endocrinol，2007，269（1-2）：46-50.

［14］孙国平，罗选翔，潘彬. 绝经后骨质疏松症的预防和药物联合序贯治疗［J］. 中国组织工程研究，2020，24（33）：5385-5390.

［15］US Preventive Services Task Force，Curry SJ，Krist AH，et al. Screening for osteoporosis to prevent fractures：US preventive services task force recommendation statement［J］. JAMA，2018，319（24）：2521-2531.

［16］Jackson RD，Mysiw WJ. Insights into the epidemiology of postmenopausal osteoporosis：the Women's Health Initiative［J］. Semin Reprod Med，2014，32（6）：454-462.

# 第四章　乳腺癌系统治疗对骨代谢的影响

乳腺癌辅助治疗的应用越来越普遍，它提高了乳腺癌患者的生存率，但也增加了相关副作用，骨代谢异常是其中重要的副作用之一。

## 一、骨质疏松症

骨质疏松症（osteoporosis，OP）是由遗传、环境及基因-环境相互作用引起的全身性骨病，以骨量减少、骨微结构破坏导致骨脆性增加、易发生骨折为特征。近年发现，同时患有骨质疏松症和恶性肿瘤的人数不断增加。研究发现，很多恶性肿瘤（如妇科肿瘤、乳腺癌、多发性骨髓瘤、淋巴瘤等）患者常伴有骨量减少[1]。某些肿瘤可分泌甲状旁腺激素相关蛋白，它作用于甲状旁腺激素受体，促进破骨细胞的作用，引起高钙血症及骨质疏松症。WHO 推荐的骨质疏松的诊断标准为 $T$ 值≤-2.5；$T$ 值在-2.5～-1.0 为骨量减低；$T$ 值≥-1.0 为骨量正常。骨质每丢失 10%～12%，可使骨折风险增加 2.6 倍。骨质疏松性骨折特别是髋部骨折（hip fracture）后患者死亡率增加 10%～20%，而骨折后存活者中有高达 50%的患者无法独立生活[2, 3]。

### （一）化疗对骨质疏松症的影响

化疗后乳腺癌患者骨矿物质有明显丢失，因此乳腺癌幸存者中存在大量骨量下降和（或）骨质疏松的患者，且其诊断率较低，据相关报道，乳腺癌患者中有 71%～77%的骨质疏松症未得到及时诊断。化疗后导致骨量下降和（或）骨质疏松症的原因主要有以下几方面[4]。

1.原发性卵巢功能衰竭（primary ovarian failure）（尤其是年轻女性）　卵巢功能衰竭的诊断标准如下：妊娠试验阴性；闭经 3 个月或以上；促卵泡素≥30mIU/ml。化疗导致卵巢功能衰竭的乳腺癌患者雌激素，尤其是雌二醇减少，促卵泡素增加，与绝经后女性性激素水平相似。而雌激素是使钙盐在骨质中积聚的重要激素之一，化疗引起的卵巢功能衰竭导致体内雌激素水平急剧降低，进而引起患者骨密度降低。有报道表明，化疗可导致非常高比例的卵巢功能衰竭：在接受含蒽环类药物治疗的乳腺癌患者中，有 50%以上发生卵巢功能衰竭，而在接受环磷酰胺（cyclophosphamide，CYC）、甲氨蝶呤（methotrexate，MTX）和氟尿嘧啶（fluorouracil，FU）治疗的女性中，有高达 63%～85%的患者发生永久性卵巢功能衰竭[5, 6]。在发生卵巢功能衰竭的女性中，化疗开始后 6 个月内，脊柱和股骨的骨密度明显降低，即使在未达到卵巢功能衰竭诊断标准的乳腺癌患者中，也有局部骨量减少的情况，以股骨转子处减少最明显。

2.化疗使用骨消耗剂　骨消耗剂包括多柔比星（doxorubicin，DOX）、环磷酰胺等。多柔比星为乳腺癌化疗的基本药物，有相关基础研究提示它在体外和动物模型中对骨形成都有抑制作用；同样，在动物模型中已证实，环磷酰胺可以减少骨表面成骨细胞和破骨细胞的数量，从而导致骨质的流失[7]。

3.糖皮质激素的使用　糖皮质激素（glucocorticoid，GC）通常用于实体肿瘤的支持治疗，是乳腺癌化疗常用的辅助药物之一，糖皮质激素的应用可减少患者呕吐及紫杉醇类药物过敏发生的比例。相关研究表明，糖皮质激素可通过多种途径加速骨质流失，包括降低成骨细胞活性，增加骨吸收，引起肌肉力量及钙吸收和排出的变化，以及干扰生长激素和生长因子等途径[8, 9]。

4.缺乏体育锻炼　化疗相关疲劳已被列为化疗短期副作用。化疗相关疲劳的定义：一种与癌症或癌症治疗相关的干扰了正常功能的、持续的、主观的疲劳感[10, 11]。有证据表明，一些患者在辅助化疗后数月甚至数年都有疲劳症状[12]，且化疗可导致患者出现肌肉萎缩，这些化疗不良反应均会使患者体育锻炼减少，尤其是高强度的体育锻炼减少。有研究表明，乳腺癌和其他癌症患者在 12 周化疗期间，有氧运动能力下降了 10% ~ 33%；而负重有氧运动可以减缓骨密度的下降，有氧运动和抗阻力运动可以改善有氧能力和肌肉力量。美国运动医学院建议，运动对癌症患者是安全的，应该避免不运动。锻炼的指导方针：每周 150 分钟的中等强度有氧运动或 75 分钟的剧烈有氧运动，以及每周 2 天的抗阻力运动[13]。乳腺癌患者虽受腋窝淋巴结清扫、术后淋巴水肿、放疗等因素的影响，但若缓慢、逐步参加适当的运动训练（如行走），则不仅可降低淋巴水肿的发生率和严重程度，还可增强肌肉力量，缓解化疗所致的疲劳症状，减缓骨密度的下降[14]。

### （二）内分泌治疗对骨质疏松症的影响

乳腺癌内分泌治疗药物大致分为选择性雌激素受体调节剂（selective estrogen receptor modulator，SERM）、芳香化酶抑制剂、促黄体素释放激素（luteinizing hormone-releasing hormone，LHRH）类似物等。内分泌治疗（endocrine therapy）是激素受体阳性乳腺癌辅助治疗中的重要组成部分，在改善乳腺癌患者生存率的同时，雌激素的缺乏通常对肌肉骨骼系统产生不良影响，可显著降低骨密度，增加骨质疏松症和病理性骨折（pathological fracture）的发生率。骨是雌激素发挥作用的重要靶器官之一，乳腺癌患者接受内分泌治疗后其体内雌激素水平明显下降，易引起骨质疏松症。在绝经早期的女性中，骨质流失每年增加到 2%，在绝经后期下降到 1%。

（1）选择性雌激素受体调节剂：他莫昔芬（tamoxifen，TAM）对乳腺癌患者骨密度（BMD）的影响与其月经状态有关。研究表明，在绝经后女性中，TAM可使腰椎 BMD 在 2 年内增加 1.2%，对骨骼起到保护作用。关于 TAM 骨折风险的研究尚无定论；而在化疗后仍有月经来潮的患者，TAM 可使腰椎 BMD 在 3 年内下降 4.6%[15]。有研究发现，接受 TAM 治疗的绝经前乳腺癌患者较健康绝经前女性的骨折风险高 75%，而在绝经后女性中并未显示出能够降低骨折风险[16]。有研究将 36 名激素受体阳性绝经后乳腺癌女性随机分配接受 TAM 或依西美坦（exemestane）治疗，比较其治疗后 6 个月、12 个月、24 个月 BMD 变化情况，其中 TAM 组腰椎 BMD 分别平均增加 1%、1.5%、1.9%，而依西美坦组腰椎 BMD 分别平均降低了 2.3%、3.6%、5.3%[17]。

（2）芳香化酶抑制剂（aromatase inhibitor，AI）：芳香化酶能够催化雄烯二酮和睾酮等雄激素转化为雌酮和雌二醇，绝经后女性体内雌激素主要由外周组织中雄激素经芳香化酶转化而来，AI 能够消除 95%以上的循环雌激素，从而发挥抗乳腺癌作用。因为 AI 的使用使机体雌激素下降的速度和程度远远超过了健康的绝经后女性，对骨质含量的影响很大，服用 AI 的绝经后女性每年有 2.6%的 BMD 流失，长期应用会导致关节炎、关节痛和关节障碍等，以及肌肉痛，导致骨质疏松症和骨折的发生率升高。ATAC（阿那曲唑、TAM 单用或联合）试验项目共入组了 9366 例乳腺癌患者，比较阿那曲唑、TAM 及两药联合应用的 5 年疗效及对 BMD 的影响，随诊 68 个月时，阿那曲唑组骨折发生率显著高于 TAM 组，分别为 11% 和 7.7%（$P<0.001$）[18]；5 年治疗结束停药后，在继续随访的第 6 年和第 7 年，阿那曲唑组腰椎骨中位 BMD 分别增加 2.35%（$P=0.04$）和 4.02%（$P=0.0004$），而 TAM 组则分别下降 0.79%（$P=0.2$）和 0.3%（$P=0.9$）。一项纳入 7 个随机对照研究共 30 023 人的荟萃分析显示，与 TAM 相比，AI 的使用可使患者发生骨折的风险增加 47%，其中 AI 组与 TAM 组乳腺癌患者骨折的发生率分别为 7.5%和 5.2%[15]。

（3）卵巢功能抑制剂（促黄体素释放激素类似物）：通过负反馈作用于下丘脑，抑制下丘脑产生促性腺激素释放激素，同时还能抑制垂体产生黄体生成素（LH）和促卵泡素（FSH），使卵巢分泌雌激素减少。戈舍瑞林是其代表性药物，它通过抑制卵巢功能急剧降低循环雌激素水平。有研究报道[19]，53 例绝经前乳腺癌患者（治疗组）2 年内每 28 天应用戈舍瑞林 3.6mg 抑制卵巢功能，对比 43 例仅行 6 个周期 CMF（环磷酰胺+甲氨蝶呤+氟尿嘧啶）方案化疗患者（对照组）。2 年随访结束后，治疗组与对照组腰椎的骨量丢失率分别为 10.5% 和 6.5%（$P=0.0005$），股骨颈的骨量丢失率分别为 6.4% 和 4.5%（$P=0.04$），表明戈舍瑞林也能降低患者 BMD，与化疗相比，它对 BMD 的影响更加明显。

### （三）放疗对骨质疏松症的影响

放疗不良反应分为早期不良反应和晚期不良反应两类。早期不良反应主要发生于放疗区皮肤、黏膜及周围组织，容易受到人们关注；晚期不良反应为迟发性，易被忽视，其中放疗对骨的影响尤为重要。一般认为，骨组织对放疗有耐受性，但这是相对的，如果照射剂量较高或者反复照射，对骨也有明显损伤。放疗对骨组织的破坏程度与照射时间和剂量有关，已知放疗可直接影响成骨细胞、破骨细胞和骨细胞，引起骨基质生成的净减少，导致放疗后脆性骨折的发生，放疗区的骨脆化可能增加骨折风险，放疗致骨丢失及骨盆骨折在女性盆腔癌和男性前列腺癌患者中已被广泛报道，在宫颈癌患者中，大约 10%在接受放疗后发生了骨盆骨折。大剂量照射除了会直接杀伤骨细胞外，还能间接引起骨内动脉内膜炎，导致骨供应血管微循环闭塞，进一步损害成骨细胞功能[20]。此外，由于骨内含有大量矿物质，对放射线的吸收率比软组织高 30%～40%。软组织肥厚部位，放射剂量也相应增大，骨吸收率随之增高，因此骨损伤机会增多。一般放疗引起骨质损伤的吸收剂量临界值为 30Gy，导致骨细胞坏死的剂量为 50Gy。全疗程剂量如低于这个剂量，患者还有感染或遭受各种刺激的风险，也能引起骨组织损伤。据统计，当患者进行全疗程治疗的吸收剂量为 60Gy 时，照射后 5 年内骨组织坏死及骨折的发生率可达 5%，而剂量在 150Gy 时，则上升至 50%。

## 二、骨关节炎

骨关节炎（osteoarthritis，OA）也是乳腺癌相关的骨代谢疾病，以膝、髋及指间关节最为常见[21]。乳腺癌伴发的骨关节炎，症状轻者可因关节疼痛而影响生活质量，严重者可导致病变关节畸形甚至残疾。因此，关注乳腺癌伴发骨关节炎对于提高乳腺癌患者生活质量有重要意义。乳腺癌患者伴发骨关节炎的病因目前尚不明确，其发生除与年龄、性别、肥胖、吸烟和遗传等因素有关外，还可能与乳腺癌内分泌治疗、化疗所致的卵巢功能受损有关。有研究表明，AI 的副作用可导致患者依从性差，而依从性差及早期停药均是乳腺癌患者死亡的危险因素，骨关节痛是导致患者对 AI 依从性差的常见原因，接受 AI 治疗的乳腺癌患者，33%～61%有非炎症性关节疼痛、关节僵硬等症状。既往其治疗的核心药物为非甾体抗炎药（nonsteroidal anti-inflammatory drug，NSAID），但部分消化道疾病或心、脑、肾疾病患者需慎用非甾体抗炎药[22, 23]。2010 年一项纳入 288 例接受 AI治疗的非转移性乳腺癌患者的研究显示，其中 42 例患者因心脏疾病或高血压接受利尿剂治疗，246 例患者从未接受利尿剂治疗，平均随访 43 个月后，同时接受利尿剂和 AI 治疗的患者骨关节痛的发生率为 6.97%，低于未接受利尿剂治疗组的15.85%[24]。对于存在非甾体抗炎药禁忌的伴随骨关节痛的乳腺癌患者，则可选择利尿剂来减轻症状。此外，乳腺癌患者化疗后常会出现卵巢功能受损，表现为雌激素水平降低、暂时或永久闭经及更年期提前等[25, 26]。故可认为，内分泌治疗的"去雌激素"作用和化疗所致的卵巢功能受损，在治疗乳腺癌的同时可能使关节软骨失去雌激素的保护，导致关节软骨破坏，这可能是乳腺癌患者伴发骨关节炎的重要原因。

（肖　俊　孔令泉）

## 参 考 文 献

［1］孔令泉，吴凯南，果磊. 乳腺癌伴随疾病学［M］. 北京：科学出版社，2019.

［2］戴威，孔令泉，吴凯南. 乳腺癌伴随疾病全方位管理之骨健康管理［J］. 中国临床新医学，2019，12（2）：145-149.

［3］李红，孔令泉，吴凯南. 乳腺癌相关骨质疏松症的发病机制及防治［J］. 医学信息，2020，33（7）：36-39.

［4］Schwartz AL，Winters-Stone K，Gallucci B. Exercise effects on bone mineral density in women with breast cancer receiving adjuvant chemotherapy［J］. Oncol Nurs Forum，2007，34（3）：627-633.

［5］Shapiro CL，Manola J，Leboff M. Ovarian failure after adjuvant chemotherapy is associated with rapid bone loss in women with early-stage breast cancer［J］. J Clin Orthod，2001，19（14）：3306-3311.

［6］Shapiro CL，Phillips G，Poznak CHV，et al. Baseline bone mineral density of the total lumbar spine may predict for chemotherapy-induced ovarian failure［J］. Breast Cancer Res Treat，2005，90（1）：41-46.

［7］Chiamingfan，Georgiou K，Morris H，et al. Combination breast cancer chemotherapy with doxorubicin and cyclophosphamide damages bone and bone marrow in a female rat model［J］. Breast Cancer Res Treat，2017，165（1）：41–51.

［8］Vaidya JS，Baldassarre G，Thorat MA，et al. Role of glucocorticoids in breast cancer［J］. Curr Pharm Des，2010，16（32）：3593-3600.

［9］Brugnatelli S，Gattoni E，Grasso D，et al. Single-dose palonosetron and dexamethasone in preventing nausea and vomiting induced by moderately emetogenic chemotherapy in breast and colorectal cancer patients［J］. Tumori，2011，97（3）：362-366.

［10］Patrick DL，Ferketich SL，Frame PS，et al. The National Institutes of Health state of the science conference statement：symptom management in cancer：pain，depression，and fatigue，July 15-17，2002［J］. J Natl Cancer Inst，2003，95（15）：1110-1117.

［11］Hartvig P，Aulin J，Hugerth M，et al. Fatigue in cancer patients treated with cytotoxic drugs［J］. J Oncol Pharm Pract，2006，12（3）：155-164.

［12］Partridge AH，Burstein HJ，Winer EP. Side effects of chemotherapy and combined chemohormonal therapy in women with early-stage breast cancer［J］. J Natl Cancer Inst Monogr，2001，2001（30）：135-142.

［13］Schwartz AL，Heer HD，Bea JW. Initiating exercise interventions to promote wellness in cancer patients and survivors［J］. Oncology，2017，31（10）：711-717.

［14］Winters-Stone KM，Dobek J，Bennett JA，et al．The effect of resistance training on muscle strength and physical function in older, postmenopausal breast cancer survivors：a randomized controlled trial［J］．J Cancer Surviv，2012，6（2）：189-199．

［15］Grossmann M，Ramchand S，Milat F，et al．Assessment and management of bone health in women with oestrogen receptor-positive breast cancer receiving endocrine therapy：position statement of the Endocrine Society of Australia，the Australian and New Zealand Bone & Mineral society，the Australasian Menopause Society and the Clinical Oncology Society of Australia［J］．Clin Endocrinol（Oxf），2018，89（3）：280-296．

［16］Kyvernitakis I，Kostev K，Hadji P．The tamoxifen paradox—influence of adjuvant tamoxifen on fracture risk in pre-and postmenopausal women with breast cancer［J］．Osteoporos Int，2018，29（11）：2557-2564．

［17］Kalder M，Hans D，Kyvernitakis I，et al．Effects of exemestane and tamoxifen treatment on bone texture analysis assessed by TBS in comparison with bone mineral density assessed by DXA in women with breast cancer［J］．J Clin Densitom，2014，17（1）：66-71．

［18］Howell A，Cuzick J，Baum M，et al．Results of the ATAC（Arimidex，Tamoxifen，Alone or in Combination）trial after completion of 5 years' adjuvant treatment for breast cancer［J］．Lancet，2005，365（9453）：60-62．

［19］Fogelman I，Blake GM，Blamey R，et al．Bone mineral density in premenopausal women treated for node-positive early breast cancer with 2 years of goserelin or 6 months of cyclophosphamide，methotrexate and 5-fluorouracil（CMF）［J］．Osteoporos Int，2003，14（12）：1001-1006．

［20］Schmeler KM，Jhingran A，Iyer RB，et al．Pelvic fractures after radiotherapy for cervical cancer［J］．Cancer，2010，116（3）：625-630．

［21］Anna L，Edwards MH，Dennison EM，et al．Epidemiology and burden of osteoarthritis［J］．Br Med Bull，2013，105（2）：185-199．

［22］Kielly J，Davis EM，Marra C．Practice guidelines for pharmacists：the management of osteoarthritis［J］．Can Pharm J（Ott），2017，150（3）：156-168．

［23］Rafanan BS，Valdeca BF，Lim BP，et al．Consensus recommendations for managing osteoarthritic pain with topical NSAIDs in Asia-Pacific［J］．Pain Manag，2018，8（2）：115-128．

［24］Alhanafy AM，Labeeb A，Khalil A．The role of diuretics in treatment of aromatase inhibitors induced musculoskeletal symptoms in women with non metastatic breast cancer［J］．Asian Pac J Cancer Prev，2018，19（12）：3525-3531．

［25］Tiong V，Rozita AM，Taib NA，et al．Incidence of chemotherapy-induced ovarian failure in premenopausal women undergoing chemotherapy for breast cancer［J］．World J Surg，2014，38（9）：2288-2296．

［26］Torino F，Barnabei A，De Vecchis L，et al．Chemotherapy-induced ovarian toxicity in patients affected by endocrine-responsive early breast cancer［J］．Crit Rev Oncol Hematol，2014，89（1）：27-42．

# 第五章 乳腺癌患者伴随骨质疏松症的诊治

## 第一节 骨质疏松症诊治概述

### 一、定义

骨质疏松症（OP）是常见的骨骼疾病，是一种以骨量减少、骨微结构受到破坏、骨脆性增加、易发生骨折为临床特征的全身性骨病。2001 年美国国立卫生研究院提出骨质疏松症是以骨强度下降、骨折风险增加为特征的骨骼疾病，说明骨量减少是骨质疏松症的主要危险因素，但还存在其他影响骨质量的危险因素。骨质疏松症任何年龄均可发生，但多见于绝经后女性及老年男性。目前骨质疏松症分为原发性和继发性两类[1]。原发性骨质疏松症包括绝经后骨质疏松症（Ⅰ型）、老年性骨质疏松症（Ⅱ型）和特发性骨质疏松症（青少年型）。绝经后骨质疏松症多在女性绝经后 5～10 年发生；老年性骨质疏松症一般指 65 岁以后发生的骨质疏松症；特发性骨质疏松症主要见于青少年，病因未明。继发性骨质疏松症（secondary osteoporosis）是指影响骨代谢的疾病或药物导致的骨质疏松症，详见表 5-1。

**表 5-1 导致继发性骨质疏松症的疾病或药物**

内分泌疾病：甲状旁腺功能亢进症、库欣综合征、性腺功能减退症、甲状腺功能亢进症、卵巢早衰、高钙尿症、1 型糖尿病等

血液及肿瘤疾病：多发性骨髓瘤、白血病、淋巴瘤等

风湿免疫性疾病：系统性红斑狼疮、类风湿关节炎、强直性脊柱炎等

药物：糖皮质激素、肝素、抗癫痫药、质子泵抑制剂、含铝抗酸剂、肿瘤化疗药等

消化道疾病：吸收不良综合征、胰腺疾病、胃旁路术后、慢性肝脏疾病、炎性肠病等

其他疾病：慢性阻塞性肺疾病（chronic obstructive pulmonary disease，COPD）、慢性肾脏病、器官移植、肾小管酸中毒、结节病等

## 二、流行病学

骨质疏松症是一类增龄性疾病，随着人口老龄化，它已成为我国面临的重要公共健康问题。早期流行病学调查显示，我国 50 岁以上人群骨质疏松症患病率女性为 20.7%，男性为 14.4%，估计全国有 7000 万骨质疏松症患者，约 2.1 亿低骨量人群。新的流行病学调查显示，我国 50 岁以上人群骨质疏松症患病率为 19.6%。骨质疏松性骨折常见部位是椎体、髋部、前臂远端等，国内影像学流行病学调查显示，50 岁以上女性椎体骨折的发生率为 15.0%，80 岁以上女性椎体骨折发生率为 36.6%。近年来，我国髋部骨折的发生率明显上升，部分地区流行病学调查显示，50 岁以上人群髋部骨折发生率男性为 129/10 万，女性为 229 /10 万[2]。

## 三、发病机制与危险因素

骨强度是由骨质量和骨密度（BMD）决定的，骨质量包含骨微结构、骨重建、骨矿化、Ⅰ型胶原结构和骨微损伤累积等。其中，骨重建是最重要的，骨重建过程中成骨与破骨机制的失衡，是导致骨量丢失、骨微结构破坏、骨强度下降的主要分子机制。目前骨质疏松症的发病机制未完全明确，峰值骨量下降、骨吸收增加和（或）骨形成减少是骨质疏松症发生发展的主要机制[3, 4]。

### （一）峰值骨量下降

青春期是人体骨量增加最快的时期，也是峰值骨量形成的关键时期，如在此期出现骨骼发育及成熟障碍，可致峰值骨量降低，成年后患骨质疏松症的风险增加。

遗传因素决定了人体峰值骨量的 60% ~ 80%，但具体的主效基因不明。影响峰值骨量的其他因素还包括营养状态、骨代谢调节激素（如甲状旁腺激素、降钙素、维生素 D 等）、生活方式及影响骨代谢的疾病等。

### （二）骨吸收增加

骨重建中骨吸收主要由破骨细胞（osteoclast）介导，引起骨吸收增加的因素较多，主要包括雌激素缺乏、甲状旁腺激素分泌增多、降钙素活性下降及维生素 D 缺乏等。OPG-RANKL 信号通路及多种细胞因子通过促进破骨细胞分化、成熟导致骨吸收的增加[5]。

### （三）骨形成减少

1.钙、维生素 D 缺乏　钙是骨骼的重要组成成分，足量的钙摄入是维持骨量的基础。维生素 D 缺乏可导致肠钙吸收减少、继发性甲状旁腺功能亢进症、成骨细胞分化减少、肌力下降等，其在骨质疏松症发生发展中具有重要作用。

2.生活方式、环境因素　骨的代谢和骨强度维持离不开肌肉的牵拉刺激，适当的力学刺激和负重运动可促进成骨细胞的增殖、分化，促进骨形成，修复骨骼微损伤，增加肌力及神经肌肉协调性。体力活动缺乏、吸烟、酗酒、高盐饮食、过多摄入咖啡等不良生活方式是骨质疏松症的危险因素。

临床上骨质疏松症风险评估工具较多，作为初筛方法，常用的有国际骨质疏松基金会（International Osteoporosis Foundation，IOF）推荐的骨质疏松症风险一分钟测试题、亚洲人骨质疏松症自我筛查工具（OSTA）。而 WHO 推荐的骨折风险预测工具（FRAX）可用于评估患者未来 10 年发生髋部骨折及主要骨质疏松性骨折的概率。

## 四、临床表现

骨质疏松症初期往往没有明显的临床表现，因而被称为"安静的疾病"。但随着病情进展，骨量不断丢失，患者逐渐出现骨痛、脊柱变形、脆性骨折等骨质疏松症的典型临床表现。部分患者发生骨质疏松性骨折后，经骨密度或 X 线检查才诊断骨质疏松症。

1.骨痛　骨质疏松症患者可出现腰背疼痛或全身骨痛，部位多不固定，常无明显压痛点。疼痛常在翻身、起坐及长时间行走时明显，夜间、负重活动后加重，甚至伴肌肉痉挛、活动受限。

2.脊柱变形　严重骨质疏松症患者因椎体压缩性骨折（compression fracture），易出现身高缩短、驼背等脊柱畸形。多发胸椎骨折导致胸廓畸形，可影响心肺功能，患者常有胸闷、气短等临床表现，易并发呼吸道感染。严重的腰椎压缩性骨折常影响腹部脏器功能，出现腹胀、食欲下降、便秘等。

3.脆性骨折　骨质疏松性骨折属于脆性骨折，脆性骨折是指在日常生活中受到轻微外力时发生的骨折，或从站高位甚或小于站高位跌倒而发生的骨折。常见部位为胸腰椎、髋骨和 R 桡骨，其他部位如肋骨、肱骨、胫腓骨等也可发生。骨质疏松症患者发生骨折后活动明显受限，局部疼痛加重，再骨折风险显著增加。

## 五、诊断与鉴别诊断

### （一）诊断标准

骨质疏松症的诊断包括全面的病史采集、体格检查、骨密度测定、影像学检查及必要的骨代谢生化指标测定等。目前临床上骨质疏松症的诊断主要基于双能 X 线吸收法（dual energy X-ray absorptiometry，DXA）骨密度测定结果 [6-8]。

1.骨密度下降　骨密度是目前诊断骨质疏松症、预测骨质疏松性骨折风险及评估抗骨质疏松症药物疗效的重要定量指标，骨密度反映 50% ~ 60% 的骨强度。

骨密度主要测量部位是中轴骨，包括腰椎和股骨近端，临床常用的骨密度测量方法有 DXA、定量计算机断层扫描（quantitative computed tomography，QCT）等。目前国内外指南推荐的骨质疏松症诊断标准是基于 DXA 测量的腰椎、股骨颈及全髋骨密度，常用 $T$ 值表示，$T$ 值＝（患者实测骨密度－同种族同性别正常人峰值骨密度）/同种族同性别正常人峰值骨密度的标准差。对于绝经后女性、50 岁及以上男性，参照 WHO 推荐的骨质疏松症诊断标准：$T$ 值≥－1.0 为正常，－2.5＜$T$ 值＜－1.0 为低骨量，$T$ 值≤－2.5 为骨质疏松症；同时伴有一处或多处脆性骨折属严重骨质疏松症。对于儿童、绝经前女性及小于 50 岁的男性，一般用 $Z$ 值（Z-score）表示其骨密度降低，$Z$ 值＝（患者实测骨密度－同种族同性别同龄人骨密度均值）/同种族同性别同龄人骨密度均值的标准差，$Z$ 值≤－2.0 称为低骨量或"骨量低于同年龄段正常值"。

2.发生脆性骨折　脆性骨折是骨强度明显下降的临床表现，也是骨质疏松症的结果。如椎体或髋部发生脆性骨折，即使未做骨密度测定，临床上也可诊断骨质疏松症。

### （二）鉴别诊断

骨质疏松症有多种病因，原发性骨质疏松症的诊断须先排除各种继发性骨质疏松症，以免发生误诊或漏诊，特别是部分导致骨质疏松症的疾病可能缺乏特异性的临床表现，有赖于相关的辅助检查，以帮助鉴别诊断。

1.基本检查　主要包括肝、肾功能，血常规，血钙、磷及碱性磷酸酶，血 25-(OH)D 水平等。原发性骨质疏松症患者血钙、磷、碱性磷酸酶通常在正常范围，若发生骨折，碱性磷酸酶可轻度升高。

2.骨骼 X 线片　根据骨质疏松症患者的临床症状、体征选择相关部位的骨骼 X 线检查可反映骨骼的病理改变，为骨质疏松症的诊断及鉴别诊断提供依据。胸、腰椎侧位 X 线检查是骨质疏松症椎体压缩性骨折及程度判定的首选方法，更进一步的检查方法为 MRI 或 CT。

3.骨转换标志物　骨转换标志物（bone turnover marker，BTM）是骨组织本身的代谢产物，分为骨形成标志物和骨吸收标志物，前者代表成骨细胞活性及骨形成过程的代谢产物，后者代表破骨细胞活性及骨吸收过程的代谢产物，特别是骨基质的降解产物。常见的骨形成标志物：血清碱性磷酸酶（ALP）、骨钙素（OC）、骨特异性碱性磷酸酶（BALP）、血清Ⅰ型前胶原 C 端前肽（PⅠCP）、血清Ⅰ型前胶原 N 端前肽（PⅠNP）；常见的骨吸收标志物：空腹 2 小时尿钙/尿肌酐值、血清抗酒石酸酸性磷酸酶（TRACP）、血清Ⅰ型胶原交联 C 端肽（serum C-terminal telopeptide of type Ⅰ collagen，S-CTX）、尿吡啶啉（urinary pyridinoline，Pyr）、脱氧吡啶啉（urinary deoxypyridinoline，D-Pyr）、尿Ⅰ型胶原交联 N 端肽（urinary N-terminal telopeptide of type Ⅰ collagen，U-NTX）等。正常人不同年龄段、不同疾病状态，血或尿中 BTM 会发生改变，它代表了骨代谢的动态状况。BTM 测定有助于鉴别原发性、继发性骨质疏松症，判断骨转换类型、抗骨质疏松症药物疗效及患者依从性等。

## 六、治疗与预防

骨质疏松症的防治目标主要是改善骨骼生长发育，促进成年时达到理想的峰值骨量；延缓骨量丢失，减少跌倒及骨质疏松性骨折的发生风险。骨质疏松症一级预防：尚无骨质疏松症但有临床危险因素者，应预防或延缓其发展为骨质疏松症并避免骨折；二级预防是指已有骨质疏松症或脆性骨折者，避免发生骨折或再次骨折。骨质疏松症的防治措施主要包括基础措施、药物干预和康复治疗（rehabilitation therapy）。

### （一）基础措施

1.调整生活方式

（1）保持营养，均衡饮食：摄入富含钙、维生素和适量蛋白质的膳食，每日蛋白质摄入量为 0.8～1.0g/kg 体重，推荐每天摄入牛奶 300ml 左右。

（2）充足日照：上午 10 点至下午 3 点，暴露皮肤于阳光下 20～30 分钟，每周 2 次，以促进体内维生素 D 的合成。

（3）规律运动：规律的负重及肌肉力量锻炼可增加或保持骨量，增强肌力，降低跌倒、骨折风险。

（4）戒烟、限酒，避免过量饮用咖啡、碳酸饮料，慎用影响骨代谢的药物。

（5）预防跌倒，加强自身和环境的保护措施等。

2.骨健康基本补充剂

（1）钙剂：足量钙摄入对获得理想峰值骨量、延缓骨量的丢失、改善骨矿化、维持骨健康有重要作用，50 岁及以上人群每日钙推荐摄入量为 1000～1200mg，如果饮食中钙摄入不足，可给予钙剂补充。营养调查显示，我国居民每日膳食中元素钙的摄入量约 400mg，故每日尚需补充元素钙 500～600mg。超大剂量补充钙剂可能增加肾结石（kidney stone）、心血管疾病风险。钙剂用于防治骨质疏松症时，应与其他抗骨质疏松症药物联合使用。常用的钙剂：碳酸钙、葡萄糖酸钙、氨基酸螯合钙等。

（2）维生素 D：充足的维生素 D 有助于肠钙吸收、促进骨矿化、增加肌力、改善神经肌肉协调性、降低跌倒及骨折风险。我国普遍存在维生素 D 不足/缺乏，维生素 D 用于骨质疏松症防治时，推荐摄入量为 800～1200IU/d，常与其他抗骨质疏松症药物联合应用。临床应用维生素 D 制剂时应注意个体差异和安全性，酌情检测血 25-(OH)D 水平，指导维生素 D 的补充，定期监测血钙和尿钙。

### （二）抗骨质疏松症药物

有效的抗骨质疏松症药物可增加骨密度、显著降低骨折风险，其适应证主要是经骨密度检查确诊为骨质疏松症，椎体或髋部发生过脆性骨折，低骨量、具有骨折高风险患者。抗骨质疏松症药物按作用机制分为骨吸收抑制剂、骨形成促进剂、其他作用机制药物。

1.骨吸收抑制剂

（1）双膦酸盐类药物：双膦酸盐是焦磷酸盐的稳定类似物，与骨骼羟基磷灰石有高度亲和力，能特异性结合到骨重建活跃的骨表面，抑制破骨细胞的功能，从而抑制骨吸收。临床研究证实，双膦酸盐类药物可增加骨质疏松症患者腰椎和髋部骨密度，降低椎体、非椎体及髋部骨折的风险。临床上主要用于治疗绝经后骨质疏松症、男性骨质疏松症及糖皮质激素诱发的骨质疏松症等。

不同双膦酸盐类药物抑制骨吸收强度不同，因此其临床应用的剂量及用法也有所差异。目前临床常用双膦酸盐类药物如下。①阿仑膦酸钠（alendronate sodium，ALN）：70mg，口服，每周 1 次；或 10mg，口服，每日 1 次。②依替膦酸钠（etidronate disodium）：0.2g，口服，每日 2 次。本品需间断、周期性服药，服药 2 周后停药 11 周为 1 个治疗周期。③利塞膦酸钠：5mg，每日 1 次；或 35mg，每周 1 次。④唑来膦酸（zoledronic acid）：5mg，静脉滴注，每年 1 次。

双膦酸盐类药物口服制剂应空腹服用，用 200～300ml 白水送服，服药后 30 分钟内保持直立体位并避免进食牛奶、果汁等任何食品和药品。胃及十二指肠溃疡、反流性食管炎患者慎用，食管狭窄、肾小球滤过率（glomerular filtration rate，GFR）<35ml/min 及孕妇、哺乳期患者禁用。双膦酸盐类药物总体安全性较好，少部分患者可出现胃肠道不良反应、一过性流感样症状等，下颌骨坏死、非典型股骨骨折罕见[9]。

（2）降钙素：主要作用机制是抑制破骨细胞活性、减少破骨细胞数量，从而减少骨量丢失。降钙素类药物还有明显缓解骨痛的作用，对骨质疏松症及其骨折引起的疼痛均有效，因而更适用于骨痛明显的骨质疏松症患者。临床研究证实，降钙素轻度增加骨质疏松症患者腰椎和髋部骨密度，降低椎体骨折的风险。

降钙素类制剂总体安全性良好，临床应用需个体化，疗程根据患者病情及其他条件而定，连续使用时间一般不超过 3 个月。目前临床常用制剂：①鲑降钙素，50IU，皮下或肌内注射，每日或隔日 1 次。鼻喷剂：200IU/d。②鳗降钙素，10IU，肌内注射，每周 2 次。

（3）选择性雌激素受体调节剂（SERM）：与雌激素受体结合，在不同靶组织导致雌激素受体及受体后通路发生不同改变，从而在不同组织发挥类似或拮抗雌激素的不同生物学效应。例如，SERM 代表药物雷洛昔芬与破骨细胞上的雌激素受体结合发挥类雌激素作用，抑制破骨细胞活性，抑制骨吸收，增加骨密度，降低椎体骨折风险；而在乳腺、子宫发挥拮抗雌激素作用。雷洛昔芬：60mg，口服，每日 1 次。SERM 类药物总体安全性良好，有研究报道，该类药有轻度增加静脉血栓的风险。

（4）雌激素、孕激素：雌激素或雌/孕激素补充治疗可显著降低骨质疏松症患者椎体、非椎体及髋部骨折的风险，是防治绝经后骨质疏松症的有效药物。围绝经期、绝经后女性，特别是有绝经相关症状者是其适应人群。应用前需全面评估激素补充治疗的利与弊，治疗的方案、剂量、时间等应个体化，应使用最低有效剂量，使用时间一般不超过 5 年，定期随访和进行安全性监测。

（5）RANKL 抑制剂：是特异性的 RANKL 完全人源化单克隆抗体，能抑制 RANKL 与 RANK 的结合，减少破骨细胞的分化、成熟及抑制其功能，从而抑制骨吸收、增加骨量。临床研究显示，其可增加骨质疏松症患者骨密度，降低椎体、非椎体及髋部骨折风险。目前临床常用的是地舒单抗：60mg，皮下注射，每 6 个月 1 次[10]。

2.骨形成促进剂　甲状旁腺激素类似物（parathyroid hormone analogue，PTHa）：间断、小剂量 PTHa 诱导成骨细胞增殖、分化、促进骨形成，有效提高骨密度，降低椎体和非椎体骨折的风险。临床主要用于治疗绝经后、男性及糖皮质激素诱发的严重骨质疏松症。代表药物特立帕肽（teriparatide），是重组人甲状旁腺激素 N 端 1～34 活性片段，20μg，皮下注射，每日 1 次，治疗时间不宜超过 2 年。用药期间应监测血钙水平，防止高钙血症的发生。

3.其他作用机制药物

（1）雷奈酸锶：锶是人体必需的微量元素之一，雷奈酸锶是合成锶盐，同时作用于成骨细胞和破骨细胞，具有抑制骨吸收和促进骨形成的双重作用。临床研究发现，雷奈酸锶可显著提高骨密度，改善骨微结构，降低椎体、非椎体骨折的风险。主要应用于绝经后骨质疏松症的治疗，每日 2g，睡前口服。禁用于有明确心脑血管及外周血管疾病的患者，目前该药仅用于无法使用其他抗骨质疏松症药物的患者。

（2）四烯甲萘醌（menatetrenone）：属维生素 $K_2$ 同型物，是 γ-羧化酶的辅酶，可促进骨形成，并有一定的抑制骨吸收作用。临床研究显示，四烯甲萘醌可增加骨质疏松症患者骨量。常用剂量：15mg，口服，每日 3 次。

（3）活性维生素 D 及其类似物：目前临床用于治疗骨质疏松症的活性维生素 D 及其类似物主要有 1α-(OH)$D_3$ 和 1,25-(OH)$_2D_3$，其更适用于老年、肾功能不全及 1α-羟化酶缺乏的患者，具有促进骨矿化、增加骨密度、降低跌倒及骨折风险等作用。临床常用的是骨化三醇 0.25 ~ 0.5μg，每日 1 次；α-骨化醇 0.5 ~ 1.0μg，每日 1 次。

此外，目前国内已有数种经国家药品监督管理局批准的应用于防治骨质疏松症的中成药，如骨碎补总黄酮、人工虎骨粉等[11]。中药防治骨质疏松症多以改善症状为主，目前尚缺乏有关中药显著降低骨折风险的大型临床研究，长期疗效和安全性需进一步研究。

### （三）康复治疗

针对骨质疏松症的康复治疗主要是运动治疗、物理因子治疗、作业疗法及康复工程等，均简单实用，不仅可改善骨质疏松症患者症状，增强肌力及协调性，还可提高骨密度，维持骨质量，降低跌倒及骨折风险[12]。

（冯正平）

## 第二节　乳腺癌患者骨质疏松症的诊治

### 一、乳腺癌患者骨质疏松症的诊断

#### （一）乳腺癌患者骨质疏松症的定义和表现

骨质疏松症（OP）是由遗传、环境及基因-环境相互作用引起的全身性骨病，以骨量减少、骨微结构破坏，导致骨脆性增加、易发生骨折为特征。近年发现，同时患骨质疏松症和恶性肿瘤的人数不断增加。研究发现，多种恶性肿瘤（如妇科肿瘤、乳腺癌、多发性骨髓瘤、淋巴瘤等）患者常伴有骨量减少[13, 14]。一些肿瘤可分泌甲状旁腺激素相关蛋白，作用于甲状旁腺激素受体促进破骨细胞的作用，引起高钙血症及骨质疏松症；同时又可分泌排磷素促使肾丢失磷，引起骨质疏松症及骨软化症（osteomalacia）。

乳腺癌患者骨质疏松症高发年龄段处于围绝经期，雌激素水平迅速下降，另外乳腺癌患者化疗诱发闭经、内分泌药物或手术去势治疗，引起体内雌激素水平和骨密度的急剧下降，当乳腺癌患者行双能 X 线吸收法（DXA）骨密度测定显示 $T$ 值≤-2.5 或出现脆性骨折时，即诊断为乳腺癌患者骨质疏松症。骨质疏松症患者无特殊临床表现，早期无任何不适，或活动后感轻微骨痛。当疾病逐渐加重时，可出现腰背酸软不适，或骨、关节疼痛，腰腿痛，乏力，重度骨质疏松症者轻微外伤即可引起骨折，常见于椎体、髋骨或桡骨[15]。

## （二）乳腺癌患者骨质疏松症发生的危险因素

1.乳腺癌骨转移　　骨骼是乳腺癌转移的常见部位，研究表明 70%以上的转移性患者会出现骨转移[16]。乳腺癌骨转移患者体内钙磷代谢失常，以溶骨性损伤为主。当发生骨转移时，骨质上的磷酸钙动态平衡被打破，分解作用超过合成作用，造成骨质的钙含量减少。此外，转移部位炎症反应聚集的 T 细胞和巨噬细胞也可分泌相应的细胞因子和趋化因子，进一步加速骨转移的进程。这些因素综合在一起，共同促进乳腺癌发生骨转移，加速骨质破坏，最终导致骨质疏松症[15]。

2.乳腺癌的直接作用　　研究显示，乳腺癌细胞可以抑制成骨细胞活性[17]，同时增加破骨细胞活性，加速溶骨性损伤[18]。骨是雌激素发挥作用的重要靶器官之一，在成骨细胞、破骨细胞、间充质干细胞、骨细胞中均有雌激素受体存在。雌激素可通过细胞受体途径发挥抑制破骨细胞和刺激成骨细胞的作用。雌激素分泌不足使破骨细胞过于活跃，骨转换增加、骨形成减弱，导致骨量减少[19]。另外，乳腺癌细胞会分泌一些细胞因子，如甲状旁腺激素相关蛋白，加快骨骼的吸收和代谢，引起骨丢失，导致骨质疏松症风险增加[20]。

3.乳腺癌治疗

（1）乳腺癌化疗对骨质疏松症的影响：化疗后乳腺癌患者骨矿质明显丢失[21]。化疗会使患者的骨骼系统产生明显的不良反应，尤其是长时间的化疗可导致患者出现骨质疏松症。化疗药物一般通过以下三条途径导致性腺功能的损害从而造成骨质疏松症。

1）通过损伤下丘脑-垂体系统（hypothalamic-hypophyseal system）引起卵巢功能不全。

2）多数抗癌药物可直接作用于卵巢，引起卵巢功能损害。化疗引起的卵巢萎缩与患者年龄和化疗药物的种类、方案、累积剂量、药物浓度及用药时间密切相关。随着患者年龄的增长，化疗对卵巢功能的副作用也会增加，甚至在低剂量化疗的情况下，也会导致卵巢功能不全。

3）化疗药物本身直接导致骨质疏松症，如大剂量甲氨蝶呤通过减少前成骨细胞向成骨细胞的增殖与分化，影响骨基质矿化，抑制骨形成并增加骨吸收而使骨量减少。有研究显示，联合化疗方案比单一用药更易引起骨质丢失[22, 23]。

（2）乳腺癌内分泌治疗对骨质疏松症的影响：内分泌治疗在改善乳腺癌患者生存率的同时，也显著降低了骨密度，增加了骨质疏松症和病理性骨折的发生率[24]。骨是雌激素发挥作用的重要靶器官之一，乳腺癌内分泌治疗后体内雌激素水平明显下降，易引起骨质疏松症，但这些患者又不能使用雌激素来治疗骨质疏松症及骨痛。如果不对骨质疏松症进行有效治疗，这类女性中大约 40%在一生中会发生脆性骨折。乳腺癌内分泌治疗药物主要有以下三类。

1）选择性雌激素受体调节剂：是一组具有拟雌激素作用和抗雌激素作用的结构多样的人工合成的非甾体化合物，通过与雌激素受体的高度结合，选择性地作用于不同靶组织的雌激素受体。以他莫昔芬（TAM）为代表，有研究表明，TAM在用于绝经前乳腺癌患者的治疗中，因循环血中雌激素水平较高，在治疗时可加速骨量丢失[25]。

2）芳香化酶抑制剂（AI）：使体内雌激素下降速度和程度远远超过了健康的绝经后女性[26]，对骨质丢失的影响很大，造成骨质疏松症和骨折的发生率升高[27]。阿那曲唑导致骨折的发生率显著高于TAM[28, 29]。

3）卵巢功能抑制剂：促黄体素释放激素类似物通过抑制卵巢功能而急剧降低循环雌激素水平，诱导卵巢萎缩。有研究报道，促黄体素释放激素类似物能降低患者骨密度[30]，与化疗相比，其对骨密度的影响更加明显。

（3）乳腺癌放疗对骨质疏松症的影响：一般认为骨组织对放疗有耐受性，但是相对的，如果照射剂量较高或者反复照射，对骨也有明显损伤。此外，由于骨内含有大量矿物质，对放射线的吸收率比软组织高。软组织肥厚区，放射量也相应增大，骨吸收率随之增高，因此骨损伤机会也增多。

## 二、乳腺癌患者骨质疏松症的防治

骨质疏松症的防治包括维持骨骼的正常生长和发育，保证达到合理的峰值骨量，减少因增龄和其他继发性因素所致的骨丢失，保证骨骼结构的完整和预防骨折几个方面。治疗药物按其不同的作用机制分成三大类（表5-2）。

表5-2　防治骨质疏松症的主要药物

| 药物种类 | 药物名称 |
| --- | --- |
| 骨吸收抑制剂 | 雌激素、选择性雌激素受体调节剂、降钙素、双膦酸盐 |
| 骨形成促进剂 | 氟制剂、甲状旁腺激素及其类似物 |
| 多重作用药物 | 钙剂、维生素 D、维生素 K、中药等 |

临床上，绝经后乳腺癌患者应用 AI 时，应根据骨密度检测对患者骨丢失和骨质疏松症风险进行评估，骨密度的 $T$ 值≥-1.0 为低风险，-2.0＜$T$ 值＜-1.0 为中风险，$T$ 值≤-2.0 或骨折风险评价工具预测 10 年主要骨折风险＞20%或髋骨骨折＞3%为高风险。所有患者均应进行生活方式干预，建议每日至少 30 分钟中等强度的运动，如步行、跑步等；进食含钙丰富的食物；戒烟戒酒；应特别注意防止跌倒和身体猛烈撞击。若依据骨密度结果评估为低危者，则应适当补充钙剂和维生素 D。此外，应坚持每年进行血 25-(OH)D、钙镁磷、甲状旁腺激素及骨密度检测并对骨折风险进行评估。中高危患者除需进行生活方式干预外，还应及时给予适当的药物，乳腺癌患者应选择适当的剂量及方案进行治疗[31]（表 5-3）。

**表 5-3　钙剂、维生素 D、降钙素及双膦酸盐的推荐剂量及应用方案**

| 药物 | 推荐剂量及应用方案 |
|---|---|
| 钙剂 | 成人每日钙（元素钙）摄入量为 800mg |
| | 绝经后女性和老年人为 1000mg；但老年患者平均每日从饮食中获取钙 400mg，因此平均每日补充的元素钙量为 500～600mg |
| 维生素 D | 成年人推荐剂量为 200IU（5μg/d） |
| | 老年人推荐剂量为 400～800IU（10～20μg/d） |
| | 治疗骨质疏松症时，剂量可为 800～1200IU，或与其他药物联合使用 |
| | 维生素 D 缺乏或不全者：也可维生素 $D_2$ 肌内注射，一次 30 万～60 万 IU，病情严重者可在 2～4 周后重复注射 |
| 降钙素 | 鲑降钙素 50IU 或依降钙素 10IU 皮下隔日注射，每年持续 2～4 周。也可应用鲑降钙素鼻喷剂 |
| 双膦酸盐 | 口服：服用时应注意饮食要求，同时在服用后要保持直立位 |
| | 静脉：T 值≤-2.0 的绝经后乳腺癌患者应用芳香化酶抑制剂（AI）时，静脉双膦酸盐推荐使用方法为唑来膦酸 4mg，每 6 个月静脉注射 1 次 |
| | 可能的情况下可持续使用至 AI 类药物治疗结束 |
| 当钙剂和维生素 D 与双膦酸盐或降钙素联合应用时，钙剂为 1200～1500mg/d，维生素 D 为 400～800IU/d | |

　　药物治疗时建议选择对骨安全性影响较小的药物，以减少骨安全问题的发生。甾体类 AI 药物具有独特的雄激素样结构，较非甾体类 AI 药物对骨安全的影响小，建议高危患者可选择甾体类 AI 药物治疗。拒绝接受 AI 治疗或不能耐受 AI 类药物的绝经后乳腺癌患者，可服用他莫昔芬。雌激素及雌激素受体调节剂会对乳腺癌造成影响，故激素治疗骨质疏松症比较困难。此类患者应该更加注重钙及维生素 D 的补充，既能防治骨质疏松症，也对乳腺癌的骨转移有一定的预防作用。药物治疗的同时，还应增加骨密度检测频率，建议患者每 6 个月左右进行 1 次检测[15]。

（田　申　王　泽　孔令泉）

## 参 考 文 献

［1］中华医学会骨质疏松和骨矿盐疾病分会. 原发性骨质疏松症诊疗指南（2017）［J］. 中华骨质疏松和骨矿盐疾病杂志，2017，10（5）：413-443.

［2］程晓光，董剩勇，王亮，等. 应用双能 X 线骨密度仪调查中国人群骨密度水平和骨质疏松症患病率：多中心大样本体检人群调查［J］. 中华健康管理学杂志，2019，6（1）：51-58.

［3］Saleh N，Nassef NA，Shawky MK，et al. Novel approach for pathogenesis of osteoporosis in ovariectomized rats as a model of postmenopausal osteoporosis［J］. Exp Gerontol，2020，137：110935.

［4］Joshua N，Jennifer L，Brittany A，et al. Independent roles of estrogen deficiency and cellular senescence in the pathogenesis of osteoporosis：evidence in young adult mice and older humans［J］. J Bone Miner Res，2019，34（8）：1407-1418.

［5］Walsh MC，Choi Y. Biology of the RANKL-RANK-OPG system in immunity，bone and beyond［J］. Front Immunol，2014，20（5）：511.

［6］Siris ES，Adler R，Bilezikian J，et al. The clinical diagnosis of osteoporosis：a position statement from the National Bone Health Alliance Working Group［J］. Osteoporos Int，2014，25（5）：1439-1443.

［7］Kanis JA，Harvey NC，Cooper C，et al. A systematic review of intervention thresholds based on FRAX：a report prepared for the National Osteoporosis Guideline Group and International Osteoporosis Foundation［J］. Arch Osteoporos，2016，11（1）：25.

［8］Shepherd JA，Schousboe JT，Broy SB，et al. Executive summary of the 2015 ISCD position development conference on advanced measures from DXA and QCT：fracture prediction beyond BMD［J］. J Clin Densitom，2015，18（3）：274-286.

［9］Ding Y，Zeng JC，Yin F，et al. Multicenter study on observation of acute-phase responses after infusion of zoledronic acid 5mg in Chinese women with postmenopausal osteoporosis［J］. Orthop Surg，2017，9（3）：284-289.

［10］Camacho PM，Petak SM，Binkley N，et al. American association of clinical endocrinologists and American college of endocrinology：clinical practice guidelines for the diagnosis and treatment of postmenopausal osteoporosis—2020［J］. Endocr Pract，2020，26（Suppl 1）：1-46.

［11］吴迪、林逸轩、李金菊，等. 中医药治疗骨质疏松症近 10 年临床研究进展［J］. 中医药临床杂志，2019，31（11）：2038-2041.

［12］张敬、陈喜、谭琰，等. 不同学科骨质疏松症患者药物治疗及日常生活能力的分析［J］. 中国骨质疏松杂志，2020，26（11）：1674-1678.

［13］Taxel P，Faircloth E，Idrees S，et al. Cancer treatment-induced bone loss in women with breast cancer and men with prostate cancer［J］. J Endocr Soc，2018，2（7）：574-588.

［14］Rachner TD，Coleman R，Hadji P，et al. Bone health during endocrine therapy for cancer［J］. Lancet Diabetes Endocrinol，2018，6（11）：901-991.

［15］孔令泉、吴凯南、果磊. 乳腺癌伴随疾病学［M］. 北京：科学出版社，2019.

［16］Trinkaus M，Simmons C，Myers J，et al. Skeletal-related events（SREs）in breast cancer patients with bone metastases treated in the nontrial setting［J］. Support Care Cancer，2010，18（2）：197-203.

［17］Nicolin V，Bortul R，Bareggi R，et al. Breast adenocarcinoma MCF-7 cell line induces spontaneous osteoclastogenesis via a RANK-ligand-dependent pathway［J］. Acta Histochem，2008，110（5）：388-396.

［18］朱国英、张燕燕、顾淑珠，等. 乳腺癌细胞对成骨细胞增殖和分化功能的抑制作用［J］. 癌症，2009，28（5）：449-455.

［19］单春艳、郑少雄、陈莉明，等. 绝经后骨质疏松妇女血清相关激素水平的改变［J］. 中国骨质疏松杂志，2004，10（3）：307-308，311.

［20］Martin M，Pienkowski T，Mackey J，et al. Adjuvant docetaxel for node-positive breast cancer［J］. N Engl J Med，2005，352（22）：2302-2313.

［21］邹文静、刘丹、李旭，等. 乳腺癌术后辅助化疗对患者骨密度影响的临床研究［J］. 临床医学研究与实践，2017，2（7）：17-18.

［22］吐尔逊江·艾力，亚迪卡尔·艾力肯，雪来提·派祖拉. 不同化疗方案对乳腺癌患者骨密度的影响［J］. 实用癌症杂志，2016，31（10）：1740.

［23］白永利，左书耀，王林，等. 化疗对乳腺癌术后患者骨代谢的影响［J］. 现代肿瘤医学，2010，18（10）：1967-1970.

［24］Ng HS，Koczwara B，Roder D，et al. Incidence of comorbidities in women with breast cancer treated with tamoxifen or an aromatase inhibitor：an Australian population-based cohort study［J］. J Comorb，2018，8（1）：16-24.

［25］Kyvernitakis I，Kostev K，Hadji P. The tamoxifen paradox—influence of adjuvant tamoxifen on fracture risk in pre-and postmenopausal women with breast cancer［J］. Osteoporos Int，2018，29（11）：2557-2564.

［26］Hadji P. Aromatase inhibitor-associated bone loss in breast cancer patients is distinct from postmenopausal osteoporosis［J］. Crit Rev Oncol Hematol，2009，69（1）：73-82.

［27］Kwan ML，Yao S，Laurent CA，et al. Changes in bone mineral density in women with breast cancer receiving aromatase inhibitor therapy［J］. Breast Cancer Res Treat，2018，168（2）：523-530.

［28］Howell A，Cuzick J，Baum M，et al. Results of the ATAC（Arimidex，Tamoxifen，Alone or in Combination）trial after completion of 5 years' adjuvant treatment for breast cancer［J］. Lancet，2005，365（9453）：60-62.

［29］Eastell R，Adams J，Clack G，et al. Long-term effects of anastrozole on bone mineral density：7-year results from the ATAC trial［J］. Ann Oncol，2011，22（4）：857-862.

［30］Fogelman I，Blake GM，Blamey R，et al. Bone mineral density in premenopausal women treated for node-positive early breast cancer with 2 years of goserelin or 6 months of cyclophosphamide，methotrexate and 5-fluorouracil（CMF）［J］. Osteoporos Int，2003，14（12）：1001-1006.

［31］孔令泉，伍娟，田申，等. 关注乳腺癌患者维生素 D 缺乏/不足及相关甲状旁腺功能亢进症的防治［J］. 中华内分泌外科杂志，2020，14（5）：353-357.

# 第六章　乳腺癌患者伴随骨关节病的诊治

骨关节病是乳腺癌的一种重要伴随疾病，骨关节病又称骨关节炎（OA）、骨关节退行性病变等，是由多种因素引起关节软骨纤维化、皲裂、溃疡、脱失而导致的以关节疼痛为主要症状的退行性疾病[1]，可累及脊柱和四肢各关节，以膝、髋及指间关节最常见[2]。依据致病因素可分为原发性和继发性两类。乳腺癌伴发OA症状轻者可因关节疼痛而影响患者生活质量，严重者可导致病变关节畸形甚至残疾。因此，关注乳腺癌伴发OA对于提高乳腺癌患者生活质量有重要意义。

## 一、病因与机制

乳腺癌患者伴发OA的病因尚不明确，其发生除与年龄、性别、肥胖、吸烟、遗传等因素有关外[3]，还可能与乳腺癌内分泌治疗、化疗所致卵巢功能受损有关。流行病学研究发现，围绝经期和绝经后女性OA患病率明显高于同年龄段男性，提示性激素可能参与了OA的发生发展机制[2]。有报道，人类关节软骨细胞中有雌激素受体α和β基因的表达[4]，提示关节软骨也是雌激素的靶组织之一。有研究发现，雌激素替代治疗对膝关节、髋关节OA具有显著的保护作用[5, 6]。有报道，切除小鼠卵巢可导致关节软骨破坏，应用雌激素治疗则可逆转此过程[7]，这些证据表明，雌激素对OA确有保护作用。这种保护作用具体分子机制较复杂，可能与基质金属蛋白酶、细胞因子等密切相关[8]。激素受体阳性的乳腺癌患者需接受内分泌治疗，如芳香化酶抑制剂、雌激素受体调节剂（他莫昔芬、氟维司群）等，它们通过降低体内雌激素水平或抑制雌激素的作用，达到抑制肿瘤细胞生长的目的。有研究表明，在接受芳香化酶抑制剂治疗的乳腺癌患者中，33%～61%的女性患者存在非炎症性关节疼痛、关节僵硬等OA症状[9]。此外，乳腺癌患者化疗后常会出现卵巢功能受损，表现为雌激素降低、暂时或永久闭经、更年期提前等[10, 11]。因此可以认为，内分泌治疗的"去雌激素"作用和化疗所致的卵巢功能受损，在治疗乳腺癌的同时也使关节软骨失去了雌激素的保护，导致关节软骨破坏，进而发展为OA，这可能是乳腺癌患者伴发OA的重要原因。

## 二、诊断与鉴别诊断

### （一）临床表现

乳腺癌伴发OA常出现于乳腺癌治疗过程中，它与原发性OA临床表现相似，以关节疼痛、关节活动受限为主要表现，仅少数关节受累，最常受累的是膝、髋及指间关节。

1.**症状**  关节疼痛是 OA 最常见的临床症状，发生率为 36.8% ~ 60.7%，特点是疾病早期疼痛呈轻度或中度间断性隐痛，活动后疼痛加重，休息后缓解，晚期可出现持续性疼痛或夜间痛[1]。此疼痛常与天气变化有关，寒冷、潮湿环境均可加重疼痛。关节活动受限是该病的另一重要症状，常表现为晨起时关节暂时性僵硬〔晨僵（morning stiffness）〕，活动后缓解，偶有关节交锁[12]。关节晨僵一般持续时间较短，常为几分钟至十几分钟，极少超过 30 分钟。活动受限也可表现为静息后暂时性关节僵硬，如膝关节较长时间静止不动，再活动时关节疼痛、屈伸活动受限，缓慢活动后缓解。

2.**体征**  病变关节早期可出现局部压痛，在伴有关节肿胀时尤其明显。随着病程进展，关节软骨破坏，关节面不平整，活动时可出现骨擦音（感）。晚期多伴有明显滑膜炎症、关节肿胀加重并出现关节内积液，膝关节浮髌试验（＋）。髋关节病变时，可有托马斯（Thomas）征（＋）和骶髂关节分离试验（"4"字试验）（＋）。手指指间关节病变可见侧方增粗畸形，形成赫伯登结节（Heberden node）和布夏尔结节（Bouchard node）。病变关节周围的肌肉因疼痛活动能力下降，并长期处于保护性痉挛状态，导致关节无力，可出现相应部位不同程度的肌肉萎缩。

### （二）检查

1.**实验室检查**  患者血常规、红细胞沉降率（erythrocyte sedimentation rate，ESR）、C 反应蛋白（C-reaction protein，CRP）、血清抗链球菌溶血素 O、类风湿因子等检验指标多正常，伴有滑膜炎症者，可有红细胞沉降率和 C 反应蛋白轻度升高。关节液检查可见白细胞轻度增多，偶见红细胞、软骨碎片和胶原纤维碎片。

2.**影像学检查**  X 线摄片是诊断 OA 的首选影像学检查。在早期，X 线片大多正常，中晚期可见 OA 典型表现：关节间隙非对称性狭窄，软骨下骨硬化和（或）囊性变，关节边缘骨赘（osteophyte）形成，部分患者关节腔内可见游离体。MRI 对于临床诊断早期 OA 有一定意义，显示受累关节软骨厚度变薄、缺损，骨髓水肿、半月板损伤及变性、关节积液及腘窝囊肿。CT 常见受累关节间隙狭窄、软骨下骨硬化、囊性变和骨赘增生等。

3.**关节镜检查**  可见滑膜绒毛明显增生、肿胀、充血，多呈细长形羽毛状，绒毛端分支紊乱；有薄膜状物，并杂有黄色脂肪或白色纤维化绒毛；关节软骨发黄、粗糙、糜烂、缺失；可有骨质裸露、骨赘形成、半月板不同程度的破坏[12]。关节镜检查属有创性检查，可能伴发感染或出血等不良反应，且费用较高，一般不作为常规检查。

## （三）诊断要点

参照《骨关节炎诊疗指南（2018 年版）》[1]，髋关节、膝关节和指间关节 OA 的诊断标准见表 6-1～表 6-3。

表 6-1　膝关节 OA 的诊断标准

| 序号 | 症状或体征 |
| --- | --- |
| 1 | 近 1 个月内反复膝关节疼痛 |
| 2 | X 线片（站立位或负重位）示关节间隙变窄、软骨下骨硬化和（或）囊性变、关节边缘骨赘形成 |
| 3 | 年龄≥50 岁 |
| 4 | 晨僵时间≤30 分钟 |
| 5 | 活动时有骨擦音（感） |

注：满足诊断标准 1+（2、3、4、5 条中的任意 2 条）可诊断膝关节 OA。

表 6-2　髋关节 OA 的诊断标准

| 序号 | 症状、实验室或 X 线检查结果 |
| --- | --- |
| 1 | 近 1 个月内反复髋关节疼痛 |
| 2 | 红细胞沉降率≤20mm/h |
| 3 | X 线片示骨赘形成、髋臼边缘增生 |
| 4 | X 线片示髋关节间隙变窄 |

注：满足诊断标准 1+2+3 条或 1+3+4 条，可诊断髋关节 OA。

表 6-3　指间关节 OA 的诊断标准

| 序号 | 症状或体征 |
| --- | --- |
| 1 | 指间关节疼痛、发酸、发僵 |
| 2 | 10 个指间关节中骨性膨大的关节≥2 个 |
| 3 | 远端指间关节骨性膨大≥2 个 |
| 4 | 掌指关节肿胀<3 个 |
| 5 | 10 个指间关节中畸形的关节≥1 个 |

注：满足诊断标准 1+（2、3、4、5 条中的任意 3 条）可诊断指间关节 OA；10 个指间关节为双侧示指、中指远端及近端指间关节，双侧第一腕掌关节。

## （四）鉴别诊断

目前有研究发现，乳腺癌化疗可导致化疗相关类风湿关节炎，其临床表现与伴发 OA 相似[13, 14]，需与之鉴别（表 6-4）。此外，痛风（gout）、假性痛风、风湿性关节炎、结核性关节炎等也需与 OA 相鉴别（表 6-4）。

表6-4　骨关节炎与其他关节炎的鉴别

| | 流行病学 | 受累关节 | 基本病变 | 症状 | 检查 |
|---|---|---|---|---|---|
| 骨关节炎 | 多发生于50岁之后；女性略多于男性 | 膝关节、髋关节、脊柱及远端指间关节，一般为1~2个关节，可双侧同时发生 | 关节软骨变性，继发骨质增生为特征 | 关节疼痛为主要症状，活动时加重。晨僵时间短(<30分钟) | 血液检查一般无异常。X线片可见非对称性关节间隙狭窄、边缘骨质增生 |
| 类风湿关节炎 | 多发生于20~45岁；女性多于男性，约2.5:1 | 多发性对称性病变，腕、掌指关节及近端指间关节受累最为常见 | 滑膜炎 | 对称性小关节疼痛、晨僵时间长(通常>30分钟)，晚期受累指间关节可有鹅颈样畸形 | 红细胞沉降率常增快、类风湿因子阳性。X线片可见对称性关节端骨质疏松、关节间隙变窄、关节面虫蚀样改变、关节半脱位、纤维性或骨性强直 |
| 痛风性关节炎 | 多发生于40岁以上男性，女性多在绝经后发病，可有家族遗传史 | 第一跖趾关节受累最为常见，其余依次为趾、踝、膝、腕、指、肘关节。从下肢向上肢、从远端小关节向大关节发展 | 尿酸盐沉积于骨关节 | 急性期：深夜或清晨突发关节剧痛，数小时内受累关节出现红肿热痛功能障碍，呈自限性。慢性期：皮下痛风石(tophus)是特征性表现，呈持续性关节肿痛、压痛、畸形、功能障碍 | 关节液或皮下痛风石有特异性尿酸盐结晶。可伴高尿酸血症。急性期X线片可见不对称性关节软组织肿胀。慢性期可见无骨侵蚀的骨皮质下囊肿 |
| 假性痛风（焦磷酸钙沉积症） | 多见于老年人 | 膝关节最常受累，其次为腕、肩、踝关节等，通常仅累及一个关节 | 关节软骨钙化 | 急性期表现与痛风相似。慢性期表现与骨关节炎相似 | 血尿酸正常。关节囊滑液检查可见焦磷酸钙结晶或磷灰石。X线片可见软骨呈线状钙化或关节旁钙化 |
| 骨关节结核 | 多发生于儿童和青年 | 好发于髋、膝、肘、踝关节 | 滑膜充血水肿；滑膜、软骨及软骨下骨均可有破坏 | 发病缓慢，除有全身结核中毒症状外，早期表现为关节肿胀、疼痛、功能障碍；晚期表现为冷脓肿、窦道形成、肌肉萎缩、关节畸形 | 红细胞沉降增快，关节液结核分枝杆菌培养阳性，结核T-spot、结核抗体阳性。X线片可见局限性骨质疏松或无明显改变，晚期可表现为关节间隙狭窄、破坏性关节炎，偶可见空腔和死骨。MRI可用于早期诊断 |
| 风湿性关节炎 | 任何年龄均可发病，最常见人群为5~15岁儿童和青少年 | 呈游走性多发性关节炎，以膝、踝、肘、腕、肩等大关节受累为主 | A组乙型溶血性链球菌感染致关节滑膜及周围组织水肿 | 游走性、非对称性大关节疼痛，呈自限性，可反复发作，愈后无关节畸形 | 咽拭子培养、抗链球菌溶血素O阳性。关节液为渗出液，细菌培养阴性，类风湿因子阴性 |
| 化脓性关节炎 | 多见于儿童 | 好发于髋、膝关节 | 金黄色葡萄球菌感染致关节腔浆液性、纤维蛋白性、脓性渗出，关节软骨破坏、关节强直 | 起病急，寒战高热。病变关节疼痛、红肿、功能障碍 | 外周血白细胞计数升高，关节液可呈浆液性、纤维蛋白性、脓性，镜检可见大量脓细胞。寒战时血培养可检出病原菌。早期X线片可无改变或仅表现为关节间隙增宽，随后出现骨质疏松、关节软骨破坏、关节间隙进行性变窄、虫蚀状骨质破坏。MRI可用于早期诊断 |

44

## 三、治疗

OA 的治疗目标是控制疼痛，改善或者恢复关节功能，延缓疾病进展[1, 15]。

### （一）基础治疗

对病变程度不重、症状较轻的 OA 患者，基础治疗是首选的治疗方式，具体如下：①健康教育，改变不良生活、工作习惯，尽量避免关节的超负荷运动，如长时间跑、跳、蹲、上下楼梯、爬山，穿舒适的鞋，避免穿高跟鞋等；②适当运动保持关节活动度，如在非负重下做关节屈伸运动、游泳等；③肥胖者应减轻体重，以改善关节功能、减轻关节疼痛，延缓疾病进展；④选用适当的行动辅助器械，以减少受累关节负重，缓解疼痛；⑤配合适当的物理疗法促进局部血液循环、减轻炎症反应，缓解关节疼痛[16, 17]。

### （二）药物治疗

非甾体抗炎药（nonsteroidal anti-inflammatory drug，NSAID）是 OA 药物治疗的核心，常用于减轻炎症、控制疼痛、改善关节功能。局部外用 NSAID，如氟比洛芬凝胶贴膏，全身性毒副作用小，可用于早期膝 OA 和指间关节 OA 的患者[1, 18]，但邻近皮肤有伤口、皮疹等不良状况时应慎用，出现过敏反应时应停止使用。使用全身性 NSAID 治疗前应进行危险因素评估（表 6-5），对于消化道不良反应危险性较高的患者，应选择性使用环氧合酶（cyclooxygenase，COX）-2 抑制剂，如塞来昔布、艾瑞昔布、依托考昔等，或同时应用胃黏膜保护剂，而心血管疾病危险性较高患者应慎用 NSAID [1, 19, 20]。需长期使用 NSAID 时，要注意监测消化道和心血管系统的不良反应。应注意口服两种不同的 NSAID 不会增加疗效，反而会增加不良反应[1]。对于 NSAID 治疗无效或不耐受者，可单用或联用阿片类镇痛药控制疼痛，但应注意其不良反应和成瘾性。此外，抗焦虑药度洛西汀已被证实在 OA 相关的慢性疼痛治疗中是有效的，不仅可缓解由长期慢性疼痛导致的焦虑、抑郁状态，还可通过增强中枢神经的下行性疼痛抑制系统功能达到镇痛效果[21]。虽然多数新版指南都推荐度洛西汀作为对 NSAID 治疗无效或不耐受患者的替代方案，但目前尚缺乏对其安全性和有效性的长期随访研究，建议仅在专科医生指导下使用[1, 17, 18, 22]。

近年软骨的组成成分硫酸软骨素（chondroitin sulfate，CS）和氨基葡萄糖，因具有减轻关节疼痛、延缓关节结构破坏进展的作用而被指南推荐使用[23]。但一项双盲、多中心、随机安慰剂对照研究结果显示，与安慰剂组相比，氨基葡萄糖和硫酸软骨素未能有效地减轻膝关节疼痛[24]。此外，一项纳入 10 个随机对照研究、共 3803 名患者的 meta 分析结果也发现，无论是单药还是联合治疗，氨基葡萄糖和硫酸软骨素都不能改善膝/髋 OA 患者的关节疼痛[25]。目前，该类药物对 OA 的疗效尚存在争议，因此在国内新版指南中仅推荐对有症状的 OA 患者选择性使用[1]。此外，对于早、中期 OA 患者关节腔内注射玻璃酸钠（sodium hyaluronate，SH）可有效改善关节功能、缓解疼痛，但该方法为侵入性操作，可能会增加感染风险，需严格执行无菌操作。

**表 6-5　NSAID 治疗的危险因素评估**

| 上消化道不良反应高危患者 | 心、脑、肾不良反应高危患者 |
| --- | --- |
| 高龄（年龄≥65 岁） | 高龄（年龄≥65 岁） |
| 长期应用 | 脑血管病史（有过卒中史或目前有一过性脑缺血发作） |
| 口服糖皮质激素 | 心血管病史 |
| 上消化道溃疡、出血病史 | 肾脏病史 |
| 使用抗凝血药 | 同时使用血管紧张素转换酶抑制剂及利尿剂 |
| 酗酒史 | 冠状动脉搭桥术围手术期（慎用 NSAID） |

### （三）手术治疗

外科手术适用于非手术治疗无效、病情较重、正常生活受影响的患者，其目的是减轻或消除患者疼痛症状、改善关节功能、矫正畸形。经典 OA 手术包括关节镜下清理术、截骨术（osteotomy）、人工关节置换术及关节融合术等（表 6-6）。

**表 6-6　OA 的外科手术方式**

| | 手术方式 | 适用患者 | 优势 | 劣势 |
| --- | --- | --- | --- | --- |
| 修复性治疗 | 关节镜下清理术 | 存在游离体、半月板撕裂及滑膜增生的患者 | 兼具诊断和治疗的作用，对伴有机械症状的膝关节 OA 治疗效果较好 | 远期疗效与保守治疗相当。对力线异常、有明显骨赘的患者效果欠佳 |
| | 截骨术 | 适合青中年活动量大、力线不佳的单间室病变的患者 | 最大限度地保留关节功能 | |
| 重建治疗 | 人工关节置换术 | 终末期 OA 患者 | 彻底消除关节疼痛，改善关节功能 | |
| | 关节融合术 | 非手术治疗无效，存在关节置换禁忌证且对关节功能要求不高的终末期 OA 患者 | 可缓解疼痛 | 关节功能丧失 |

### 四、预防

对于化疗后或接受内分泌治疗的乳腺癌患者，如出现无明显诱因的关节疼痛或晨僵应引起足够重视，及早就诊，明确诊断，早期治疗，延缓关节结构破坏进展。

（戴 威 王 泽 孔令泉）

## 参 考 文 献

［1］中华医学会骨科学分会关节外科学组. 骨关节炎诊疗指南（2018 年版）［J］. 中华骨科杂志, 2018, 38（12）: 705-715.

［2］Litwic A, Edwards MH, Dennison EM, et al. Epidemiology and burden of osteoarthritis ［J］. Br Med Bull, 2013, 105: 185-199.

［3］Allen KD, Golightly YM. State of the evidence［J］. Curr Opin Rheumatol, 2015, 27（3）: 276-283.

［4］Ushiyama T, Ueyama H, Inoue K, et al. Expression of genes for estrogen receptors alpha and beta in human articular chondrocytes［J］. Osteoarthritis Cartilage, 1999, 7（6）: 560-566.

［5］Spector TD, Nandra D, Hart DJ, et al. Is hormone replacement therapy protective for hand and knee osteoarthritis in women? The Chingford Study［J］. Ann Rheum Dis, 1997, 56（7）: 432-434.

［6］Vingård E, Alfredsson L, Malchau H. Lifestyle factors and hip arthrosis. A case referent study of body mass index, smoking and hormone therapy in 503 Swedish women［J］. Acta Orthop Scand, 1997, 68（3）: 216-220.

［7］da Silva JA, Colville-Nash P, Spector TD, et al. Inflammation-induced cartilage degradation in female rodents. Protective role of sex hormones［J］. Arthritis Rheum, 2010, 36（7）: 1007-1013.

［8］任海龙, 邢国胜, 白人骁. 雌激素与骨性关节炎［J］. 中国骨伤, 2005, 18（12）: 766-768.

［9］Nyrop KA, Callahan LF, Rini C, et al. Adaptation of an evidence-based arthritis program for breast cancer survivors on aromatase inhibitor therapy who experience joint pain ［J］. Prev Chronic Dis, 2015, 12: E91.

［10］Tiong V, Rozita AM, Taib NA, et al. Incidence of chemotherapy-induced ovarian failure in premenopausal women undergoing chemotherapy for breast cancer［J］. World J Surg, 2014, 38（9）: 2288-2296.

［11］Torino F, Barnabei A, De Vecchis L, et al. Chemotherapy-induced ovarian toxicity in patients affected by endocrine-responsive early breast cancer［J］. Crit Rev Oncol Hematol, 2014, 89（1）: 27-42.

［12］赵玉沛, 陈孝平. 外科学. 第 3 版［M］. 北京: 人民卫生出版社, 2016.

［13］Amiri AH, Rafiei A. Analysis of patients with post-chemotherapy arthralgia and arthritis in breast cancer［J］. Indian J Med Sci, 2010, 64（5）: 197-203.

［14］Almoallim H, Abdulaziz S, Fallatah E, et al. Clinical characteristics and outcomes of cancer patients with post-chemotherapy arthritis: a retrospective case series report ［J］. Open Access Rheumatol, 2017, 9（2）: 111-116.

［15］Arnstein PM. Evolution of topical NSAIDs in the guidelines for treatment of osteoarthritis in elderly patients［J］. Drugs Aging, 2012, 29（7）: 523-531.

［16］Bannuru RR，Osani MC，Vaysbrot EE，et al．OARSI guidelines for the non-surgical management of knee，hip，and polyarticular osteoarthritis［J］．Osteoarthritis Cartilage，2019，27（11）：1578-1589．

［17］Bruyère O，Honvo G，Veronese N，et al．An updated algorithm recommendation for the management of knee osteoarthritis from the European Society for Clinical and Economic Aspects of Osteoporosis，Osteoarthritis and Musculoskeletal Diseases（ESCEO）［J］．Semin Arthritis Rheum，2019，49（3）：337-350．

［18］Kolasinski SL，Neogi T，Hochberg MC，et al．2019 American College of Rheumatology/Arthritis Foundation Guideline for the Management of Osteoarthritis of the Hand，Hip，and Knee ［J］．Arthritis Rheumatol，2020，72（2）：149-162．

［19］Kielly J，Davis EM，Marra C．Practice guidelines for pharmacists：the management of osteoarthritis［J］．Can Pharm J（Ott），2017，150（3）：156-168．

［20］Rafanan BS Jr，Valdecañas BF，Lim BP，et al．Consensus recommendations for managing osteoarthritic pain with topical NSAIDs in Asia-Pacific［J］．Pain Manag，2018，8（2）：115-128．

［21］Risser RC，Hochberg MC，Gaynor PJ，et al．Responsiveness of the intermittent and constant osteoarthritis pain（ICOAP）scale in a trial of duloxetine for treatment of osteoarthritis knee pain［J］．Osteoarthritis Cartilage，2013，21（5）：691-694．

［22］中华医学会骨科分会关节外科学组，吴阶平医学基金会骨科学专家委员会．膝骨关节炎阶梯治疗专家共识（2018年版）［J］．中华关节外科杂志（电子版），2019，13（1）：124-130．

［23］中华医学会风湿病学分会．骨关节炎诊断及治疗指南［J］．中华风湿病学杂志，2010，14（6）：416-419．

［24］Clegg DO，Reda DJ，Harris CL，et al．Glucosamine，chondroitin sulfate，and the two in combination for painful knee osteoarthritis［J］．N Engl J Med，2006，354（8）：795-808．

［25］Wandel S，Jüni P，Tendal B，et al．Effects of glucosamine，chondroitin，or placebo in patients with osteoarthritis of hip or knee：network meta-analysis［J］．BMJ，2010，341：c4675．

# 第七章　绝经前激素受体阴性乳腺癌患者化疗期间骨质疏松症及骨关节病的防治

乳腺癌作为女性发病率居首位的恶性肿瘤，严重影响着女性的健康。随着乳腺癌筛查和治疗水平不断提高，患者的生存期也在不断延长。在北美地区，乳腺癌的 5 年生存率已接近 90%[1]。我国 Ⅰ ~ Ⅲ 期乳腺癌患者 82% 可存活 5 年以上[2]，上海地区乳腺癌患者的 5 年生存率高达 91.8%[1]。即使在一些经济不太发达的国家和地区，其 5 年生存率也有 70% ~ 79%[1]。随着患者生存期延长，乳腺癌逐渐被纳入慢性病管理的范畴，其伴随疾病的防治及长期生活质量日益引起人们的重视。而乳腺癌相关骨健康则是影响患者生活质量的重要因素之一。目前的研究多强调激素受体阳性使用内分泌治疗的绝经后乳腺癌患者骨健康问题，然而对于绝经前激素受体阴性的乳腺癌患者，由乳腺癌及其治疗引起的骨密度降低、骨质疏松症及骨关节病等问题尚未引起足够重视。因此，本章将对绝经前激素受体阴性乳腺癌患者化疗期间骨质疏松症及骨关节病的防治进行阐述。

## 一、绝经前激素受体阴性乳腺癌患者化疗期间骨质疏松症的防治

### （一）乳腺癌患者骨质疏松症的定义及表现

肿瘤的某些特异性治疗（如乳腺癌的化疗及放疗等）会干扰骨转换，导致骨量流失加速，即癌症治疗相关骨丢失（cancer treatment-induced bone loss，CTIBL）[3]。CTIBL 是乳腺癌患者长期生存所需要面对的一个常见问题，多由乳腺癌治疗导致低雌激素所引起，长期不治疗骨丢失会导致继发性骨质疏松症。骨质每丢失 10% ~ 12%，相当于骨密度（BMD）$T$ 值下降 1 个标准差，可使骨折风险增加 2.6 倍[4]。而当乳腺癌患者骨密度低至 $T$ 值≤−2.5 或出现脆性骨折时，即可诊断为乳腺癌患者骨质疏松症[5]。

骨质疏松症患者早期无任何不适，或活动后感轻微骨痛。当疾病逐渐加重时，可出现腰背酸软不适或骨、关节疼痛，腰腿痛、乏力甚至骨折。重度骨质疏松症患者在轻微外伤甚至无损伤的情况下即可发生骨折[6, 7]，骨折常见于椎体、髋骨或桡骨，而椎体的压缩性骨折，可导致身高变矮或驼背等。一旦发生骨折，患者的生活质量将受到极大影响。

### （二）绝经前激素受体阴性乳腺癌患者化疗期间骨质丢失的危险因素

**1.乳腺癌细胞的直接作用** 乳腺癌本身会增加骨质疏松与骨折风险，新患乳腺癌的女性 3 年时椎体骨折风险几乎是一般女性的 5 倍[8]，即使骨密度正常者，患乳腺癌后骨折风险也会增高。其原因可能与乳腺癌细胞对骨的直接作用有关。研究显示，乳腺癌细胞可以抑制成骨细胞活性[9, 10]，同时导致破骨细胞活性增加，加速溶骨性损伤[11]。另外，乳腺癌患者体内会分泌某些细胞因子，使正常的骨代谢发生紊乱，致骨质疏松症风险增加，如某些乳腺癌细胞会分泌甲状旁腺激素相关蛋白（PTHrP），加快骨骼的吸收和代谢，引起骨丢失[12]。

**2.乳腺癌的骨转移** 骨骼是乳腺癌转移的常见部位[13]，研究表明，70%以上的转移性乳腺癌患者会出现骨转移[14]。乳腺癌骨转移患者体内钙磷代谢失常，以溶骨性损伤为主，造成骨质钙含量减少[15]。生理状态下，骨形成与骨吸收在 RANK/RANKL-OPG 系统的调节下维持动态平衡。当发生骨转移时，乳腺癌细胞通过分泌 PTHrP、IL-1、IL-6 等因子，打破 RANK/RANKL-OPG 系统的平衡状态，引起一系列骨相关事件（skeletal related event，SRE）。其中，PTHrP 发挥着重要作用，它一方面通过促进 RANK/RANKL 途径增强破骨细胞作用；另一方面通过抑制 OPG 的骨保护作用，促使骨溶解增强。骨基质 TGF-β 释放入血，进一步导致乳腺癌细胞分泌 PTHrP，形成骨破坏的恶性循环[16]，最终引发骨质疏松、骨痛、骨关节病等一系列骨相关事件。

**3.乳腺癌化疗** 研究表明，癌症治疗引起骨折的风险与骨质疏松症患者脆性骨折的风险相当[17]。激素受体阳性乳腺癌患者，会因内分泌治疗引起的雌激素下降出现骨量下降，然而对于绝经前激素受体阴性患者，由于未使用内分泌治疗，其骨量下降及骨健康风险主要由化疗所导致，联合化疗方案比单一用药更易引起骨质丢失[18, 19]。

根据化疗方案和年龄的不同，有 40% ~ 95%经历化疗的女性会发生卵巢早衰[20]，发生率与年龄呈正相关[21, 22]。在化疗导致卵巢早衰时，体内雌激素水平下降，骨吸收与骨形成失衡，使骨质疏松症及骨折的发生率增高[23-25]。有研究对 152 例早期乳腺癌患者进行分析，在绝经前亚组，腰椎骨密度比化疗前降低 4.3%，较绝经后女性骨密度下降更明显，且骨密度在化疗的前 6 个月下降最明显[24]。Vehmanen 等[26]对 73 例接受 CMF 方案化疗后的绝经前乳腺癌患者进行分析，发现在化疗开始 1 年后发生永久性闭经的患者，其腰椎骨密度丢失 7.5%（$P=0.0001$），股骨颈骨密度丢失 3.5%（$P=0.002$）。可见，化疗会导致乳腺癌患者明显的骨质丢失，增加骨质疏松症的发生率。同时，绝大多数化疗药物会引起恶心、呕吐及肝肾功能损害，影响活性维生素 D 的形成及胃肠道对钙、磷、镁、维生素 D 的吸收，加快骨质流失。

此外，动物实验也证明，化疗药物本身能够增加骨吸收，减少骨形成，导致显著的骨丢失[27, 28]。

### （三）绝经前激素受体阴性乳腺癌患者化疗期间骨健康评估

多个指南建议，确诊乳腺癌的女性，无论绝经与否，都应该行双能 X 线吸收法（DXA）评估其基线时的骨密度及骨折风险[8, 29]。

1.骨密度评估　骨密度是指单位体积或单位面积所含的骨量。骨密度及骨测量方法较多，WHO 推荐使用 DXA。公认的骨质疏松症诊断标准是依据 DXA 测量的结果，其主要测量部位是中轴骨，包括腰椎和股骨近端，可用于骨质疏松症的诊断、骨折风险性预测和药物疗效评估（表 7-1）。

表 7-1　基于 DXA 测定骨密度分类标准

| 分类 | $T$ 值 |
| --- | --- |
| 正常 | $T$ 值≥-1.0 |
| 低骨量 | $-2.5 < T$ 值 $< -1.0$ |
| 骨质疏松症 | $T$ 值≤-2.5 |
| 严重骨质疏松症 | $T$ 值≤-2.5 伴脆性骨折 |

注：$T$ 值 =（实测值－同种族同性别正常人峰值骨密度）/同种族同性别正常人峰值骨密度的标准差；DXA. 双能 X 线吸收检测法。

2019 年法国关于乳腺癌辅助治疗相关骨质疏松症的共识[30]认为，以下三类女性都应进行骨健康评估，并接受干预措施，以消除骨丢失的危险因素：①接受全身化疗和（或）芳香化酶抑制剂治疗的绝经后女性；②接受促黄体素释放激素激动剂治疗的非绝经后女性；③化疗结束后 1 年仍持续闭经的非绝经后女性。共识还认为，有严重骨质疏松性骨折病史和（或）$T$ 值≤-2.5 的患者应接受抗骨质疏松症药物治疗；基线 $T$ 值≤-1.0 的患者应在 18 ~ 24 个月后进行骨密度测量，基线 $T$ 值＞-1.0 的患者应在 3 ~ 5 年后进行骨密度测量。

2.骨转换标志物的监测　骨转换标志物是骨本身的代谢产物，包括骨形成和骨吸收标志物，可动态反映全身骨骼的状况。对其进行监测有助于判断患者骨丢失速率、选择干预措施、了解患者使用抗骨质疏松药的依从性、判断疗效等。然而，相关指南认为，骨转换标志物对乳腺癌治疗导致骨丢失的判断并无帮助，不推荐用它来预测骨质疏松性骨折的风险[30]。

### （四）乳腺癌相关骨质疏松症的预防及治疗

1.生活方式干预　适量锻炼有助于骨密度的维持与获得更好的疾病预后，可有效降低骨质疏松症的发生率，故中外指南均推荐每日进行至少 30 分钟中等强度的运动，如步行、跑步、爬楼梯、跳舞、负重训练等[31]；同时鼓励患者进行充足日照，以促进维生素 D 的合成；此外，注意补充钙与维生素 D，有研究显示，几乎所有乳腺癌患者都有维生素 D 缺乏/不足，其平均维生素 D 水平为 9.3ng/ml[32]。同时，回顾性和前瞻性流行病学研究表明，维生素 D 缺乏与乳腺癌风险增加有关[33]，因此，乳腺癌患者应该注意维生素 D 的补充。此外，有研究表明，维生素 D 加钙可降低髋部骨折风险，同时可降低非椎骨骨折的发生率；维生素 D 加钙补充剂可降低任何类型骨折的风险[34]。因此，在乳腺癌患者骨健康问题中，补充钙和维生素 D 是基础，所有抗骨质疏松的药物治疗都必须辅以钙剂和维生素 D[35]。建议剂量：50 岁以下女性每天补钙 1000mg，大于 50 岁的女性应增至每天 1200mg；同时每日补充维生素 D 800～1000IU，缺乏运动与日照的老年女性需摄入更多。另外，还需戒烟限酒，尽量避免或少用影响骨代谢的药物：吸烟的女性有更早绝经的倾向，且吸烟者从饮食中吸收的钙更少；而饮酒的女性患乳腺癌的风险稍高，且饮酒对骨健康有副作用。

2.药物治疗　骨质疏松症的治疗原则：缓解骨痛、改善功能、提高骨量、预防骨折。及早进行正规检查，规范用药，可降低骨折发生风险，缓解骨痛等症状，提高生活质量。治疗乳腺癌相关骨质疏松症的药物主要有以下几类：骨吸收抑制剂、骨形成促进剂、骨代谢调节剂（表 7-2）。

表 7-2　防治乳腺癌相关骨质疏松症的主要药物

| 药物种类 | 药物名称 |
| --- | --- |
| 骨吸收抑制剂 | 双膦酸盐、地诺单抗、降钙素等 |
| 骨形成促进剂 | 甲状旁腺激素及其类似物 |
| 骨代谢调节剂 | 钙、维生素 D、维生素 K 等 |

（1）骨吸收抑制剂：抑制破骨细胞功能的一些药物，如双膦酸盐、地诺单抗（denosumab）、降钙素等，它们主要通过抑制破骨细胞的活性，使破骨细胞对骨的吞噬作用减弱，以预防骨丢失。

双膦酸盐是预防和治疗骨质疏松症使用最广泛的药物。目前临床应用较多的是唑来膦酸、阿仑膦酸、帕米膦酸等。它是焦磷酸化合物的化学稳定类似物，能够抑制法尼基焦磷酸合成酶，该酶产生的类异戊二烯脂质主要用于破骨细胞活性和功能所需的小鸟苷三磷酸结合蛋白的翻译后修饰。双膦酸盐已被证实能够改善乳腺癌患者的骨密度。多个指南均推荐当骨密度下降 $T$ 值<-2.0，或伴≥2 个骨折危险因素时，即可使用双膦酸盐干预，以有效预防骨丢失，还可减少骨转移与复发风险[29, 30]。唑来膦酸可以预防绝经前乳腺癌患者治疗带来的骨质丢失。初始即给予唑来膦酸 4mg，每 6 个月静脉注射 1 次可以有效防治乳腺癌治疗相关的骨丢失。

地诺单抗是特异性靶向 RANKL 抑制剂类药物，通过抑制 RANK/RANKL 系统抑制破骨细胞的形成，可使乳腺癌患者骨密度增加[36]。与唑来膦酸相比，在实体瘤骨转移患者中地诺单抗可更有效地延迟或预防骨相关事件，并且能防止疼痛的发展[37]，推荐剂量为 60mg 皮下注射，每 6 个月 1 次。但地诺单抗由于停药反应具有不确定性，表现为多发性自发性椎体骨折的风险增加，因此临床用于抗骨质疏松的二线治疗[38]。乳腺癌患者一旦发生骨质疏松性骨折，则改为高剂量唑来膦酸 4mg 静脉注射，每 3~4 周 1 次，或地诺单抗 120mg 皮下注射，4 周 1 次，可以减少骨相关事件的发生，减轻骨痛并治疗乳腺癌骨转移。

降钙素类主要包括鲑降钙素、依降钙素（鳗鱼降钙素）等。这类药可抑制破骨细胞活性，对骨质疏松性骨折后的急性骨丢失及骨折引起的疼痛有明显的缓解作用，可考虑短期使用。

（2）骨形成促进剂：可通过增加成骨细胞活性及数量促进骨生长。甲状旁腺激素（PTH）是一种由甲状旁腺主细胞分泌的、调节体内钙磷代谢的多肽类激素。特立帕肽是甲状旁腺激素类似物，间断使用小剂量 20μg 皮下注射，每日 1 次，能刺激成骨细胞活性，促进骨形成，增加骨密度，降低椎体与非椎体骨折的风险。因其促进成骨作用比较强，所以目前美国 FDA 推荐终身只能使用 24 个月。阿巴帕肽是一种新型的 PTHrP，80μg 皮下注射，每日 1 次。与特立帕肽相比，阿巴帕肽成骨作用更好，并能更显著降低椎体与非椎体骨折的发生率[39]。PTH 用于严重骨质疏松症患者，用药期间要检测血钙水平，防止高钙血症的发生。

（3）骨代谢调节剂：不能明显抑制破骨功能或者是促进成骨功能，但可调节骨代谢，包括钙剂、活性维生素 D 或维生素 D 类似物、维生素 $K_2$ 等。补充维生素 D 时建议选用活性维生素 D，如骨化三醇或 α-骨化醇，因其不需要肾脏 1α-羟化酶羟化就有活性，更适用于老年人及肾功能减退、1α-羟化酶缺乏或减少的患者[40]。

乳腺癌相关骨质疏松症是乳腺癌患者长期生存的一个重要危险因素。骨质疏松症易导致脆性骨折，严重影响患者生活质量。目前临床主要强调对激素受体阳性的绝经后乳腺癌患者进行骨密度监测及骨质疏松症防治。对于绝经前激素受体阴性患者，虽然无内分泌治疗引起雌激素下降所致的骨量降低的风险，但化疗引起的骨质疏松症也应引起足够的重视。多项研究表明，化疗会使乳腺癌患者的骨密度降低，导致发生骨质疏松症的风险增高，因此，绝经前乳腺癌患者在化疗及随访期间有必要监测骨密度，及时进行生活方式干预和药物治疗，以减少骨相关事件的发生。

## 二、绝经前激素受体阴性乳腺癌患者化疗期间骨关节炎的防治

### （一）病因与机制

乳腺癌患者伴发骨关节炎（OA）的病因尚不明确，其发生除与年龄、性别、肥胖、吸烟、遗传等因素有关外[41]，还可能与乳腺癌内分泌治疗、化疗所致的卵巢功能受损和雌激素水平下降有关[42]。

对于绝经前激素受体阴性的乳腺癌患者，虽然不存在由内分泌治疗所导致的雌激素下降的风险，但是化疗仍然会不同程度地损害卵巢功能，由此所导致的一系列问题仍不可轻视。化疗所致卵巢功能受损，使关节软骨失去了雌激素的保护，导致关节软骨破坏，进而发展为 OA，这可能是绝经前激素受体阴性乳腺癌患者发生 OA 的重要原因。

### （二）诊断与鉴别诊断

1.临床表现　OA 常出现在乳腺癌治疗过程中，以关节疼痛和活动受限为主要表现，常见受累关节是膝、髋及指间关节。

（1）症状：疾病早期关节疼痛呈轻度或中度间断性隐痛，活动后加重，休息后缓解，寒冷、潮湿环境均可加重疼痛，随着疾病的进展，晚期可出现持续性疼痛或夜间痛[43]。患者还可出现关节活动受限，常表现为晨起时关节短暂僵硬，活动后缓解，偶有关节交锁[44]，一般持续时间较短。活动受限也可表现为静息后再活动时短暂性关节僵硬、疼痛，缓慢活动后缓解。

（2）体征：参见本书第六章"二、诊断与鉴别诊断"。

2.检查　参见本书第六章"二、诊断与鉴别诊断"。

3.诊断要点　参照《骨关节炎诊疗指南（2018 年版）》[43]，髋、膝和指间关节 OA 的诊断要点参见本书第六章。

4.鉴别诊断　目前有研究发现[45, 46]，乳腺癌化疗可导致化疗相关类风湿关节炎，其临床表现与伴发 OA 相似，需与之鉴别（参见第六章表 6-4）。

## 三、治疗与预防

OA 的治疗目标是控制疼痛，改善或者恢复关节功能，延缓疾病进展[43, 47]。

对于化疗后或接受内分泌治疗的乳腺癌患者，如出现无明显诱因的关节疼痛或晨僵，应引起足够重视，及早就诊，明确诊断骨关节病，早期治疗，延缓关节结构的破坏和进展。其具体治疗与预防见本书第六章。

（陈钰玲　魏余贤　孔令泉）

### 参 考 文 献

［1］Allemani C，Matsuda T，Di Carlo V，et al. Global surveillance of trends in cancer survival 2000-14( CONCORD-3 )：analysis of individual records for 37 513 025 patients diagnosed with one of 18 cancers from 322 population-based registries in 71 countries［J］. Lancet，2018，391（10125）：1023-1075.

［2］Zeng HM，Chen WQ，Zheng RS，et al. Changing cancer survival in China during 2003-15：a pooled analysis of 17 population-based cancer registries［J］. Lancet Glob Health，2018，6（5）：e555-e567.

［3］Hadji P. Cancer treatment-induced bone loss in women with breast cancer［J］. Bonekey Rep, 2015, 4（2）: 692-671.

［4］Kanis JA, Johnell O, Oden A, et al. Ten year probabilities of osteoporotic fractures according to BMD and diagnostic thresholds［J］. Osteoporos Int, 2001, 12（12）: 989-995.

［5］Assessment of fracture risk and its application to screening for postmenopausal osteoporosis. Report of a WHO Study Group［J］. World Health Organ Tech Rep Ser, 1994, 843: 1-129.

［6］Phetfong J, Sanvoranart T, Nartprayut K, et al. Osteoporosis: the current status of mesenchymal stem cell-based therapy［J］. Cell Mol Biol Lett, 2016, 21: 12.

［7］Fukumoto S, Matsumoto T. Recent advances in the management of osteoporosis［J］. F1000Res, 2017, 6: 625.

［8］Trémollieres FA, Ceausu I, Depypere H, et al. Osteoporosis management in patients with breast cancer: EMAS position statement［J］. Maturitas, 2017, 95: 65-71.

［9］Nicolin V, Bortul R, Bareggi R, et al. Breast adenocarcinoma MCF-7 cell line induces spontaneous osteoclastogenesis via a RANK-ligand-dependent pathway［J］. Acta Histochem, 2008, 110（5）: 388-396.

［10］Zheng Y, Zhou H, Fong-Yee C, et al. Bone resorption increases tumour growth in a mouse model of osteosclerotic breast cancer metastasis［J］. Clin Exp Metastasis, 2008, 25（5）: 559-567.

［11］任丽, 姚智. 乳腺癌骨转移微环境的研究进展［J］. 国际检验医学杂志, 2012, 33（13）: 1632-1634.

［12］Martin M, Pienkowski T, Mackey J, et al. Adjuvant docetaxel for node-positive breast cancer［J］. N Engl J Med, 2005, 352（22）: 2302-2313.

［13］Oruc Z, Kaplan MA, Arslan Ç. An update on the currently available and future chemotherapy for treating bone metastases in breast cancer patients［J］. Expert Opin Pharmacother, 2018, 19（12）: 1305-1316.

［14］Trinkaus M, Simmons C, Myers J, et al. Skeletal-related events in breast cancer patients with bone metastases treated in the nontrial setting［J］. Support Care Cancer, 2010, 18（2）: 197-203.

［15］孔令泉, 吴凯南, 果磊. 乳腺癌伴随疾病学［M］. 北京: 科学出版社, 2019.

［16］郑迪, 代国, 余铃, 等. 乳腺癌骨转移中的"恶性循环"研究进展［J］. 医学研究杂志, 2018, 47（3）: 6-8.

［17］Colzani E, Clements M, Johansson ALV. Risk of hospitalisation and death due to bone fractures after breast cancer: a registry-based cohort study［J］. Brit J Cancer, 2016, 115（11）: 1400-1407.

［18］吐尔逊江·艾力, 亚迪卡尔·艾力肯, 雪来提·派祖拉. 不同化疗方案对乳腺癌患者骨密度的影响［J］. 实用癌症杂志, 2016, 31（10）: 1740.

［19］白永利, 左书耀, 王林, 等. 化疗对乳腺癌术后患者骨代谢的影响［J］. 现代肿瘤医学, 2010, 18（10）: 1967-1970.

［20］Taxel P, Faircloth E, Idrees S, et al. Cancer treatment-induced bone loss in women with breast cancer and men with prostate cancer［J］. J Endocr Soc, 2018, 2（7）: 574-588.

［21］Fuleihan GEH，Salamoun M，Mourad YA，et al．Pamidronate in the prevention of chemotherapy-induced bone loss in premenopausal women with breast cancer：a randomized controlled trial［J］．J Clin Endocrinol Metab，2005，90（6）：3209-3214．

［22］Kim JE，Ahn JH，Jung KH，et al．Zoledronic acid prevents bone loss in premenopausal women with early breast cancer undergoing adjuvant chemotherapy：a phase Ⅲ trial of the Korean Cancer Study Group（KCSG-BR06-01）［J］．Breast Cancer Res Treat，2011，125（1）：99-106．

［23］Safaei-Nodehi R，Esmaili J，Sharifian R，et al．Does adjuvant chemotherapy change bone mineral density and related serum biomarkers in women with breast cancer［J］．Caspian J Intern Med，2017，8（2）：91-98．

［24］Axelsen CT，Jensen AB，Jakobsen EH，et al．Bone loss during neoadjuvant/adjuvant chemotherapy for early stage breast cancer：a retrospective cohort study［J］．Mol Clin Oncol，2018，8（6）：767-772．

［25］Kim M，Kim H，Ahn SH，et al．Changes in bone mineral density during 5 years of adjuvant treatment in premenopausal breast cancer patients［J］．Breast Cancer Res Treat，2020，180（3）：657-663．

［26］Vehmanen L，Saarto T，Elomaa I．Long-term impact of chemotherapy-induced ovarian failure on bone mineral density（BMD）in premenopausal breast cancer patients．The effect of adjuvant clodronate treatment［J］．Eur J Cancer，2001，37（18）：2373-2378．

［27］Wang TM，Shih C．Study of histomorphometric changes of the mandibular condyles in neonatal and juvenile rats after administration of cyclophosphamide［J］．Acta anatomica，1986，127（2）：93-99．

［28］May KP，West SG，McDermott MT，et al．The effect of low-dose methotrexate on bone metabolism and histomorphometry in rats［J］．Arthritis Rheum，1994，37（2）：201-206．

［29］National Institutes of Health Osteoporosis and Related Bone Diseases National Resource Center．What Breast Cancer Survivors Need To Know About Osteoporosis［EB/OL］．2020-04-25．https://www.bones.nih.gov/health-info/bone/osteoporosis/conditions-behaviors/osteoporosis-breast-cancer．

［30］Bouvard B，Confavreux CB，Briot K，et al．French recommendations on strategies for preventing and treating osteoporosis induced by adjuvant breast cancer therapies［J］．Joint Bone Spine，2019，86（5）：542-553．

［31］Thomas GA，Cartmel B，Harrigan M，et al．The effect of exercise on body composition and bone mineral density in breast cancer survivors taking aromatase inhibitors［J］．Obesity（Silver Spring），2017，25（2）：346-351．

［32］Imtiaz S，Siddiqui N，Raza SA，et al．Vitamin D deficiency in newly diagnosed breast cancer patients［J］．Indian J Endocrinol Metab，2012，16（3）：409-413．

［33］Atoum M，Alzoughool F．Vitamin D and breast cancer：latest evidence and future steps［J］．Breast Cancer（Auckl），2017，11：1178223417749816．

［34］Avenell A，Mak JC，O'connell D．Vitamin D and vitamin D analogues for preventing fractures in post-menopausal women and older men［J］．Cochrane Database Syst Rev，2014（4）：227-236．

［35］李红，孔令泉．乳腺癌化疗相关骨质疏松症发生情况的临床研究［D］．重庆：重庆医科大学，2020．

［36］Gnant M，Pfeiler G，Dubsky PC，et al．Adjuvant denosumab in breast cancer（ABCSG-18）：a multicentre，randomised，double-blind，placebo-controlled trial［J］．Lancet，2015，386（9992）：433-443．

［37］Henry D，Vadhan-Raj S，Hirsh V，et al．Delaying skeletal-related events in a randomized phase 3 study of denosumab versus zoledronic acid in patients with advanced cancer：an analysis of data from patients with solid tumors［J］．Support Care Cancer，2014，22（3）：679-687．

［38］Lamy O，Stoll D，Aubry-Rozier B，et al．Stopping Denosumab［J］．Curr Osteoporos Rep，2019，17（1）：8-15．

［39］Bhattacharyya S，Pal S，Chattopadhyay N，et al．Abaloparatide，the second generation osteoanabolic drug：molecular mechanisms underlying its advantages over the first-in-class teriparatide［J］．Biochem Pharmacol，2019，166（2）：185-191．

［40］马远征，王以朋，刘强，等．中国老年骨质疏松诊疗指南（2018）［J］．中国老年学杂志，2019，39（11）：2561-2579．

［41］Allen KD，Golightly YM．State of the evidence［J］．Curr Opin Rheumatol，2015，27（3）：276-283．

［42］Litwic A，Edwards MH，Dennison EM，et al．Epidemiology and burden of osteoarthritis［J］．Br Med Bull，2013，105（2）：185-199．

［43］中华医学会骨科学分会关节外科学组．骨关节炎诊疗指南（2018 年版）［J］．中华骨科杂志，2018，38（12）：705-715．

［44］赵玉沛，陈孝平．外科学．第3版［J］．北京：人民卫生出版社，2016．

［45］Amiri AH，Rafiei A．Analysis of patients with post-chemotherapy arthralgia and arthritis in breast cancer［J］．Indian J Med Sci，2010，64（5）：197-203．

［46］Almoallim H，Abdulaziz S，Fallatah E，et al．Clinical characteristics and outcomes of cancer patients with post-chemotherapy arthritis：a retrospective case series report［J］．Open Access Rheumatol，2017，9（2）：111-116．

［47］Arnstein PM．Evolution of topical NSAIDs in the guidelines for treatment of osteoarthritis in elderly patients［J］．Drugs Aging，2012，29（7）：523-531．

# 第八章　乳腺癌患者伴随维生素D缺乏/不足和（或）钙剂摄入不足相关继发性甲状旁腺功能亢进症的诊治

近年研究显示，维生素 D 缺乏/不足已经成为世界公共健康问题之一，根据流行病学调查，全世界估计有 10 亿人伴有维生素 D 缺乏/不足[1]。多种证据显示，维生素 D 缺乏不仅造成骨骼相关疾病（如营养性佝偻病、软骨病、骨质疏松症），还与多种骨骼外疾病密切相关，如癌症、心血管疾病代谢综合征（肥胖、糖耐量减低/糖尿病、脂代谢紊乱、高血压）、感染、精神及神经疾病、自身免疫性疾病等[2]。研究证明，乳腺癌患者中普遍存在维生素 D 缺乏/不足，两者共病率高。同时维生素 D 缺乏/不足还与乳腺癌的发生发展及不良预后相关。笔者临床发现，维生素 D 缺乏/不足和（或）钙剂摄入不足可引起相对低血钙，刺激甲状旁腺增生，导致其功能增强或亢进，分泌过多的甲状旁腺激素以代偿性调节钙磷平衡，会进一步加重泌尿系统结石、肾病及骨骼相关疾病等，严重影响患者的生活质量和预后[3-7]。因此，应重视乳腺癌患者的维生素 D 缺乏/不足及血钙偏低，防治维生素 D 缺乏/不足和（或）钙剂摄入不足相关甲状旁腺功能增强或亢进，以提高患者的生活质量、改善预后。

## 一、维生素D

### （一）维生素D的生理作用

维生素 D 是人体必需的一种脂溶性维生素，作为细胞核类固醇超家族激素成员，具有调节钙磷代谢、影响细胞增殖分化、参与免疫炎症反应等作用。维生素 D 不仅功能多，而且作用的靶器官广泛。维生素 D 与细胞核上的维生素 D 受体（vitamin D receptor，VDR）结合后可影响众多基因的表达而发挥其生理功能，VDR 在肾脏、免疫细胞、骨骼等都有广泛表达[5, 6]。维生素 D 可促进肠道钙磷吸收，对肌肉、骨骼健康至关重要。维生素 D 缺乏/不足可导致中老年继发性甲旁亢、骨量下降、骨质疏松、身高变矮、四肢关节痛、肌肉无力、脆性骨折和泌尿系统结石等[5-8]。除与骨代谢疾病相关外，维生素 D 缺乏/不足还可导致肿瘤、心血管疾病、顽固性口腔溃疡等多种常见慢性疾病，也是传染病和自身免疫性疾病易感的危险因素[6, 7]。

## （二）维生素 D 正常状态的判定

关于维生素 D 正常状态的判定，目前尚有争议，考虑到维生素 D 对骨健康、钙磷代谢及甲状旁腺功能的影响等原因，维生素 D 的适宜剂量也有争议。国际骨质疏松基金会、美国内分泌协会[1, 9, 10]对维生素 D 水平的定义：①血清 25-(OH)D <20ng/ml（50nmol/L）为维生素 D 缺乏，其中，血清 25-(OH)D<10ng/ml 为维生素 D 严重缺乏；②血清 25-(OH)D 在 20～30ng/ml（50～75nmol/L）为维生素 D 不足；③血清 25-(OH)D 在 30～100ng/ml（75～250nmol/L）为维生素 D 充足。我国《维生素 D 与成年人骨骼健康应用指南（2014 年标准版）》[8]中定义：①血清 25-(OH)D <12ng/ml（30nmol/L）为维生素 D 缺乏；②血清 25-(OH)D 浓度为 12～20ng/ml（30～50nmol/L）为维生素 D 不足；③血清 25-(OH)D >20ng/ml（50nmol/L）为维生素 D 充足。考虑到维生素 D 的骨骼和骨外效应益处，笔者认为，我国应采用国际骨质疏松基金会定义的标准，维生素 D 缺乏应为血清 25-(OH)D <20ng/ml（50nmol/L），维生素 D 不足应为血清 25-(OH)D 在 20～30ng/ml（50～75nmol/L），维生素 D "适宜"状态测定值可能需 30～100ng/ml（75～250nmol/L）。乳腺癌患者普遍存在维生素 D 缺乏/不足，且因化疗、内分泌治疗等系统治疗，是骨质疏松的高危人群，应常规行血清 25-(OH)D 检测，以便为缺乏者补充维生素 D。若以 30ng/ml 作为维生素 D 充足的阈值，研究发现，有 66.2%～95.6%的乳腺癌患者维生素 D 缺乏或不足，与健康女性相比有显著的统计学差异[11-13]。笔者对所在医院系统治疗后门诊随访的 127 例乳腺癌患者进行 25-(OH)D 检测后同样发现，其中 106 例（83.5%）有维生素 D 缺乏/不足。即使以 20ng/ml 作为维生素 D 充足的阈值，一项纳入了 406 例乳腺癌患者的横断面研究发现，仅有 29%（118 名）的患者血清 25-(OH)D 水平高于 20ng/ml，71%的患者维生素 D 缺乏或不足[14]。维生素 D 在肿瘤细胞的生长分化等方面具有重要作用，其缺乏是乳腺癌发生发展的危险因素之一，应对乳腺癌患者中如此高比例的维生素 D 缺乏/不足加以重视和管理。

## （三）维生素 D 在乳腺癌中的作用

1.维生素 D 的抑癌机制　活性维生素 $D_3$ 与维生素 D 受体（VDR）结合后，可调节多条与癌症风险和预后相关的细胞通路，包括血管生成、增殖、分化、侵袭、转移和凋亡等，还可以直接或间接调节 3%～5%的人类基因表达。VDR 广泛存在于众多细胞中，因此维生素 D 可以改变机体的防御能力并可能影响包括肿瘤在内的众多疾病的进展[6]。乳腺癌等癌细胞中含有 VDR，结合了维生素 D 的 VDR 可通过调控靶基因对乳腺癌等多种癌细胞有很强的抑制作用。体外研究显示，$1,25-(OH)_2D_3$ 可抑制乳腺癌细胞增殖，诱导细胞分化及凋亡，并抑制血管新生，而维生素 D 缺乏则会加速肿瘤细胞生长[15]。研究证明，乳腺癌和前列腺癌细胞中

VDR 的高表达与降低肿瘤死亡率和良好预后相关，VDR 的表达缺失是肿瘤患病风险、瘤负荷增加及侵袭性的肿瘤分型的危险因素。还有研究显示，VDR 可能与乳腺癌细胞雌激素通路有关。维生素 D 通过阻碍雌激素介导的促细胞分裂信号，起到对抗雌激素受体阳性乳腺癌的作用[16]。

2.维生素 D 对乳腺癌发病风险的影响  大量研究表明，低维生素 D 会增加乳腺癌的风险，随着血清 25-(OH)D 水平上升，乳腺癌的发生风险降低，提示体内活性维生素 D 水平与乳腺癌发病呈负相关[17-20]。有研究发现，25-(OH)D<10ng/ml 组和 25-(OH)D 介于 10～20ng/ml 组患乳腺癌的风险分别是 25-(OH)D>20ng/ml 组的 6.1 倍和 4 倍（$P$=0.0001）[21]。一篇系统综述分析了发表于 1998～2018 年的 68 篇有关维生素 D 与乳腺癌风险的病例对照和队列研究（cohort study）显示，血清维生素 D 对乳腺癌有保护作用，但分层分析显示，血清维生素 D 对乳腺癌的保护作用仅限于绝经前人群[22]。关于月经状态在维生素 D 与乳腺癌发病率关系中的作用尚有争议。在一项针对维生素 D 水平与乳腺癌风险的剂量反应性 meta 分析中，共纳入了 9 项前瞻性研究，包括 5206 例病例和 6450 例对照，结果表明，在绝经前女性中未发现明确的负相关性，但是在绝经后女性中存在非线性的负相关性。维生素 D 水平与乳腺癌的发生风险在维生素 D 水平超过 27ng/ml 后显示出一个逐步的负相关性，超过 35ng/ml 之后，趋势逐渐变得平稳。在 27～35ng/ml 的区间内，维生素 D 浓度每增加 5ng/ml，乳腺癌的风险降低 12%[19]。

3.维生素 D 对肿瘤特性和预后的影响  多项研究证明，伴有维生素 D 缺乏（<20ng/ml）或不足（20～30ng/ml）的绝经后乳腺癌患者，其肿瘤分级高、局部晚期、转移性、淋巴结阳性、雌/孕激素受体表达缺失、高 Ki-67 表达的比例更高，也意味着患者的预后相对更差[11, 23]。研究表明，低维生素 D 水平（<20mg/ml）的乳腺癌患者经过标准新辅助治疗之后达到病理完全缓解（pCR）的比例比维生素 D 充足的患者低（26.5% vs. 37.2%，$P$=0.04）[24]。除了维生素 D 水平与侵袭性肿瘤特征相关性之外，也有多项研究直接对乳腺癌患者进行了预后分析。一项针对早期乳腺癌的 meta 分析显示，低维生素 D 水平的乳腺癌患者复发和死亡风险分别是高维生素 D 水平患者的 2.13 倍（95%CI 1.64～2.78）和 1.76 倍（95%CI 1.35～2.30）[25]。美国一项大型病例队列研究发现，血清 25-(OH)D 水平与乳腺癌的预后特征和患者预后有独立相关性，维生素 D 水平越高，无病生存率、总生存率等预后指标越好，在绝经前女性中效果更明显[26]。有 meta 分析显示，5984 例乳腺癌患者中血清维生素 D 水平高的患者有较低的死亡风险[风险比（HR）=0.67，95%CI 0.56～0.79，$P$<0.001]。进一步量效 meta 分析显示，乳腺癌患者血清维生素 D 水平每升高 1nmol/L 的 HR 为 0.994。与血清维生素 D 阈值 23.3nmol/L 以下的乳腺癌患者相比，血清维生素 D 水平每升高 10nmol/L、20nmol/L 和 25nmol/L，患者的死亡风险将分别降低 6%、12%和 14%[27]。最近，对 52 项研究 75 454 名参

与者进行的 meta 分析发现，尽管维生素 D 补充不能降低全因死亡率，但是可以降低 16% 的癌症特异性死亡率[28]。

## 二、甲状旁腺功能亢进症

### （一）甲状旁腺功能亢进症的定义与诊断

甲状旁腺功能亢进症（简称甲旁亢）是甲状旁腺激素（PTH）分泌过多所致的钙磷代谢异常性疾病，可分为原发性、继发性、三发性，而以继发性和三发性甲旁亢最为常见[7, 29]。原发性甲旁亢（primary hyperparathyroidism, PHPT），是指由甲状旁腺本身病变引起的 PTH 合成与分泌过多导致的钙磷代谢失常性疾病，通过其对骨与肾等靶器官的作用，导致血钙增高和血磷降低。PHPT 是引起高钙血症的常见原因，主要表现为反复发作的肾结石、骨量下降、骨折及高钙血症引起的多系统临床症状。继发性甲旁亢（secondary hyperparathyroidism, SHPT），是指在维生素 D 缺乏/不足和（或）补钙不足、慢性肾功能不全、维生素 D 抵抗、肠吸收不良综合征、范科尼综合征和肾小管酸中毒及妊娠、哺乳等情况下，甲状旁腺长期受到低血钙或高血磷的刺激而分泌过量的 PTH，以提高血钙和降低血磷的一种慢性代偿性临床表现，长期的甲状旁腺增生最终可导致功能自主的增生或腺瘤形成。三发性甲旁亢（tertiary hyperparathyroidism, THPT）指在 SHPT 的基础上，由于腺体受到持续的刺激，发展为功能自主的增生或腺瘤，自主分泌过多的 PTH 所致的疾病。

甲旁亢的确诊以生化实验室检查为主，以影像学检查为辅。通常，早期 PTH 水平升高及甲旁亢并无明显临床表现，大多是因为发生骨骼相关疾病如骨质疏松症、骨折等，后经血液学或影像学检查发现甲旁亢。目前笔者所在医院入院手术的 PHPT 患者全部伴有维生素 D 缺乏/不足，尤其是病程较短、病情较轻的患者，维生素 D 多为 15～20ng/L。然而目前临床对维生素 D 不足所致的甲状旁腺功能增强或亢进等危害的重视尚不够[7, 30]。甲旁亢的诊断不能单纯通过高血钙和血 PTH 诊断，还应检测 25-(OH)D。目前诊断的 PHPT 中多数属于正常血钙型，即血钙检测值位于参考值范围内（笔者所在医院目前是 2.11～2.52mmol/L），但可能是甲状旁腺功能增强或亢进后破坏骨质，代偿性增加血钙浓度后所获得的"正常"血钙值，即实际上是相对低血钙的状态。若再加测 25-(OH)D，会发现绝大部分患者是维生素 D 缺乏/不足的。处于功能可逆阶段的甲旁亢是可内科治疗的，在临床中应加强识别和诊治[31]。

### （二）乳腺癌与甲旁亢

乳腺癌人群中新诊断的骨代谢疾病的比例占 57.8%，其中最常见的原因是维生素 D 缺乏（37.5%）、特发性高钙血症（15.6%）、正常血钙型甲旁亢（3.1%）及原发性甲旁亢（1.6%）[32]。哈佛大学的一项针对 9835 名接受过甲状旁腺腺瘤（parathyroid adenoma）手术的女性的随访研究发现了 331 例新诊断的乳腺癌[33]，而该人群中预期的乳腺癌数量为 260.6 例，标准化发病率比是 1.27，这说明手术切除甲状旁腺腺瘤人群乳腺癌的发病率仍较普通人群高，提示乳腺癌与 PHPT 患者可能存在共同的危险因素，如遗传或者环境因素等。维生素 D 可能是一个关键因素，有证据表明维生素 D 与乳腺癌的发展及预后、甲旁亢更严重的临床表现及甲状旁腺腺瘤的增生有潜在联系[34]。多项研究发现，维生素 D 缺乏也是继发性甲旁亢的常见病因，血清 25-(OH)D 的水平与 PTH 水平呈明显的负相关 [35-38]。当血清 25-(OH)D 下降时，小肠对钙的吸收能力会降低，血清钙浓度下降，从而 PTH 代偿性增多。对 156 名年龄在 18～53 岁（平均年龄 34.9 岁 ± 9.9 岁）的参与者血清 25-(OH)D 和 PTH 进行测定发现，89.1%的人 25-(OH)D 水平低于 20ng/ml，所有参与者的平均维生素 D 水平仅 8.3ng/ml。25-(OH)D 水平位于最低 1/4 组的人群伴有继发性甲旁亢的比例显著高于最高 1/4 组的人（59% vs.10.3%，$P<0.0001$）。同时与男性相比，女性的维生素 D 水平明显更低而 PTH 水平明显更高[38]。乳腺癌患者中维生素 D 缺乏的情况比健康人更明显，因此发生继发性甲旁亢的风险更高。与健康人群相比，乳腺癌患者甲状旁腺腺瘤和高钙血症的发生率显著增加[34]。一项纳入了 200 名 50 岁以上的乳腺癌患者的研究表明，21%的患者 PTH 水平升高（其中 3%是原发性甲旁亢），5%有甲旁亢病史[39]。另有研究发现，约 20%（39/197）的乳腺癌患者有甲旁亢，其中 27 名患者明确是与维生素缺乏相关的继发性甲旁亢[40]。乳腺癌患者因化疗、内分泌治疗等系统治疗及月经周期变化，本身发生骨量下降、骨质疏松、骨关节炎等骨健康问题的风险和比例更大，若加上维生素 D 缺乏、甲旁亢等原因，则骨丢失及骨折的风险会进一步增加。

### （三）甲旁亢的临床表现及其危害

甲旁亢实际上是机体对血钙调节失代偿的一个结果，低血钙刺激甲状旁腺分泌 PTH，破坏骨质、释放骨钙入血以保持血钙的正常水平，从而维持人体的正常生理功能。甲旁亢的目的是维持血钙的正常水平，但过度代偿最终使甲状旁腺增生，自发分泌过多的 PTH，从而对机体造成多器官系统的损害。①骨骼肌肉系统：表现为全身多处骨痛，以四肢、腰背部、关节处明显；骨量下降或骨质疏松、骨关节炎、身高变矮、行走困难、骨骼畸形、病理性骨折、脆性骨折；四肢肌肉松弛，张力减退，易于疲乏等。②泌尿系统：由于血钙过高，导致大量钙自尿液排出，患者常诉多尿、口渴；反复发作的肾绞痛、血尿、泌尿系统结石；反复发作的泌尿系统结石、感染及肾小管和肾实质内钙盐沉积可引起肾功能损害乃至衰竭。③心血管系统：高钙血症引起高血压、心动过缓、心律失常、心电图示 Q-T 间期变短，严重时引起心室颤动（ventricular fibrillation，VF）、心脏停搏（cardiac arrest）

等。④消化系统：食欲缺乏、恶心、呕吐，不明原因的便秘、腹胀、腹痛、消化不良、胰腺炎、消化性溃疡、口腔溃疡等。⑤神经系统：记忆力减退、情绪不稳定、幻觉、躁狂、抑郁、木僵，钙盐沉积在脑实质可引起癫痫等。

## 三、维生素 D 缺乏/不足及相关甲旁亢的防治

### （一）预防

一般认为，原发性甲旁亢不可防、不可控，但目前临床诊断的"原发性甲旁亢"多数是与维生素 D 缺乏/不足及相关的甲旁亢，是有其病因，可防、可治（内科治疗）的，积极预防和早期诊治至关重要。而一旦被误诊为原发性甲旁亢，则变为不可防、不可内科治疗而只能等待手术治疗。如能意识到并重视这一点，在乳腺癌患者和普通体检人群中常规进行钙镁磷、25-(OH)D、PTH、骨碱性磷酸酶等骨代谢指标的筛查，加强甲旁亢和骨健康问题的防治，人群中骨健康状况及泌尿系统结石等病变将会得到极大的改善，将有大量的"原发性甲旁亢"（实际上是继发性甲旁亢）患者在疾病早期经调整生活方式、加强钙剂和维生素 D 的补充得到治愈而避免手术治疗。临床上对有肌肉骨关节疼痛、骨量下降、骨质疏松、骨折、尿路结石、胃肠道疾病、反复胰腺炎、顽固性口腔溃疡、记忆力和情绪改变等的人群，尤应加强这方面的筛查与防治；而不应等到患者出现顽固性泌尿系统结石、反复骨折等症状时，才开始考虑进行钙镁磷、25-(OH)D、PTH 等骨代谢指标的检查。

### （二）维生素 D 和钙剂的补充治疗

对于乳腺癌患者，钙和维生素 D 的补充更为重要。研究表明，血清 25-(OH)D 水平与患者的年龄和体脂比呈负相关，绝经后乳腺癌患者接受芳香化酶抑制剂治疗会加速骨丢失，进而增加骨质疏松症、骨折的风险[41]，相关指南已推荐此类患者补充钙剂及维生素 D，同时对于 $T$ 值 <-2.0 者建议每半年输注唑来膦酸 1 次，以将骨质丢失降至最低程度[42, 43]。多数伴有肌肉骨关节症状的乳腺癌患者维生素 D 水平较低，而维生素 D 可以调节成骨细胞内芳香化酶的表达，是维持骨密度的必需物质。乳腺癌患者中普遍存在维生素 D 缺乏/不足。化疗后维生素 D 水平会显著降低，及时进行防治可能有利于骨骼健康和乳腺癌预后。外科有更多乳腺癌患者初治机会，应关注维生素 D 状态监测，让更多的乳腺癌患者尽早获益。

维生素 D 是人体所必需的一种脂溶性维生素，保证充足的维生素 D 有利于多种疾病的预防和治疗。皮肤日光暴露是天然的最有效的维生素 D 来源，同时，也是容易被忽视的维生素 D 来源。根据中国营养学会的推荐，健康中国人维生素 D 的推荐摄入量为每天 400IU，年龄 >65 岁者，推荐摄入量为每天 600IU，可耐受的最高剂量可达到每天 2000IU。对于每天日光暴露或膳食摄入量不足的人群，应

根据个体情况进行维生素 D 的补充[8]。口服维生素 $D_3$ 是维生素 D 缺乏症的首选治疗方式。摄入足量的维生素 D 对于维持骨密度至关重要，当维生素 D 和钙剂一起与唑来膦酸联合使用时，维生素 D 的建议剂量为 400～800IU/d；治疗骨质疏松症剂量为 800～1200IU/d。碳酸钙 $D_3$ 片每片仅含维生素 $D_3$ 125IU，不适宜作为乳腺癌患者维生素 D 缺乏症的治疗选择。维生素 $D_2$ 注射液同样可用于维生素 D 缺乏症的预防与治疗，可显著提升体内 25-(OH)D 水平，有效治疗维生素 D 缺乏症；提高人体免疫力，防治多种重大疾病；并可促进钙吸收、钙沉积、骨重建和阻止钙丢失。同时应注意监测血钙和 PTH 水平，进一步精准指导钙剂和维生素 D 的补充，预防骨质疏松症及相关继发性甲旁亢的发生发展。鉴于维生素 D 在乳腺癌治疗中的重要地位，维生素 D 制剂的使用还应结合患者个体情况，遵循我国现有证据和指南，对合适的患者给予足量、安全、有效的钙剂和维生素 D 补充剂。

### （三）手术治疗

对于未行血钙、25-(OH)D、PTH 检测和未及时进行维生素 D 及钙剂补充治疗而发生不可逆甲状旁腺增生的患者，经过甲状旁腺彩超、甲状旁腺核素显像、CT、磁共振等检查对病灶定位后可行手术切除治疗[44]。术后需密切随访 PTH、血清钙镁磷、25-(OH)D 等骨代谢指标。因患者长期耐受高血钙状态，而术后 PTH 迅速降低，血钙下降，骨饥饿症状明显，即使实验室检测血清钙在正常范围内，患者仍有可能出现口唇、四肢麻木、抽搐等症状。因此，术后需要注意监测并加强活性维生素 D 和钙剂的补充，以改善患者症状并预防甲旁亢复发。

（伍　娟　孔令泉）

## 参 考 文 献

［1］Holick MF. Vitamin D deficiency［J］. N Engl J Med. 2007，357（3）：266-281.

［2］江巍，高凤荣. 维生素 D 缺乏相关性疾病研究进展［J］. 中国骨质疏松杂志，2014，20（3）：331-337.

［3］孔令泉，李浩，厉红元，等. 关注乳腺癌伴随疾病的诊治［J］. 中华内分泌外科杂志. 2018，12（5）：353-357.

［4］孔令泉，吴凯南，果磊. 乳腺癌伴随疾病学［M］. 北京：科学出版社，2019.

［5］戴威，孔令泉，吴凯南. 乳腺癌伴随疾病全方位管理之骨健康管理［J］. 中国临床新医学. 2019，12（2）：145-149.

［6］孔令泉，吴凯南. 乳腺肿瘤内分泌代谢病学［M］. 北京：科学出版社，2020.

［7］孔令泉，吴凯南，厉红元. 关爱甲状旁腺健康［M］. 北京：科学出版社，2021.

［8］中国老年学学会骨质疏松委员会维生素 D 学科组专家委员会，廖祥鹏，张增利，等. 维生素 D 与成年人骨骼健康应用指南（2014 年标准版）［J］. 中国骨质疏松杂志，2014，20（9），1011-1030.

［9］ Dawson-Hughes B，Heaney RP，Holick MF，et al. Estimates of optimal vitamin D status ［J］. Osteoporos Int，2005，16（7）：713-716.

［10］Holick MF，Binkley NC，Bischoff-Ferrari HA，et al. Evaluation，treatment，and prevention of vitamin D deficiency：an Endocrine Society clinical practice guideline ［J］. J Clin Endocrinol Metab，2011，96（7）：1911-1930.

［11］Almeida-Filho B，Vespoli H，Pessoa EC，et al. Vitamin D deficiency is associated with poor breast cancer prognostic features in postmenopausal women［J］. J Steroid Biochem Mol Biol，2017，174：284-289.

［12］Karthikayan A，Sureshkumar S，Kadambari D，et al. Low serum 25-hydroxy vitamin D levels are associated with aggressive breast cancer variants and poor prognostic factors in patients with breast carcinoma ［J］. Arch Endocrinol Metab，2018，62（4）：452-459.

［13］Imtiaz S，Siddiqui N，Raza SA，et al. Vitamin D deficiency in newly diagnosed breast cancer patients ［J］. Indian J Endocrinol Metab，2012，16（3）：409-413.

［14］Abulkhair O，Saadeddin A，Makram O，et al. Vitamin D levels and breast cancer characteristics：findings in patients from Saudi Arabia ［J］. J Steroid Biochem Mol Biol，2016，164：106-109.

［15］Hummel DM，Thiem U，Höbaus J，et al. Prevention of preneoplastic lesions by dietary vitamin D in a mouse model of colorectal carcinogenesis［J］. J Steroid Biochem Mol Biol，2013，136（2）：284-288.

［16］de La Puente-Yagüe M，Cuadrado-Cenzual MA，Ciudad-Cabañas MJ，et al. Vitamin D：and its role in breast cancer ［J］. Kaohsiung J Med Sci，2018，34（8）：423-427.

［17］Hossain S，Beydoun MA，Beydoun HA，et al. Vitamin D and breast cancer：a systematic review and meta-analysis of observational studies ［J］. Clin Nutr ESPEN，2019，30（2）：170-184.

［18］Shaukat N，Jaleel F，Moosa FA，et al. Association between vitamin D deficiency and breast cancer ［J］. Pak J Med Sci，2017，33（3）：645-649.

［19］Bauer SR，Hankinson SE，Bertone-Johnson ER，et al. Plasma vitamin D levels，menopause，and risk of breast cancer：dose-response meta-analysis of prospective studies ［J］. Medicine （Baltimore），2013，92（3）：123-131.

［20］Kim Y，Franke AA，Shvetsov YB，et al. Plasma 25-hydroxyvitamin $D_3$ is associated with decreased risk of postmenopausal breast cancer in whites：a nested case-control study in the multiethnic cohort study ［J］. BMC Cancer，2014，14（1）：29.

［21］Yousef FM，Jacobs ET，Kang PT，et al. Vitamin D status and breast cancer in Saudi Arabian women：case-control study ［J］. Am J Clin Nutr，2013，98（1）：105-110.

［22］Estébanez N，Gómez-Acebo I，Palazuelos C，et al. Vitamin D exposure and risk of breast cancer：a meta-analysis ［J］. Sci Rep，2018，8（1）：9039-9048.

［23］Buono G，Giuliano M，De Angelis C，et al. Pretreatment serum concentration of vitamin D and breast cancer characteristics：a prospective observational Mediterranean study ［J］. Clin Breast Cancer，2017，17（7）：559-563.

［24］Viala M，Chiba A，Thezenas S，et al. Impact of vitamin D on pathological complete response and survival following neoadjuvant chemotherapy for breast cancer：a retrospective study ［J］．BMC Cancer，2018，18（1）：770.

［25］Rose AAN，Elser C，Ennis M，et al. Blood levels of vitamin D and early stage breast cancer prognosis：a systematic review and meta-analysis ［J］．Breast Cancer Res Treat，2013，141（3）：331-339.

［26］Yao S，Kwan ML，Ergas IJ，et al. Association of serum level of vitamin D at diagnosis with breast cancer survival：a case-cohort analysis in the pathways study ［J］．JAMA Oncol，2017，3（3）：351-357.

［27］Hu K，Callen D F，Li J，et al. Circulating vitamin D and overall survival in breast cancer patients：a dose-response meta-analysis of cohort studies ［J］．Integr Cancer Ther，2018，17（2）：217-225.

［28］Zhang Y，Fang F，Tang J，et al. Association between vitamin D supplementation and mortality：systematic review and meta-analysis ［J］．BMJ，2019，366：14673.

［29］戴威，孔令泉，吴凯南. 甲状旁腺功能亢进症的诊断与治疗进展 ［J］．中华内分泌外科杂志，2018，12（1）：82-84.

［30］孔令泉，伍娟，田申，等．关注乳腺癌患者维生素 D 缺乏/不足及其相关甲状旁腺功能亢进症的防治 ［J］．中华内分泌外科杂志，2020，14（5）：353-357.

［31］孔令泉，李姝，李浩，等．关注甲状旁腺功能增强和正常血钙型原发性甲状旁腺功能亢进症的防治 ［J］．中华内分泌外科杂志，2021，15（1）：5-9.

［32］Camacho PM，Dayal AS，Diaz JL，et al. Prevalence of secondary causes of bone loss among breast cancer patients with osteopenia and osteoporosis ［J］．J Clin Oncol，2008，26（3）：5380-5385.

［33］Michels KB，Xue F，Brandt L，et al. Hyperparathyroidism and subsequent incidence of breast cancer ［J］．Int J Cancer，2004，110（3）：449-451.

［34］Norenstedt S，Granath F，Ekbom A，et al. Breast cancer associated with primary hyperparathyroidism：A nested case control study［J］．Clin Epidemiol，2011，3（2）：103-106.

［35］Bilezikian JP，Bandeira L，Khan A，et al. Hyperparathyroidism ［J］．Lancet，2018，391（10116）：168 - 178.

［36］Lips P. Vitamin D deficiency and secondary hyperparathyroidism in the elderly：consequences for bone loss and fractures and therapeutic implications ［J］．Endocr Rev，2001，22（4）：477-501.

［37］Lips P，Wiersinga A，van Ginkel FC，et al. The effect of vitamin D supplementation on vitamin D status and parathyroid function in elderly subjects ［J］．J Clin Endocrinol Metab，1988，67（4）：644-650.

［38］Sayed-Hassan R，Abazid N，Koudsi A，et al. Vitamin D status and parathyroid hormone levels in relation to bone mineral density in apparently healthy Syrian adults ［J］．Arch Osteoporos，2016，11（1）：18.

［39］Grossmann M，Ramchand SK，Milat F，et al. Assessment and management of bone health in women with oestrogen receptor-positive breast cancer receiving endocrine therapy：position statement of the Endocrine Society of Australia, the Australian and New Zealand Bone & Mineral Society, the Australasian Menopause Society and the Clinical Oncology Society of Australia［J］. Clin Endocrinol（Oxf）, 2018, 89（3）: 280-296.

［40］Mann GB, Kang YC, Brand C, et al. Secondary causes of low bone mass in patients with breast cancer: a need for greater vigilance［J］. J Clin Oncol, 2009, 27（22）: 3605-3610.

［41］Acevedo F, Pérez V, Pérez-Sepúlveda A, et al. High prevalence of vitamin D deficiency in women with breast cancer: the first Chilean study［J］. Breast, 2016, 29: 39-43.

［42］中国乳腺癌内分泌治疗多学科管理骨安全共识专家组. 绝经后早期乳腺癌芳香化酶抑制剂治疗相关的骨安全管理中国专家共识［J］. 中华肿瘤杂志, 2015, 7: 554-558.

［43］Trémollieres FA, Ceausu I, Depypere H, et al. Osteoporosis management in patients with breast cancer: EMAS position statement［J］. Maturitas, 2017, 95: 65-71.

［44］中华医学会外科学分会甲状腺及代谢外科学组, 中国研究型医院学会甲状旁腺及骨代谢疾病专业委员会. 原发性甲状旁腺功能亢进症围手术期处理中国专家共识（2020 版）［J］. 中国实用外科杂志, 2020, 40（6）: 634-638.

# 第九章　乳腺癌患者伴随原发性甲状旁腺功能亢进症的诊治

## 一、概述

乳腺癌是女性最常见的恶性肿瘤，严重威胁女性的健康[1]。乳腺癌通常可分泌甲状旁腺激素相关蛋白（PTHrP），发生溶骨性转移伴局部释放细胞因子，或者是肿瘤产生 $1,25-(OH)_2D$ 而导致高钙血症，从而引起继发性甲状旁腺功能亢进症[2, 3]。故治疗乳腺癌时，需要明确机体出现的高钙血症是由乳腺癌所致，还是由于伴随原发性甲状旁腺功能亢进症（PHPT）。据报道，在一项纳入 243 例无骨转移的乳腺癌患者的研究中，7 例患者被诊断为 PHPT，其中 5 例需手术治疗。这 5 例患者甲状旁腺的术后病理诊断均为腺瘤。该项研究中乳腺癌患者 PHPT 的患病率达 2.88%，远高于一般成年女性的 0.04%～0.08%[4]。此外，另一项研究对 9835 名接受甲状旁腺腺瘤手术的女性进行随访，发现了 331 例新诊断的乳腺癌病例，而该人群中预期的乳腺癌病例数为 260.6 例，标准化发病率比是 1.27。这说明手术切除甲状旁腺腺瘤人群乳腺癌的发病率仍较普通人群高，提示乳腺癌与 PHPT 患者可能存在共同的危险因素，如遗传或者环境因素等[5]。

目前仅少数 PHPT 患者有明确的病因，如辐射或多发性内分泌腺肿瘤综合征等，大多数病因不明。现已大致明确钙与甲状旁腺激素（PTH）之间相互调节的关系，血清钙离子浓度轻微的下降就能被钙敏感受体（calcium-sensing receptor，CaSR）所感知，即刻引起 PTH 的分泌。PTH 释放增加可通过以下三种机制提高血清钙浓度：①骨质吸收增加；②骨化三醇生成增加，从而介导肠钙吸收增加；③刺激远端肾小管的钙重吸收，从而减少尿钙排泄。CaSR 基因的多态性与乳腺癌风险增加有关，并且已经在与钙代谢无关的几种组织（如皮肤、脑和乳腺）中被检测到。CaSR 在细胞水平上调节细胞分化、增殖、死亡和基因表达[6]。在乳腺癌细胞中，CaSR 刺激 PTHrP 的分泌，继而刺激甲状旁腺细胞增殖。同时，有研究报道，CaSR 可以预防结直肠癌和神经母细胞瘤，但会增加罹患前列腺癌和乳腺癌的风险[7, 8]。

## 二、乳腺癌患者伴随 PHPT 的临床表现

### （一）无症状型 PHPT

这些患者通常没有临床症状，存在轻度高钙血症，有时仅为间歇性高钙血症[9]。大多数无症状患者的平均血清钙浓度比正常上限值升高不超过 1.0mg/dl（0.25mmol/L）[10]。大约 30% 的无症状型 PHPT 患者可能会逐渐出现 PHPT 的临床表现，包括骨骼表现、肾钙质沉积或肾结石等。部分患者存在非特异性症状，如疲劳、肌无力、厌食、轻度抑郁、轻度认知功能障碍或神经肌肉功能障碍[11-13]。

### （二）正常血钙型 PHPT

目前，有不少患者因骨密度较低或其他情况接受评估发现 PTH 水平升高，但无高钙血症，即正常血钙型 PHPT。对于此型患者，必须排除所有继发性甲状旁腺功能亢进症，且患者的血清钙离子水平应正常。一项前瞻性研究纳入 37 例正常血钙型 PHPT 患者，中位观察 3 年发现，41% 的患者出现进展性甲状旁腺疾病征象，但仅有不到 20% 的患者出现高钙血症。而一些血钙始终正常的患者出现了进展性的其他临床表现，如肾结石、高钙尿症（hypercalciuria）、骨丢失和骨折[14]。

### （三）有症状型 PHPT

PHPT 的典型症状和体征反映了 PTH 分泌增加和高钙血症的联合效应。相关的表现如肾结石和骨病，都是 PTH 长期过量所致[15]。高钙血症引起的症状包括厌食、恶心、便秘、烦渴和多尿。PHPT 骨病的典型表现为纤维囊性骨炎，其临床特征为骨痛，影像学特征为中指骨桡侧面骨膜下骨吸收、锁骨远端逐渐变细、颅骨呈"盐和胡椒样"外观、骨囊肿和长骨棕色瘤。其中棕色瘤是破骨细胞过度活跃和矿化不良编织骨所致，而含铁血黄素沉积导致瘤体呈棕色。同时，PHPT 患者的骨密度可能降低，相比以松质骨为主的部位（脊柱），以皮质骨为主的部位（前臂和髋部）骨密度降低尤为明显[16]。PHPT 肾脏表现主要以泌尿系统结石为主，多为肾结石。

## 三、乳腺癌患者伴随 PHPT 的诊断

### （一）乳腺癌患者伴随 PHPT 的定性

目前主要根据患者血钙及 PTH 水平判定是否有原发性甲状旁腺功能亢进症[17]。诊断 PHPT 需要排除其他引起高钙血症的疾病，主要是乳腺癌作为恶性肿瘤本身导致的高钙血症，此类高钙血症常有临床症状，或常常是其晚期症状。再加上恶性肿瘤患者的 PTH 水平是受抑制的，故它与 PHPT 易于鉴别。对于有高钙血症且

血 PTH 升高的患者应怀疑为 PHPT。根据骨骼、肾结石和高钙血症等临床表现，以及高钙血症和高 PTH 血症并存的情况即可做出 PHPT 的诊断[18]。值得注意的是，血钙正常的 PHPT 占 6% ~ 8%，虽然血钙处于正常水平，但也会出现肾脏、骨骼、心血管的损害，严重影响患者健康。要诊断血钙正常的 PHPT 必须排除甲状旁腺功能亢进症的继发性因素，如高尿钙症、肾功能不全和一些特殊类型的肝或胃肠疾病等，同时需要检测维生素 D 水平，如有缺乏，应予以补充[19, 20]。

### （二）乳腺癌患者伴随 PHPT 的定位

术前定位检查包括多种非侵入性或侵入性检查。非侵入性检查包括彩超、CT、锝-99m 标记的甲氧基异丁基异腈（99mTc-MIBI）、磁共振等。侵入性检查包括细针抽吸活检（FNA）、选择性静脉采血血样分析等。

1.超声检查　是甲状旁腺功能亢进症术前定位的有效手段。最常见的甲状旁腺腺瘤的声像图表现为低回声结节，呈椭圆形，也可为双叶状或多叶状。其他异常包括甲状旁腺囊肿、较大的实性病变内含囊性成分、巨大腺瘤和钙化。甲状旁腺囊肿是薄壁无回声结节，其后方回声增强。超声检查的优点：费用低；不需要造影剂，也不接触射线；无创性；易于发现紧邻甲状腺的甲状旁腺；可以识别甲状腺结节；可以引导穿刺活检。超声检查的不足：依赖操作者的主观判断；容易遗漏胸骨后、气管后、食管后和位置较深的甲状旁腺肿瘤；很难区分小淋巴结和较小的异常甲状旁腺。

2.CT 检查　优点是易于定位异位的甲状旁腺（如前纵隔内或气管食管沟内），还可引导穿刺活检，与超声检查相比，受主观因素影响较少；缺点是成本高并有放射性，增强扫描时依赖于甲状旁腺的血运，紧邻甲状腺的较小甲状旁腺很难发现，淋巴结、迂曲的血管或食管憩室可能会被误认为是甲状旁腺腺瘤。

3.核医学成像　目前核医学成像是最准确的术前甲状旁腺定位方法之一。其安全，而且具有与超声检查相当甚至更好的敏感性和特异性。核素显像技术可以发现超声检查不能发现的甲状旁腺（如位于颈深部或颈后部或异位于胸廓内或纵隔内的甲状旁腺）。99mTc-MIBI 是目前应用最广泛的甲状旁腺显像示踪剂。甲氧基异丁基异腈（MIBI）积聚在细胞线粒体中。甲状旁腺腺瘤细胞多有很高的线粒体含量，容易吸收 MIBI。正常甲状腺组织细胞中线粒体含量较低，所以其 MIBI 的清除速度比甲状旁腺腺瘤快。因此，可以通过 MIBI 的双期成像技术进行甲状旁腺显像，而不单纯依靠减影成像技术。MIBI 显像技术也有局限性，可出现假阳性和假阴性结果。一些甲状腺质硬结节（如 Hurthle 嗜酸性腺瘤结节）可导致假阳性的 MIBI 检查结果。

目前认为，术前定位联合应用超声检查和 MIBI 核素扫描的敏感性最高，可提高甲状旁腺切除术的成功率[21]。

## 四、乳腺癌患者伴随 PHPT 的治疗

### （一）手术治疗

一般甲状旁腺切除术可以消除或稳定大多数 PHPT 的临床症状，有症状的患者可从中获益。因此，有症状的 PHPT 患者均应进行手术，有条件的医院可乳腺手术及甲状旁腺手术同期进行。无症状型 PHPT 手术适应证：①高钙血症，血清钙浓度超过正常上限＞1mg/dl；②肾功能不全，肾小球滤过率下降至＜60ml/min；③X 线、超声或 CT 显示肾结石或肾钙沉着；④骨密度降低，50 岁以上女性，腰椎、股骨颈、全髋或桡骨远端 Z 值≤-2.5；⑤年龄＜50 岁[22,23]。一旦决定行手术治疗，可与乳腺癌手术同时进行，目前国内各大医院逐渐专科化，乳腺、甲状腺、甲状旁腺疾病归于同一个科室，更方便该联合手术的进行。对于乳腺癌手术后出现的 PHPT，根据 PHPT 相应指征择期行手术治疗。

### （二）非手术治疗

1.预防与监测　考虑到乳腺癌患者中 PHPT 的患病率达 2.88%，远高于成年女性的 0.04%～0.08%，对于不接受手术及无症状的 PHPT 患者，可推荐支持性-预防性措施密切监测。出现上述手术适应证或有明显症状时需要手术干预。其中，预防性措施：①避免可加重高钙血症的因素，如长期使用噻嗪类利尿剂（thiazide diuretic）、血容量不足、长期卧床或不活动及高钙饮食；②鼓励患者进行体力活动以减少骨质吸收；③鼓励患者补充水分，以最大限度降低血钙及肾结石发生风险；④适量的钙摄入可以进一步减少 PTH 分泌，但对于血清骨化三醇浓度高的患者，则需要限制钙摄入；⑤维持适量的维生素 D 摄入，维生素 D 缺乏可刺激 PTH 分泌和骨质吸收。同时，在乳腺癌长期随访过程中，需要密切监测患者血清钙、肌酐、肾小球滤过率及骨密度等。

2.药物治疗　对于某些基本情况较差难以接受手术的患者，可使用药物治疗。对于倾向避免手术的 PHPT 伴骨质疏松症患者，可使用双膦酸盐类药物。短期内双膦酸盐治疗引起的骨密度增加与甲状旁腺切除术后观察到的骨密度增加相当，但还需要证明其长期获益的能力。同时在无法进行甲状旁腺切除术的重度高钙血症患者中，可应用西那卡塞。西那卡塞作为 CaSR 激动剂，可以激活甲状旁腺中的 CaSR，从而抑制 PTH 分泌[24]，使血钙降低。

其他如雌激素、孕激素类药物可使绝经后 PHPT 女性骨骼获益增加，但在乳腺癌伴随 PHPT 患者中是绝对禁用的。有研究表明，雷洛昔芬作为一种选择性雌激素受体调节剂，可用于预防和治疗骨质疏松症[25]，但是还需要进一步的数据支持。同时，对于有维生素 D 缺乏的乳腺癌伴随 PHPT 患者，可适量补充维生素 D。

乳腺癌患者中 PHPT 的患病率远高于普通人群，当患者因乳腺癌入院时，建

议常规筛查血钙、PTH、骨密度、腹部彩超（有无泌尿系统结石）、甲状腺彩超（是否存在肿大的甲状旁腺）等，并进一步评估全身情况和围手术期风险，同时判定有无 PHPT，对其早期及时干预，可避免疾病进展，改善患者的预后[1]。

（邹宝山 陈元文）

## 参 考 文 献

［1］孔令泉，伍娟，田申，等. 关注乳腺癌患者维生素 D 缺乏/不足及其相关甲状旁腺功能亢进症的防治［J］. 中华内分泌外科杂志，2020，14（5）：353-357.

［2］Stewart AF. Clinical practice：hypercalcemia associated with cancer［J］. N Engl J Med，2005，352（4）：373-379.

［3］Asonitis N，Angelousi A，Zafeiris C，et al. Diagnosis，pathophysiology and management of hypercalcemia in malignancy：a review of the literature［J］. Horm Metab Res，2019，51（12）：770-778.

［4］Tanaka Y. Primary hyperparathyroidism with breast carcinoma［J］. Breast Cancer，2010，17（4）：265-268.

［5］Michels KB，Xue F，Brandt L，et al. Hyperparathyroidism and subsequent incidence of breast cancer［J］. Int J Cancer，2004，110（3）：449-451.

［6］Campos-Verdes M，Costa-Silva DR，da Silva-Sampaio JP，et al. Review of polymorphism of the calcium-sensing receptor gene and breast cancer risk［J］. Cancer Invest，2018，36（2）：1-7.

［7］Hannan FM，Kallay E，Chang W，et al. The calcium-sensing receptor in physiology and in calcitropic and noncalcitropic diseases［J］. Nat Rev Endocrinol，2018，15（1）：33-51.

［8］Kim W，Wysolmerski JJ. The calcium-sensing receptor in breast physiology and cancer［J］. Front Physiol，2016，7：440.

［9］Silva BC，Cusano NE，Bilezikian JP. Primary hyperparathyroidism［J］. Best Pract Res Clin Endocrinol Metab，2018，32（5）：593-607.

［10］Bilezikian JP，Silverberg SJ. Clinical practice：a symptomatic primary hyperparathyroidism［J］. N Engl J Med，2004，350（17）：1746-1751.

［11］Yu N，Leese GP，Smith D，et al. The natural history of treated and untreated primary hyperparathyroidism：the parathyroid epidemiology and audit research study［J］. QJM，2011，104（6）：513-521.

［12］Trombetti A，Christ ER，Henzen C，et al. Clinical presentation and management of patients with primary hyperparathyroidism of the Swiss Primary Hyperparathyroidism Cohort：a focus on neuro-behavioral and cognitive symptoms［J］. J Endocrinol Invest，2016，39（5）：567-576.

［13］Perrier ND. Asymptomatic hyperparathyroidism：a medical misnomer［J］. Surgery，2005，137（2）：127-131.

［14］Lowe H，Mcmahon DJ，Rubin MR，et al. Normocalcemic primary hyperparathyroidism：further characterization of a new clinical phenotype［J］. J Clin Endocrinol Metab，2007，92（8）：3001-3005.

［15］Bilezikian JP，Brandi ML，Rubin M，et al．Primary hyperparathyroidism：new concepts in clinical，densitometric and biochemical features［J］．J Intern Med，2005，257（1）：6-17.

［16］Silverberg SJ，Shane E，Cruz L，et al．Skeletal disease in primary hyperparathyroidism［J］．J Bone Miner Res，1989，4（3）：283-291.

［17］Insogna KL．Primary Hyperparathyroidism［J］．N Engl J Med，2018，379（11）：1050-1059.

［18］中华医学会骨质疏松和骨矿盐疾病分会，中华医学会内分泌分会代谢性骨病学组．原发性甲状旁腺功能亢进症诊疗指南［J］．中华骨质疏松和骨矿盐疾病杂志，2014，7（3）：187-198.

［19］Varghese RT，Khasawneh K，Desikan RK，et al．Vitamin A and hydrochlorothiazide causing severe hypercalcemia in a patient with primary hyperparathyroidism［J］．J Investig Med High Impact Case Rep，2019，7：2324709618823805.

［20］王鸿程，陈炯．原发性甲状旁腺功能亢进的诊断及治疗［J］．中国临床新医学，2019，12（3）：252-255.

［21］Scattergood S，Marsden M，Kyrimi E，et al．Combined ultrasound and Sestamibi scintigraphy provides accurate preoperative localisation for patients with primary hyperparathyroidism［J］．Ann R Coll Surg Engl，2019，101（2）：97-102.

［22］Bilezikian JP，Brandi ML，Eastell R，et al．Guidelines for the management of asymptomatic primary hyperparathyroidism：summary statement from the Fourth International Workshop［J］．J Clin Endocrinol Metab，2014，99（10）：3561-3569.

［23］Silverberg SJ，Clarke BL，Peacock M，et al．Current issues in the presentation of asymptomatic primary hyperparathyroidism：proceedings of the Fourth International Workshop［J］．J Clin Endocrinol Metab，2014，99（10）：3580-3594.

［24］Marcocci C，Bollerslev J，Khan AA，et al．Medical management of primary hyperparathyroidism：proceedings of the fourth International Workshop on the Management of Asymptomatic Primary Hyperparathyroidism［J］．J Clin Endocrinol Metab，2014，99（10）：3607-3618.

［25］Rubin MR，Lee KH，Mcmahon DJ，et al．Raloxifene lowers serum calcium and markers of bone turnover in postmenopausal women with primary hyperparathyroidism［J］．J Clin Endocrinol Metab，2003，88（3）：1174-1178.

# 第十章　乳腺癌患者甲状旁腺功能增强和正常血钙型原发性甲状旁腺功能亢进症的诊治

原发性甲状旁腺功能亢进症（PHPT，简称原发性甲旁亢），是指由甲状旁腺本身病变引起的甲状旁腺激素（PTH）合成与分泌过多导致的钙磷代谢失常性疾病。其对骨与肾脏等靶器官的作用，可导致血钙增高和血磷降低。PHPT 是引起高钙血症的常见原因，主要表现为反复发作的肾结石、骨量下降、骨折及高钙血症导致的多系统临床症状[1-17]。PHPT 在欧美国家的发病率高达 1/1000，而在我国，其发病率可能被严重低估[7]。

随着实验室检查技术的发展，大量无症状或轻症 PHPT 患者因发现生化指标异常得以早期诊断，使得 PHPT 的流行病学特点发生了改变，由症状型 PHPT 为主向无症状型 PHPT 为主转变，由高钙血症型 PHPT 为主向正常血钙型 PHPT 为主转变。这种转变在发达国家表现得尤为突出，在我国也有了这种趋势[8]。PHPT 在人群中的发病率因此不断增加，已成为影响人类健康的第三大常见内分泌系统疾病[9]。大部分症状型 PHPT 明确诊断后，手术切除并不困难，可获得较好的疗效[7]，但对于近年日益增多的无症状型 PHPT，尤其是正常血钙型 PHPT 病例的诊疗仍有不少困惑。

一般认为，PHPT 是甲状旁腺自身的病变，不可防、不可控。笔者在临床实践中发现，乳腺癌患者有较高比例的甲旁亢，目前乳腺癌患者及普通人群中临床诊断的"PHPT"，尤其是"正常血钙型 PHPT"，多数与维生素 D 缺乏/不足及钙剂补充不足所致相对低血钙而引起的甲状旁腺功能增强和亢进相关，实际上是有其病因，可防、可治（内科治疗）的，积极预防和早期诊治至关重要，可避免进展成只能靠手术治疗的 PHPT[2-5]（图 10-1）。本章将对乳腺癌患者及普通人群中正常血钙型 PHPT 和甲状旁腺功能增强的临床诊断及其防治进行探讨。

## 一、概述

近年,随着血钙及 PTH 等指标可常规进行检测,无症状型 PHPT 被大量检出,人群中 PHPT 的发病率明显上升。也由此发现,有大量患者的血清 PTH 水平升高与持续正常的血清钙浓度相关,并无其他原因导致继发性甲旁亢,称为正常血钙型原发性甲状旁腺功能亢进症（normocalcemic primary hyperparathyroidism, NCPHPT,简称正常血钙型原发性甲旁亢）[16]。有研究显示,对 37 例血钙正常的

PHPT 患者随访 3 年，其中 41%的患者进展为甲旁亢表现，但仅有不到 20%有高钙血症。一些血钙始终正常的患者出现了进展性甲旁亢的其他临床表现，如肾结石、高钙尿症、骨丢失和骨折等[17]。

笔者小组[2, 3]在临床诊疗中发现，目前多数"PHPT"可能并非原发，尤其是"正常血钙型 PHPT"，可能与维生素 D 缺乏/不足及补钙不足有关，即长期的维生素 D 缺乏/不足或补钙不足引起的相对低血钙，刺激甲状旁腺增生，导致其功能增强、分泌过多的 PTH 以代偿性调节钙磷平衡。其在初期处于可逆阶段时，可经内科药物治愈，但长期维生素 D 缺乏/不足或补钙不足所致的低钙刺激将导致甲状旁腺过度增生甚至瘤变，引发严重的顽固性肾结石、骨量下降、骨质疏松、身高变矮、骨折等机体病变，只得手术治疗（图 10-1）。

## 二、正常血钙型 PHPT 的诊断

PHPT 的确诊以实验室生化检查为主，以影像学检查为辅。典型的 PHPT 生化表现是高钙血症、低磷血症、高钙尿症、高磷尿症和高 PTH 血症。实验室检查应包括白蛋白校正后的血清钙、血清磷、血清 PTH、25-(OH)D、血肌酐（Cr）、尿素氮（urea nitrogen，BUN）、24 小时尿钙、24 小时尿肌酐等指标[8]。

随着国民健康体检的普及，普通人群及乳腺癌患者中正常血钙型 PHPT 病例逐渐增多，患者有血生化检查异常，而无明显不适，仅部分患者有肾结石和骨量下降或骨质疏松等表现。正常血钙型 PHPT 的诊断基于血清 PTH 水平升高伴持续性白蛋白校正后血钙（总钙及离子钙）水平正常。其诊断需除外引起血清 PTH 水平升高的其他原因，如维生素 D 缺乏、肾功能不全、原发性高钙尿症、吸收不良综合征及药物性因素（利尿剂、锂制剂、双膦酸盐、地舒单抗等）。对于使用噻嗪类利尿剂及锂制剂患者，应该在停药一段时间后再进行实验室检查。正常血钙型 PHPT 容易漏诊，不应忽视常规体检或其他疾病常规检查时发现的电解质异常，及时复查血清钙、血清磷和血清 PTH，多可获得早期诊断[8]。

笔者等在临床实践中发现，目前临床诊断的"正常血钙型 PHPT"，多数可能与维生素 D 缺乏/不足及钙剂补充不足所致相对低血钙而引起的甲状旁腺功能增强或亢进相关[2, 3]。

1.维生素 D 缺乏/不足相关甲状旁腺功能增强或亢进　维生素 D 缺乏/不足已成为世界性公共健康问题，其可明显影响血钙的吸收，导致继发性甲状旁腺功能增强或亢进[2, 3, 18, 19]。

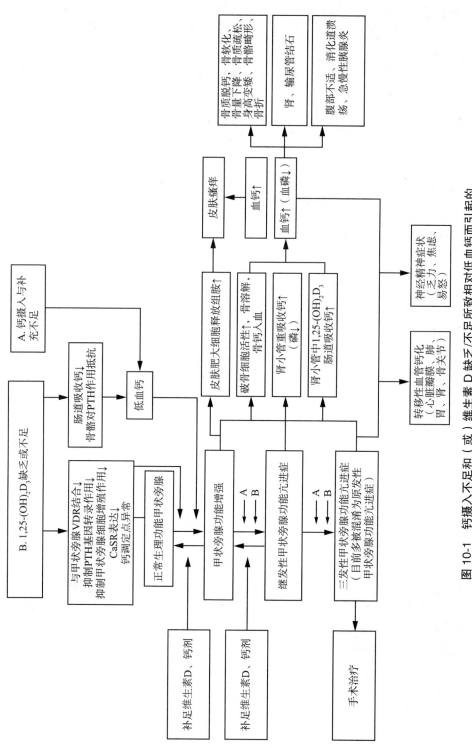

图 10-1　钙摄入不足和（或）维生素 D 缺乏/不足所致相对低血钙而引起的甲状旁腺功能增强和亢进机制[5]

CaSR. 钙敏感受体；PTH. 甲状旁腺激素；VDR. 维生素 D 受体

2.饮食成分中含钙量不足导致相关甲状旁腺功能增强或亢进　我国部分人群饮食中含钙量不足，需要额外添加钙剂补充，然而很多人对此重视不够，以致血液中的血钙水平相对较低，引起甲状旁腺功能增强或亢进。

3.饮用人工处理过的自来水和喝开水习惯影响钙镁吸收，导致相关甲状旁腺功能增强或亢进　井水、泉水、河水等的硬度相对较高。硬水质的饮用水富含人体所需矿物质成分，是人们补充钙、镁等成分的一种重要渠道[20]。然而，居民饮用的自来水为硬水经过净化过滤后形成的软水，丢失了大量的钙镁等必需元素。另外，我国大众将水煮沸后饮用的习惯固然减少了消化道感染和寄生虫感染，但水加热会导致 pH 值升高，使得水溶解矿物质成分的能力减低，这些矿物质成分（碳酸钙和氢氧化镁为主）沉淀形成水垢，从而降低了水中钙镁的含量，使人体对钙和镁离子的吸收减少，引起甲状旁腺功能增强或亢进[2]。

4.目前血钙及 PTH 正常值范围需调整　由于人群中广泛存在的维生素 D 缺乏/不足或钙剂补充不足导致很多健康个体的血钙都偏低，因此由"健康人"平均血钙水平测算得出的血钙正常值范围并非真正的正常值范围，其中包含了一些实际血钙偏低的人群[2]。目前笔者所在医院血钙的正常值范围为 2.11～2.52mmol/L，而笔者在临床实践中发现，正常血钙的下限值应该在 2.35～2.40mmol/L；同时甲状旁腺激素的正常值范围（12～88pg/L）的上限偏高，应该下调。基于这一临床实践，如果筛查及时，目前临床诊断的所谓正常血钙型 PHPT，多数应是维生素 D 缺乏/不足及钙剂补充不足所致的相对低血钙型甲旁亢。最近 Burt 等[20]在《美国医学会杂志》（*JAMA*）上报道，对加拿大卡尔加里的 311 名年龄在 55～70 岁、未患骨质疏松症的社区健康居民研究发现，血钙平均值为 2.4mmol/L，血 PTH 平均值为 22.1pg/L，25-(OH)D 平均值为 31.4ng/L。其研究对象虽为未患骨质疏松症的社区健康居民，但包含了一定数量的骨量下降人群[21]。基于该研究数据，可推测该社区完全骨健康的健康居民的血钙平均值应在 2.4mmol/L 以上，PTH 平均值也应该下调。这与我们的临床实践发现及基于此理论基础的诊疗基本一致，很多诊断为"正常血钙型 PHPT"患者，应更正为相对低血钙型甲旁亢，可经过积极补充维生素 D 和钙剂治愈，从而避免肾结石的反复发作和需要手术干预的 PHPT 的发生[2, 3]。

综上，笔者认为，目前诊断的"正常血钙型 PHPT"多数按病程进展可分为相对低血钙型继发性甲旁亢、正常血钙型继发性甲旁亢、正常血钙型三发性甲旁亢和正常血钙型 PHPT。其中，第一种类型的绝大多数患者和第二种类型的部分患者可经过积极补充维生素 D 和（或）钙剂使甲旁亢状态逆转、恢复正常，从而避免甲状旁腺手术；但后两种类型的甲旁亢已经成为功能自主状态、不能逆转，多可经影像学定位发现肿大甲状旁腺，需行手术治疗[2]。

相对低血钙型和正常血钙型甲旁亢的前期阶段为甲状旁腺功能增强的代偿期，

可称为甲旁亢前期。它可分为相对低血钙型甲状旁腺功能增强（hypocalcemia parathyroid hyperfunction）和正常血钙型甲状旁腺功能增强（normocalcemic parathyroid hyperfunction）。此代偿期如任其发展，部分将会演变成正常血钙型 PHPT 或高血钙型 PHPT。识别此阶段非常重要，此期患者多已伴发骨量下降和肾结石反复发作，如经积极补充维生素 D 和（或）钙剂等治疗，会使甲状旁腺功能增强阶段逆转、恢复至正常状态，基于这一理论，笔者在临床已治疗一批此类型患者[2, 3]。在此阶段如不积极干预，长期维生素 D 缺乏/不足或钙剂补充不足导致的相对低血钙刺激，会使甲状旁腺功能进一步增强，甲状旁腺过度增生甚至瘤变，从而进入不可逆阶段，即 PHPT 阶段，需行手术治疗。

因此，应重新界定血钙和 PTH 值正常的人群，测定准确的血钙和 PTH 正常值范围，以真正用于指导临床，如果得到论证和推广，将有众多乳腺癌患者和普通人群因此而获益[2, 3]。

### 三、正常血钙型 PHPT 的定位

甲状旁腺的影像学检查并非 PHPT 患者定性诊断所必需，其仅在定位诊断中发挥作用，适用于拟行甲状旁腺切除手术患者[7]。甲状旁腺的影像学检查可帮助判断正常血钙型 PHPT 是否需要手术治疗。PHPT 常用的定位方法有超声、核素显像、CT、磁共振和正电子发射体层成像（PET）-CT 等[8]。与超声、CT 等影像学检查相比，核素显像和 PET-CT 主要从功能上对甲旁亢进行诊断。

### 四、正常血钙型 PHPT 的处理

有报道，无症状型 PHPT 患者接受手术，生活质量可获得不同程度的改善，骨质疏松缓解，肾结石不再进展[7, 8]。因此，对于正常血钙型 PHPT，从临床获益和卫生经济学来看，只要影像学可以定位病变，说明多数已经发展至正常血钙型三发性甲旁亢，均建议积极手术。而目前诊断的"正常血钙型 PHPT"，如绝大多数相对低血钙型继发性甲旁亢和部分正常血钙型继发性甲旁亢，甲状旁腺的影像学检查显示无明显异常肿大甲状旁腺，多可经过积极补充维生素 D 和（或）钙剂等内科治疗获得治愈，并不需要手术。而全部正常血钙型三发性甲旁亢、正常血钙型 PHPT 和部分正常血钙型继发性甲旁亢，甲状旁腺的影像学检查可显示异常肿大的甲状旁腺，内科治疗多无效，需手术切除。

### 五、术后积极补钙和维生素 D 纠正骨饥饿

甲状旁腺切除术后患者血液中的 PTH 水平急剧下降，PTH 的升钙降磷作用明显减弱，此时患者的血钙重新回到骨骼中，改善骨质疏松并缓解骨痛，患者处于"骨饥饿"状态，这是术后患者血钙急剧降低的原因。如不及时补充钙剂，血

钙明显降低不仅影响骨质的恢复,还将导致明显的低钙症状,如口周及四肢麻木、肌肉痉挛甚至抽搐等。甲旁亢患者骨质破坏的时间可长达数年至数十年,术后很难在短期内使破坏的骨质恢复正常,故患者术后须长期持续补充维生素 D 和钙剂。如不及时补充,维生素 D 缺乏/不足及补钙不足所致低血钙还可再次诱发甲旁亢[2]。

如果手术成功,术后血 PTH 降至正常值或正常值以下,应积极补充维生素 D 和钙剂。原则上是"边补边查,边查边补"[6]。尽快纠正维生素 D 缺乏/不足,对于维生素 D 缺乏较明显者可给予骨化三醇冲击,经静脉或口服给药,同时给予维生素 $D_2$ 注射液肌内注射、阿法骨化醇（alfacalcidol）或普通维生素 D 滴剂口服。对于骨饥饿症状较明显和血钙较低者,可给予葡萄糖酸钙静脉滴注,同时口服钙剂,使血钙尽快维持在正常值的中上限水平。骨饥饿症状较轻者可口服补充维生素 D 和钙剂。因此,应定期监测血钙镁磷、25-(OH)D、PTH 水平,以精确指导钙剂和维生素 D 的补充。

## 六、正常血钙型 PHPT 和甲状旁腺功能增强的预防

一般 PHPT 不可防、不可控。笔者在长期的临床实践中发现,目前乳腺癌患者及普通人群中临床诊断的"PHPT"多数是与维生素 D 缺乏/不足及钙剂补充不足相关的甲旁亢,实际上是有病因的,是可防、可治（内科治疗）的,积极预防和早期诊治至关重要。如能意识到这一点,在乳腺癌患者及普通体检人群中常规进行钙镁磷、25-(OH)D、甲状旁腺激素等骨代谢指标的筛查,加强甲旁亢和骨代谢疾病的防治,人群中骨健康状况及泌尿系统结石等病变将会得到极大的改善,会有大量的"PHPT"（实际上是继发性甲旁亢）患者在疾病早期经调整生活方式、加强钙剂和维生素 D 的补充得到治愈而避免手术;临床上对有肌肉骨关节疼痛、骨量下降、骨质疏松、骨折、尿路结石、胃肠道疾病、反复胰腺炎、反复口腔溃疡、记忆力和情绪改变等的人群,尤应加强这方面的筛查与防治;而不应等到出现顽固性泌尿系统结石、反复骨折等症状,才考虑进行钙镁磷、25-(OH)D、PTH 等骨代谢指标的检查。同时,应注意识别维生素 D 缺乏/不足及补钙不足所致甲状旁腺功能增强的甲旁亢前期 [2, 3],对此阶段的积极干预是避免发展成需要手术治疗的 PHPT 的关键。

维生素 D 制剂和钙剂的补充应结合个体情况,遵循相关指南,在定期监测骨密度及血钙镁磷、25-(OH)D、PTH 等骨代谢指标的基础上,给予患者足量、安全、有效的维生素 D 和钙剂等补充（参见第五章表 5-3）[3, 19]。$T$ 值<-2.0 的乳腺癌患者应用芳香化酶抑制剂时,应每半年静脉滴注唑来膦酸 1 次。

（铁　馨　李　姝　李　浩　孔令泉）

## 参 考 文 献

［1］戴威，孔令泉，吴凯南. 甲状旁腺功能亢进症的诊断与治疗进展［J］. 中华内分泌外科杂志，2018，12（1）82-84.

［2］孔令泉，吴凯南，厉红元. 关爱甲状旁腺健康［M］. 北京：科学出版社，2020.

［3］孔令泉，伍娟，田申，等. 关注乳腺癌患者维生素 D 缺乏/不足及相关甲状旁腺功能亢进症的防治［J］. 中华内分泌外科杂志. 2020，14（5）：353-357.

［4］孔令泉，吴凯南，果磊. 乳腺癌伴随疾病学［M］. 北京：科学出版社，2019.

［5］孔令泉，李姝，李浩，等. 关注甲状旁腺功能增强和正常血钙型原发性甲状旁腺功能亢进症的防治［J］. 中华内分泌外科杂志，2021，15（1）：5-9.

［6］戴威，武赫，孔令泉，等. 甲状腺结节入院后确诊合并无症状原发性甲状旁腺功能亢进症二例［J］. 中华内分泌外科杂志，2018，12（4）：348-349.

［7］李朋，韦伟. 原发性甲状旁腺功能亢进诊治的难点与进展［J］. 临床外科杂志，2020，28（3）：208-210.

［8］喻庆安，代文杰. 原发性甲状旁腺功能亢进的外科治疗进展及展望［J］. 中国普外基础与临床杂志，2020，27（10）：1192-1195.

［9］崔铭，王鸥，廖泉. 原发性甲状旁腺功能亢进症诊断及手术治疗进展［J］. 协和医学杂志，2020，11（4）：395-401.

［10］孔令泉，吴凯南. 乳腺肿瘤内分泌代谢病学［M］. 北京：科学出版社，2020.

［11］孔令泉，李浩，厉红元，等. 关注乳腺癌伴随疾病的诊治［J］. 中华内分泌外科杂志，2018，12（5）：353-357.

［12］李浩，罗欢，孔令泉，等. 关注乳腺癌伴随疾病全方位管理之内分泌代谢性疾病管理［J］. 中国临床新医学，2019，12（2）：111-116.

［13］戴威，孔令泉，吴凯南. 乳腺癌伴随疾病全方位管理之骨健康管理［J］. 中国临床新医学，2019，12（2）：145-149.

［14］李姝，邹宝山，孔令泉，等. 纳米碳负显像技术在一例慢性肾脏病继发性甲状旁腺功能亢进患者手术中的应用［J］. 中国临床新医学，2019，12（7）：79，80.

［15］孔令泉，邹宝山，李浩，等. 肾性继发性甲状旁腺功能亢进患者甲状旁腺切除术后并发甲状腺毒症的防治［J］. 中华内分泌外科杂志，2019，13（4）：265-268.

［16］Bilezikian JP, Cusano NE, Khan AA, et al. Primary hyperparathyroidism［J］. Nat Rev Dis Primers，2016，2：16033.

［17］Lowe H，McMahon DJ，Rubin MR，et al. Normocalcemic primary hyperparathyroidism：further characterization of a new clinical phenotype［J］. J Clin Endocrinol Metab，2007，92（8）：3001-3005.

［18］中国老年学学会骨质疏松委员会维生素 D 学科组专家委员会，廖祥鹏，张增利，等. 维生素 D 与成年人骨骼健康应用指南（2014 年标准版）［J］. 中国骨质疏松杂志，2014，20（9），1011-1030.

［19］World Health Organization. Calcium and magnesium in drinking-water：public health significance［EB/OL］.［2020-10-11］. https：//www. who. int/water_sanitation_health/publications/publication_9789241563550/en/.

［20］Burt LA，Billington EO，Rose MS，et al. Effect of high-dose vitamin D supplementation on volumetric bone density and bone strength：a randomized clinical trial［J］. JAMA，2019，322（8）：736-745.

［21］Li H，Xu Z，Kong LQ. High-dose vitamin D supplementation and bone health. JAMA，2020，323（1）：92，93.

# 第十一章　乳腺癌患者骨代谢异常相关疼痛病的诊治

骨代谢异常相关疼痛病（ABMAP）是以骨代谢异常为发病机制、以疼痛为主要临床表现的一类临床疾病[1]。例如，骨质疏松、骨关节炎、肿瘤骨转移、骨软化症、痛风、类风湿关节炎（rheumatoid arthritis，RA）等都存在骨代谢异常[2]，当其导致各种急、慢性疼痛时称为骨代谢异常相关疼痛病。乳腺癌患者肿瘤的骨转移、乳腺癌细胞对骨代谢的直接影响、乳腺癌治疗对骨代谢的影响等，均增加了其患骨代谢异常相关疼痛病的风险。骨代谢异常相关疼痛病会严重影响患者的生活质量和预后，应加强乳腺癌患者中骨代谢异常相关疼痛病的早期诊断与防治。

## 一、乳腺癌患者骨代谢异常相关疼痛病的机制

### （一）乳腺癌影响骨代谢的机制

1.年龄　亚洲女性乳腺癌发病年龄多在 40～50 岁[3]，随着年龄增长，尤其是中年以后，骨的吸收大于骨的形成[4]，因此乳腺癌患者骨代谢异常疾病的风险较大。同时，女性乳腺癌患者多处于围绝经期或绝经期，雌激素水平下降，而雌激素可直接作用于雌激素受体，增加破骨细胞凋亡，缩短破骨细胞的存活时间及抑制破骨细胞分化；雌激素还可以利用成骨细胞和免疫细胞分泌的细胞因子间接抑制破骨细胞的增殖、分化并降低其活性[5]。因此，应关注乳腺癌患者的骨代谢状况。

2.乳腺癌骨转移　骨骼是乳腺癌转移的常见部位，癌细胞可直接侵入骨中，使正常骨转化、重塑失衡，引起溶骨性、成骨性和混合性病变。最典型的是在受累骨中同时发生骨硬化和骨溶解过程。乳腺癌细胞还可产生拟骨因子的作用，促进乳腺癌细胞在骨微环境中的生存和定植，并促进骨转移的发展[6]，导致骨质破坏增加，骨连续性中断，骨代谢异常相关疼痛发生。

3.乳腺癌细胞的直接影响　乳腺癌细胞可以抑制成骨细胞活性，增强破骨细胞活性，加速骨吸收[6]。同时部分癌细胞可分泌降钙素、甲状旁腺激素相关蛋白等，引起正常骨代谢的紊乱，导致骨代谢异常的发生[7]。

4.乳腺癌治疗对骨代谢的影响　乳腺癌常用治疗，如化疗、内分泌治疗、放疗均会对患者的骨代谢产生影响。化疗后患者的骨矿物质含量明显降低，大剂量的化疗药物可影响活跃的成骨细胞增殖分化，减少骨形成，降低骨量。乳腺癌内分泌治疗中绝经前女性患者，最常用的选择性雌激素受体调节剂他莫昔芬，对骨有激动作用，然而其激动作用不足以防止绝经前女性的脊柱骨密度下降。绝经后

乳腺癌患者常使用的芳香化酶抑制剂，可减少体内雌激素的产生，抑制雌激素对骨骼的保护作用，从而导致骨量下降和骨密度降低[8]。放疗的副作用往往是迟发的，反复大剂量的放疗可明显损伤骨细胞及营养骨骼的血管和神经，导致骨代谢异常的发生。

### （二）骨代谢异常相关疼痛发生的机制

除乳腺癌自身影响骨代谢外，乳腺癌患者还可能伴随原发的骨代谢异常相关疼痛病。其发生的本质是骨吸收与骨形成的失调所引起的骨密度和骨强度的下降、骨骼微环境改变、病理性骨折、压迫神经等所导致的各种急、慢性疼痛[1]。由于骨代谢发生异常，骨微环境中出现各种致痛物质，如氢离子、三磷酸腺苷、前列腺素 $E_2$（prostaglandin $E_2$，$PGE_2$）和内皮素（endothelin，ET）等，可激活化学敏感伤害性感受器[9]，或者骨发生形变和位移时可以激活机械敏感伤害性感受器，形成电信号沿感觉神经上传至大脑皮质，形成痛觉。同时，痛觉感受器的敏化、骨有害刺激信号转导相关基因的表达改变、异位的感觉和交感神经纤维及脊髓和大脑的中枢敏化都是骨痛发生的机制[10]。

1.机械敏感伤害性感受器的激活　由于骨代谢异常，骨密度与骨强度发生改变，如骨质疏松、骨软化症、骨肿瘤、肿瘤骨转移等易出现病理性骨折。当分布在骨膜、骨髓的感觉神经纤维被机械性扭曲时，支配骨神经的机械敏感痛觉感受器被激活[10]，形成电信号沿感觉神经上传至大脑皮质，形成痛觉。

2.酸敏感离子通道的激活　骨代谢异常时多伴随破骨细胞过度活跃，而破骨细胞活动时，产生氢离子，导致此时细胞外 pH 值为 3～4，支配骨的感觉神经纤维所表达的酸敏感离子通道，包括酸敏感离子通道-1（acid-sensitive ion channel-1，ASIC1）和酸敏感离子通道-3（acid-sensitive ion channel-3，ASIC3）等被激活[10]，引起骨痛的发生。

3.感觉神经纤维的敏化　神经生长因子（nerve growth factor，NGF）在损伤骨组织中释放，与骨痛感受器广泛表达的原肌球蛋白受体激酶 A（tropomysin receptor kinase A，TrkA）受体结合，使各种受体和痛觉感受器表达的离子通道磷酸化和敏化[11]，包括 ASIC1 和 ASIC3、前列腺素受体和缓激肽受体等。在 NGF 诱导 ASIC1 致敏后，即使破骨细胞活动释放少量氢离子，痛觉感受器也会兴奋并放大信号[9]。

4.异位的感觉和交感神经纤维　在发生骨恶性肿瘤、骨关节炎、椎间盘退行性变及骨折未愈合时，细胞释放包括 NGF、胶质细胞源性神经营养因子（glial cell derived neurotrophic factor，GDNF）、血管内皮生长因子（vascular epidermal growth factor，VEGF）和表皮生长因子（epidermal growth factor，EGF）在内的几种神经营养因子，可诱导神经发芽，导致骨髓、矿化骨和骨膜的感觉神经过度支配，任何机械应力刺激都有可能导致骨痛的发生[10]。

5.中枢敏化　已知骨骼的损伤可以引起中枢敏化，放大疼痛的感知和严重程度。轻微的疼痛刺激会被认为是重度疼痛（痛觉过敏），甚至正常的关节活动、体重负荷，也会被认为是一种疼痛事件[10]。

### 二、骨代谢异常相关疼痛病的诊断原则

骨代谢异常相关疼痛病是一类骨代谢异常疾病的集合，诊断的关键在于对临床表现的识别、实验室检查与影像学检查的分析，完成对原发疾病的诊断。

#### （一）临床表现

骨代谢异常相关疼痛病主要临床表现为疼痛、关节变形、活动受限、躯体功能障碍等与骨骼变形相关的症状。

1.疼痛　是骨代谢异常相关疼痛病最重要的临床表现，不同的骨代谢异常可以引起不同的疼痛形式。

（1）退行性等因素所致的骨代谢异常相关疼痛：多表现为腰背疼痛或全身骨痛。疼痛通常在改变体位（如翻身、起立等）及久坐、久站后出现，夜间或负重活动时疼痛可能加重，休息后多可缓解。部分患者伴有肌肉痉挛，严重者甚至会活动受限。病程中疼痛可影响患者日常生活，部分患者因持续性钝痛而产生焦虑、抑郁等情绪[12, 13]。

（2）免疫炎症性因素所致的骨代谢异常相关疼痛：患者的表现形式多种多样，患者的大小关节均可能受累，多肿胀、酸痛，伴有压痛；当累及周围神经时，也可有神经痛表现（放电样疼痛）。多数患者常伴有所累及关节的活动受限及慢性关节变形。关节受限多在休息后、晨起时加重，运动后有所缓解[14]。

（3）恶性肿瘤骨转移所致的骨代谢异常相关疼痛：在发病初期疼痛多间歇性发作，程度较轻，患者多未予以重视，未及时就诊，随病情的进展，骨质破坏增多或累及神经，疼痛程度逐渐加重，呈持续性或暴发性，部分患者疼痛会向远处放射。夜间疼痛加剧，影响睡眠，患者生活质量严重受损。晚期癌痛进展迅速、难以控制[1]。

（4）内分泌异常性、药物性、遗传性、营养性等全身性因素所致的骨代谢异常相关疼痛：疼痛往往起病隐匿，疼痛程度常随着病程进展或药物使用疗程的增加而加重，疼痛部位多不明确，为全身性钝痛，常伴有乏力感或关节疼痛。病理性骨折的发生风险明显增加[1]。

2.关节变形及活动受限　骨代谢异常相关疼痛病累及关节时，关节处的骨形成与骨吸收失衡，关节骨组织和软骨组织损伤，部分患者关节一侧边缘性骨赘形

成，致关节外观改变[13]。此外，关节发生炎症时，关节周围组织炎性水肿，患者因活动时疼痛加剧，常表现出活动受限，拒绝检查疼痛处。老年骨关节退行性变时，发生韧带断裂的可能性大，关节不稳，轻微活动后可引起关节脱位。关节变形也常见于原发或继发骨肿瘤累及关节时。

3.骨折　骨代谢异常可引起骨量减少、骨密度和骨强度降低，易发生脆性骨折、骨折后愈合不良及骨畸形等。日常生活中受到轻微外力时也可能发生骨折，常见脆性骨折部位为椎体（胸、腰椎）、髋部（股骨近端），还有前臂远端和肱骨近端；以及肋骨、跖骨、腓骨、骨盆等[15]。若发生椎体压缩性骨折，可能压迫相应的脊神经产生四肢放射痛、双下肢感觉和运动的障碍、肋间神经痛及胸骨后疼痛，应注意与心绞痛相鉴别。

4.躯体功能障碍　患者的骨代谢异常、骨形态发生改变时，躯体功能会出现障碍。发生脊柱椎体压缩性骨折时，患者身高降低、驼背；脊柱椎体形态严重改变时，可压迫脊髓、马尾神经等，影响消化道、膀胱等内脏器官功能；肋骨发生畸形、胸廓变形可使肺活量及最大换气量显著下降，严重时患者可出现气短、胸闷等不适[16]。

5.生活质量及心理状态的影响　骨代谢异常相关疼痛病往往病程长，疼痛明显，影响患者夜间休息和日常活动。多数患者就医时伴有睡眠障碍、焦虑及抑郁等心理问题，需要及时关注并协助其调节心理状态[16]。

### （二）实验室检查

骨代谢相关的生化指标包括电解质（血钙、血磷）、钙磷代谢调节指标［血甲状旁腺激素、降钙素、25-(OH)D］、骨形成标志物（骨特异性碱性磷酸酶、骨钙素、血清Ⅰ型前胶原C端肽、血清Ⅰ型前胶原N端肽）、骨吸收标志物、激素与细胞因子、自身免疫性疾病相关抗体［抗瓜氨酸化的蛋白抗体、类风湿因子、人类白细胞抗原B-27（human leucocyte antigen B-27，HLA-B27）、抗核抗体（antinuclear antibody，ANA）、抗核糖核蛋白抗体等］。其中一项或多项骨代谢相关生化指标发生变化，都可能早期提示疾病的发生或病情的进展[7]。

### （三）影像学检查

长期的骨代谢异常可导致骨密度骨形态的变化，骨影像学检查有助于诊断骨代谢异常相关疼痛病，常用的影像学检查见表11-1[2]。

### 表 11-1　骨代谢异常相关疼痛病影像学检查

| 影像学检查方法 | 临床意义 |
| --- | --- |
| 关节超声 | 对于类风湿关节炎的早期诊断和疗效评估具有重要意义。高频灰阶超声软组织分辨率较高，能区分渗出性与增殖性滑膜病变。能量多普勒超声有助于区分活动性与非活动性关节病变[17] |
| X 线 | 如果患者骨代谢异常病程较短，骨密度与骨结构未发生明显变化，X 线片常常表现为正常。骨质疏松症严重患者 X 线片上可见骨透光度及骨纹理改变。病理性骨折发生时，可使用 X 线检查初步诊断，临床最常见的三个骨折部位是前臂、髋部和脊柱。痛风患者可见足趾、手指、腕、踝、肘等关节内和周围痛风石形成，关节面软骨下溶骨性改变、凿孔样、虫蚀样改变。骨关节炎患者 X 线片显示非对称性关节间隙变窄、软骨下囊性变、关节边缘骨赘形成 |
| CT | 对于 X 线片呈现正常但骨痛症状明显的患者可选择 CT 检查明确诊断。对于关节间隙的分辨能力，CT 优于 MRI。定量 CT 骨密度测定通常测量的是腰椎和（或）股骨近端的松质骨骨密度 |
| MRI | MRI 对于椎体压缩性骨折时评估脊髓神经根水肿受压情况有重要意义，可发现受累关节的软骨厚度变薄、缺损、半月板损伤及变性、关节积液及囊肿 |
| 双能 X 线吸收法（DXA） | 对于绝经后女性和年龄在 50 岁以上的男性，应用 WHO 诊断标准：正常骨量，$T$ 值 $\geqslant-1.0$；骨量减少，$T$ 值在 $-1.0 \sim -2.5$；骨质疏松，$T$ 值 $\leqslant-2.5$。绝经前女性和 50 岁以下男性，不适用 WHO 诊断标准，使用 $Z$ 值表示，将 $Z$ 值 $\leqslant-2.0$ 视为"低于同年龄段预期范围"或低骨量 |
| 放射性核素骨显像 | 可发现骨代谢异常的组织、肿瘤转移灶等，需与 CT 及 MRI 等共同使用，结合病史判断图像性质 |

## 三、骨代谢异常相关疼痛病的治疗原则

### （一）对症镇痛

迄今，临床尚无专门针对骨痛机制的镇痛药。建议对骨代谢异常相关疼痛病使用 WHO 推荐的应用于癌症疼痛的三阶梯疗法。轻至中度疼痛推荐使用非甾体抗炎药（NSAID）和对乙酰氨基酚，中度疼痛推荐使用弱阿片类药物，重度疼痛使用强阿片类药物。NSAID 作用于环氧合酶，抑制前列腺素的合成，发挥解热镇痛的作用。弱阿片类药物有可待因等，强阿片类药物包括芬太尼、吗啡、羟考酮等。当患者伴有神经性痛时可考虑添加三环类抗抑郁药物（tricyclic antidepressant，TCA；如阿米替林）或抗惊厥药物（anticonvulsant drug，如加巴喷丁、普瑞巴林）。此外，在治疗骨代谢异常相关疼痛病时，可考虑新型双作用模式的镇痛药，即阿片类镇痛药、5-羟色胺再摄取抑制剂和（或）去甲肾上腺素再摄取抑制剂[9, 18]。

硫酸软骨素和氨基葡萄糖可减轻骨关节炎患者的关节疼痛，延缓关节结构破

坏进展；此外，对于早中期骨关节炎患者，关节腔内注射玻璃酸钠可有效改善关节功能，缓解疼痛。对标准镇痛药无反应或不耐受的患者，皮下注射一种人源化单克隆抗体坦珠单抗（tanezumab）可显著减轻骨关节炎、股骨骨折和慢性下腰痛患者的疼痛，改善患者关节功能和整体状况[9, 19]。

### （二）针对骨代谢治疗

1.双膦酸盐类药物　用于各种不同的骨代谢异常疾病，可减缓或防止疾病进展，减少症状和并发症。双膦酸盐与骨中的羟基磷灰石结合，在骨吸收过程中被破骨细胞吸收，导致破骨细胞凋亡，减少骨吸收同时减少破骨细胞所分泌的氢离子，缓解疼痛。有研究显示，双膦酸盐可以降低早期乳腺癌的转移风险，推迟乳腺癌患者骨相关事件的发生[20]。

2.地诺单抗　是一种阻断核因子-κB受体激活因子配体（RANKL）的人单克隆抗体，可降低患者破骨细胞活性，减缓疾病进展，并减少症状和并发症。对于骨质疏松症患者，停药后发生椎体骨折的风险增加，需要考虑后续的治疗方案，但对于骨折、其他骨质疏松症治疗失败、无法耐受的患者，地诺单抗仍是一种关键的治疗选择[21, 22]。

3.组织蛋白酶K抑制剂　组织蛋白酶K（cathepsin K）由破骨细胞分泌，进入封闭的破骨细胞-骨细胞界面，导致Ⅰ型胶原的有效降解。药物抑制组织蛋白酶K可使骨密度持续增加，并改善脊柱和髋部的骨强度。组织蛋白酶K抑制剂能有效减缓骨基质吸收，改善患者预后[23]。

4.钙剂　充足的钙摄入对于减缓骨丢失、改善骨矿化和维护骨骼健康有益。成人每日钙推荐摄入量为800mg，50岁及以上人群每日钙推荐摄入量为1000~1200mg。应尽可能通过饮食摄入充足的钙，饮食中钙摄入不足时，可给予钙剂补充。我国居民每日膳食摄入元素钙约400mg，故尚需补充元素钙500~600mg/d。钙剂应与其他药物联合使用[12]。

5.维生素D　充足的维生素D可增加肠道对钙的吸收，促进骨骼矿化，保持肌力，改善平衡能力和降低跌倒风险。同时，补充钙剂和维生素D可降低骨质疏松性骨折风险。在我国维生素D不足状况普遍存在，成人维生素D推荐摄入量为400IU/d（10μg/d），但65岁及以上维生素D推荐摄入量为600IU/d（15μg/d），可耐受最高摄入量为2000IU/d（50μg/d）。临床应用维生素D制剂时应注意个体差异和安全性，定期监测血钙和尿钙浓度[12]。

### （三）外科手术治疗

对于非手术治疗无效且疼痛明显、不宜长期卧床的不稳定性骨折患者或者骨折预后不良患者，可选择微创手术。对于有明显神经压迫症状且不适宜微创手术的患者可以采用开放手术。影像学证实的中重度骨关节炎患者在必要时可行关节置换手术[15]。

### （四）康复治疗

骨代谢异常相关疼痛病在经过系统的疼痛专科治疗的同时，需要重视后期的康复治疗。由临床医生和康复理疗师共同制订基于患者病情的康复治疗计划，主动运动与被动运动相结合，循序渐进。急性期康复治疗主要包括卧床休息、适当运动、腰背部的按摩理疗、治疗性体操及简单的步行训练等。慢性期康复治疗重视患者功能恢复，进行体态纠正，以及以负重运动和抗阻运动为主的俯卧位腰背肌训练、立位训练、背部肌肉抗阻力训练等治疗。其他可选择的康复治疗有体外冲击波治疗、脉冲超声疗法、功能性电流电刺激疗法等[1, 24]。

## 四、骨代谢异常相关疼痛病的预防

骨代谢异常相关疼痛病的预防主要针对相关疾病的发生发展阶段，改善预后，并提高生活质量。

（1）戒烟戒酒，改正不良生活习惯：流行病学研究发现，过量摄入食盐、磷或咖啡因及使用烟草和酒精与骨折发生率增加有关。

（2）控制体重、合理饮食：摄取含钙丰富的食物，补充维生素、食用含优质蛋白质的食物，适度低盐饮食，控制体重。

（3）适当的运动及功能锻炼：进行适当的户外体育活动，有益于骨骼健康；长期的功能锻炼有助于改善患者的关节功能和提高生活质量。

（4）谨慎使用影响骨代谢的药物：如糖皮质激素、甲状腺素、抗癫痫药、质子泵抑制剂、芳香化酶抑制剂、促性腺激素释放激素类似物、抗病毒药物、噻唑烷二酮类药物等[1]。

（5）预防跌倒：警惕病理性骨折发生。骨代谢异常相关疼痛病患者常常受轻微外力就可以发生骨折，且骨折后预后不良，这增加了患者痛苦，加重了患者治疗的经济负担。

（佘睿灵　孔令泉）

### 参 考 文 献

［1］中华医学会疼痛学分会，马柯，刘延青. 骨代谢异常相关疼痛病诊疗中国专家共识［J］. 中华医学杂志，2020，100（1）：15-21.

［2］Chang CY, Rosenthal DM, Mitchell C, et al. Imaging findings of metabolic bone disease ［J］. Radiographics, 2016, 36（6）: 1871-1887.

［3］Harbeck N，Penault-Llorca F，Cortes J，et al．Breast cancer［J］．Nat Rev Dis Primers，2019，5（1）：66．

［4］屈永周，何绍炟，赵刚，等．原发性骨质疏松症的病因学研究进展［J］．世界最新医学信息文摘，2018，18（35）：36-37．

［5］李微，张博，张雨薇，等．雌激素调节骨代谢作用的研究进展［J］．中国骨质疏松杂志，2017，23（2）：262-266．

［6］Brook N，Brook E，Dharmarajan A，et al．Breast cancer bone metastases：pathogenesis and therapeutic targets［J］．Int J Biochem Cell Biol，2018．96：63-78．

［7］张萌萌，张秀珍，邓伟民，等．骨代谢生化指标临床应用专家共识（2020）［J］．中国骨质疏松杂志，2020，26（6）：781-796．

［8］Rachner TD，Coleman R，Hadji P，et al．Bone health during endocrine therapy for cancer［J］．Lancet Diabetes Endocrinol，2018，6（11）：901-910．

［9］Frost CØ，Hansen RR，Heegaard AM．Bone pain：current and future treatments［J］．Curr Opin Pharmacol，2016，28（1）：31-37．

［10］Mantyh PW．Mechanisms that drive bone pain across the lifespan［J］．British Journal of Clinical Pharmacology，2019，85（6）：1103-1113．

［11］Norman BH，Dermott JS．Targeting the nerve growth factor（NGF）pathway in drug discovery．Potential applications to new therapies for chronic pain［J］．J Med Chem，2017，60（1）：66-88．

［12］丁悦，王以朋，王鸥，等．原发性骨质疏松症诊疗指南［J］．中国骨质疏松杂志，2019，25（3）：281-309．

［13］Barnett R．Osteoarthritis［J］．Lancet，2018，391（10134）：1985．

［14］Smolen JS，Aletaha D，McInnes IB．Rheumatoid arthritis［J］．Lancet，2016，388（10055）：2023-2038．

［15］Ensrud KE，Crandall CJ．Osteoporosis［J］．Ann Intern Med，2017，167（3）：17-32．

［16］宋玉文，李梅．多种代谢性骨病对患者生活质量的影响［J］．中华骨质疏松和骨矿盐疾病杂志，2018，11（4）：403-407．

［17］曹力，陈继营，戴闽胡，等．骨关节炎诊疗指南（2018年版）［J］．中华骨科杂志，2018，38（12）：705-715．

［18］Zajączkowska R，Kocot-Kępska M，Leppert W，et al．Bone pain in cancer patients：mechanisms and current treatment［J］．Int J Mol Sci，2019，20（23）：6047-6059．

［19］Kan SL，Li LY，Ning GZ，et al．Tanezumab for patients with osteoarthritis of the knee：a meta-analysis［J］．PLoS one，2016，11（6）：e0157105．

［20］O'Carrigan B，Wong MH，Willson ML，et al．Bisphosphonates and other bone agents for breast cancer［J］．Cochrane Database Syst Rev，2017，10（10）：CD003474

［21］Deeks ED．Denosumab：a review in postmenopausal osteoporosis［J］．Drugs Aging，2018，35（2）：163-173．

［22］Lamy O，Stoll D，Aubry-Rozier B，et al．Stopping denosumab［J］．Curr Osteoporos Rep，2019，17（1）：8-15．

［23］Drake MT，Clarke BL，Oursler MJ，et al. Cathepsin K inhibitors for osteoporosis：biology，potential clinical utility，and lessons learned［J］. Endocr Rev，2017，38（4）：325-350.

［24］Mandl LA. Osteoarthritis year in review 2018：clinical［J］. Osteoarthritis Cartilage，2019，27（3）：359-364.

# 第十二章　乳腺癌患者伴随高钙血症的诊治

## 一、概述

　　高钙血症是临床较常见的代谢紊乱之一，指血清离子钙浓度异常升高。其中恶性肿瘤相关高钙血症是最常见的一类。据报道，恶性肿瘤患者约 30%有高钙血症，此类患者多预后较差，30 天生存率仅为 50%[1]。虽然血清钙浓度轻度升高通常无症状，但严重升高会导致多器官功能障碍，甚至死亡。骨骼是女性乳腺癌最常见的远处转移部位之一，65%~70%的患者会发生骨转移，超过 2/3 的患者将发生骨相关事件( skeletal related event, SRE )，包括恶性肿瘤高钙血症、病理性骨折、骨外科手术和脊髓压迫等，这些疾病导致患者发生严重疼痛，频繁住院，极大降低了其生活质量。因此，对乳腺癌患者骨健康的关注与防治甚为重要。本章重点关注乳腺癌患者伴随高钙血症的诊治。

## 二、病因及发病机制

### （一）血钙的生理调节

　　钙在体内有多种功能。钙是骨骼矿物的主要组成成分，对骨骼的结构完整性至关重要。此外，钙还参与多种细胞和代谢功能的调节。因此，血钙浓度被精细地调节并维持在一个狭窄的生理范围内。机体内有两种主要激素负责调节血清游离钙浓度——甲状旁腺激素（PTH）和 $1,25-(OH)_2D_3$，它们作用于骨骼、肾脏和肠道三个主要靶点。其中 PTH 是血钙调节最重要的激素，它是一种由甲状旁腺分泌的肽类激素。PTH 的产生和分泌受血清离子钙浓度的调控。甲状旁腺细胞表面 G 蛋白偶联受体（ G protein-coupled receptor，GPCR ）——钙敏感受体（CaSR）可感知血清钙离子浓度。分泌后的 PTH 作用于 1 型 PTH 受体（PTH1R），它主要在肾脏和骨细胞表达。在肾脏，PTH 促进机体在近端小管合成 $1,25-(OH)_2D_3$、在髓袢升支粗段和远曲小管重吸收钙，促进尿磷排出，同时促进骨钙动员。它也通过 $1,25-(OH)_2D_3$ 间接促进肠上皮细胞吸收钙。$1,25-(OH)_2D_3$ 还通过影响成骨和破骨细胞分化及破骨细胞活性调节骨代谢。若血钙水平增高，CaSR 会抑制 PTH 的分泌，促进肾脏对钙的排泄，减缓骨吸收，从而减少骨骼中钙的释放。如果高钙水平持续存在，$1,25-(OH)_2D_3$ 水平会下降，并且从饮食中吸收的钙也会减少[2]。

### （二）乳腺癌伴随高钙血症的病因及发病机制

1.恶性肿瘤体液性高钙血症（humoral hypercalcemia of malignancy，HHM）为由于未发生广泛骨转移的肿瘤或对肿瘤有反应的细胞分泌体液介导因子至血液循环，刺激破骨细胞骨吸收及肾小管对钙的重吸收而导致的高钙血症，约占恶性肿瘤相关性高钙血症的 80%。其代谢特点是，很少或是不发生恶性肿瘤骨转移，肿瘤切除或治愈后高钙血症可逆转[1]。据报道，绝大多数 HHM 是由恶性肿瘤分泌甲状旁腺激素相关蛋白（PTHrP）所致[3]。PTHrP 是一种多肽，与 PTH 的近 N 端 13 个残基同源，PTHrP 和 PTH 均可通过这段 N 端区域与 PTH1R 结合，发挥与 PTH 相似的作用，促进骨吸收和减少尿钙排出，从而导致高钙血症[4]。此外，乳腺癌细胞可分泌一些其他影响骨吸收的细胞因子（如 IL-1、IL-6、TGF-β 等），在体外试验和动物模型中，它们可与 PTHrP 协同作用，促进骨吸收和高钙血症的发生[5]。

2.局部溶骨性高钙血症（local osteolytic hypercalcemia，LOH） 是恶性肿瘤骨转移所致直接骨侵犯引起的高钙血症，约占恶性肿瘤相关性高钙血症的20%[1]。原因可能包括肿瘤细胞或机体免疫细胞释放破骨细胞活化因子、前列腺素 E 等，直接破坏骨组织，使骨组织吸收而释放钙，引起高钙血症。乳腺癌是一类有高骨转移倾向的恶性肿瘤，局部骨溶解在乳腺癌高钙血症中起重要作用[5]。

3.维生素 D 缺乏/不足和（或）钙剂补充不足相关继发性甲旁亢性高钙血症　研究显示，乳腺癌患者普遍有维生素 D 缺乏/不足和（或）钙剂补充不足。此时，肠道钙吸收功能减弱，发生低钙血症，导致甲状旁腺功能增强或继发性甲旁亢，引起一过性的高钙血症；而长期维生素 D 缺乏/不足和（或）钙剂补充不足导致甲状旁腺不断受低钙刺激，发生过度代偿性增生甚至形成甲状旁腺腺瘤，导致高钙血症。笔者在对系统治疗后门诊随访的乳腺癌患者进行维生素 D 检测后发现，约83.5%的乳腺癌患者有维生素 D 缺乏/不足。而在临床，维生素 D 缺乏/不足多未受到重视，患者常受甲状旁腺代偿性分泌 PTH 或血清白蛋白水平的影响，血钙水平维持在正常范围内，临床称之为血钙正常型原发性甲旁亢 [6]，此时若不及时予以治疗，长期的刺激会使甲状旁腺失代偿，从而导致高钙血症的发生[7, 8]。

4.医源性高钙血症　乳腺癌患者的药物治疗可引起医源性的高钙血症，如化疗对卵巢功能的损伤、过量的维生素 $D_3$、特立帕肽、他莫昔芬引起的"燃瘤反应"等[9]。据报道，4%～5%的乳腺癌骨转移患者在使用他莫昔芬治疗的早期会出现"燃瘤反应"，其最严重和威胁生命的表现即为高钙血症，目前除了停用他莫昔芬以外，并无有效的针对性治疗措施[10]。此外，口服皮质类固醇、使用噻嗪类利尿剂等也可导致高钙血症[9]。在早期乳腺癌患者中，骨健康也可能因为辅助治疗而受到损害。据报道，绝经后女性使用芳香化酶抑制剂、绝经前女性使用辅助化疗或卵巢切除疗法，都会导致骨吸收加强，从而加速骨质流失，引起高钙血症与骨质疏松症，增加骨折风险[11, 12]。

5.制动性高钙血症　乳腺癌患者因骨质疏松或骨转移发生病理性骨折需长期制动时，由于机体缺乏机械刺激，骨转换失衡，骨吸收超过骨形成，骨钙进入血液循环，当血钙超过肾脏排泄能力时，便会引起高钙血症[5]。应鼓励患者积极恢复负重活动，以减少高钙血症的发生。

### 三、临床表现及诊断

#### （一）临床特点

与一般的高钙血症不同，乳腺癌患者的高钙血症通常表现为急性或亚急性的症状，如未及时治疗，会出现疲劳、谵妄、昏迷、严重脱水、急性肾衰竭、心律失常，并可能死亡[10]。因此，对于乳腺癌患者伴随高钙血症，应足够重视和给予及时治疗。

#### （二）临床表现

高钙血症的表现涉及多个系统，症状的轻重与血钙升高程度、持续时间及患者的耐受程度有关。

（1）中枢神经系统：记忆力减退、情绪不稳定、淡漠、性格改变，严重者可出现精神症状如幻觉、躁狂等。

（2）神经肌肉系统：倦怠、肌无力，严重者可出现肌萎缩。

（3）消化系统：食欲下降、腹胀、便秘、恶心、呕吐等。

（4）泌尿系统：多尿、夜尿，可进一步发展为肾钙质沉着症、尿路结石等。

（5）骨骼系统：早期仅有骨痛，后期表现为纤维囊性骨炎，随病程发展可出现骨质疏松、椎体压缩、骨骼畸形，易发生病理性骨折。

（6）心脏传导系统：可有心电图的异常、血压升高、各种心律失常等 [2, 13]。

#### （三）诊断

高钙血症是指血清离子钙浓度的异常升高。临床实验室通常测量血清总钙水平，但受白蛋白水平的影响，可能会出现一定的误差，此时测量血清游离钙水平更有价值，尤其是伴随低蛋白血症的患者。成人血清钙正常值为 2.11 ~ 2.52mmol/L，高于 2.52mmol/L 即为高钙血症。按血钙水平可将高钙血症分为轻度、中度和重度，血钙水平 2.52 ~ 3mmol/L 为轻度，3 ~ 3.5mmol/L 为中度，＞3.5mmol/L 为重度。当血钙水平≥3.75mmol/L 时称为高钙危象，属于内科急症，若处理不及时可危及生命。另外，也可通过检测 PTH、血磷、碱性磷酸酶、维生素 D 及 X 线检查、CT、骨扫描等对高钙血症进一步检查，以明确病因。

# 四、治疗及预后

## （一）治疗策略

对于乳腺癌相关高钙血症的患者，抗高钙血症治疗其实为一种临时措施，最终对生存率没有影响。因此，必须尽快进行抗肿瘤治疗，血钙的控制仅仅是为抗肿瘤治疗争取时间[14]。

## （二）治疗措施

1.对症支持治疗　低钙饮食，多饮水，避免使用可能导致血钙升高的药物（如噻嗪类利尿剂等），停止肠内肠外营养中钙剂的补充，避免长期制动，鼓励负重活动。

2.扩容及利尿　是中重度高钙血症的主要治疗手段，即 1～2L 生理盐水静脉滴注，密切监测血钙水平和是否有容量超负荷。其目的是恢复血容量，并使用生理盐水诱导尿量达到>3L/24h。这种过度水化通过增加肾小球滤过率和诱导钠利尿来促进钙的排泄。在实现正常血容量和钠利尿之后，才可使用袢利尿剂（如呋塞米等）促进钠钙的排泄。对于少尿的肾病高钙血症患者，应立即使用低钙或无钙透析液进行透析[5]。

3.药物治疗

（1）双膦酸盐：静脉使用双膦酸盐是治疗高钙血症最有效的方法之一，双膦酸盐能特异地与骨质中的羟基磷灰石结合，抑制破骨细胞活性，从而抑制骨质吸收。高钙血症一旦明确，应尽早开始使用，因其起效通常需 2～4 天[15]。轻度者可使用阿仑膦酸钠等，中重度者可使用帕米膦酸钠、唑来膦酸等。此外，有研究显示，双膦酸盐类药物可降低早期乳腺癌患者骨转移的风险，对绝经后女性的总生存率和无病生存率均有益处[16]。

（2）降钙素：是一种快速作用的肽类激素，可通过皮下或肌内注射直接抑制破骨细胞的功能，并促进肾脏对钙的排泄。降钙素起效较双膦酸盐快，但效果相对较弱，在临床上常与双膦酸盐联合使用[5]。

（3）硝酸镓：对骨吸收有特异性作用，除对破骨细胞有抑制作用外，还能促进骨形成，用于治疗有明显症状而且通过常规治疗无效的恶性肿瘤性高钙血症。因它有加重肾功能不全的危险性，现临床已较少使用。

（4）地诺单抗：是一种具有独特作用机制的骨吸收抑制剂，是特异性靶向RANKL（破骨细胞维持其结构、功能所必需的蛋白质）的单克隆抗体，可抑制破骨细胞活化，减少骨吸收。已证实地诺单抗对双膦酸盐不敏感的高钙血症也有效，它不经肾脏代谢，可用于肾功能不全患者的高钙血症治疗[17]。

（5）组织蛋白酶 K 抑制剂：组织蛋白酶 K 是由破骨细胞分泌的一种半胱氨

酸蛋白酶，能导致Ⅰ型胶原蛋白有效降解。长期使用组织蛋白酶K抑制剂治疗可以改善脊柱和臀部的骨骼强度。与其他抗骨吸收药物相比，组织蛋白酶K抑制剂在抗骨吸收方面有几乎相同的疗效，同时对骨形成的影响相对较小，是治疗骨质疏松症的一种新的方向[18]。

（6）磷酸钠：对于血磷水平较低的患者，口服磷酸盐可能有改善高钙血症的作用，但因副作用大，临床现已较少使用[5]。

（7）糖皮质激素：通过多种途径起到降血钙的作用，如抑制肠钙吸收、增加尿钙排泄等，对转移性乳腺癌局部溶骨性高钙血症有显著的治疗效果，但起效缓慢[5]。近期有动物实验显示，糖皮质激素可激活乳腺癌转移灶的糖皮质激素受体，促进酪氨酸激酶样孤儿受体1（tyrosine kinase like orphan receptor 1，ROR1）的表达，促进肿瘤的转移，降低生存率，提示对于乳腺癌患者应谨慎使用糖皮质激素[19]。

（8）钙剂与维生素D：对于HHM与LOH等原因引起的高钙血症，应避免钙剂与维生素D的过量补充。然而对于维生素D缺乏/不足和（或）钙剂补充不足相关可逆性的继发性甲旁亢导致的高钙血症，适时使用钙剂与维生素D是必要的。因为甲状旁腺功能亢进处于可逆状态时，血钙的升高主要是PTH动员骨钙入血所致，此时骨钙是处于钙流失的状态，而手术治疗的甲旁亢患者，术后恰恰需要及时足量地补充钙剂与维生素D，尽早促进骨形成，而不是限制钙剂与维生素D的摄入。故临床上应加强对乳腺癌患者血钙、PTH及骨代谢指标的检测，从而针对性地进行维生素D和钙剂的补充，以提高患者生活质量及改善预后[8]。

## （三）预后

乳腺癌患者伴随高钙血症的预后取决于原发肿瘤的情况和具体病因。乳腺癌引起的高钙血症通常比其他原因所致的高钙血症预后要差，因为多数情况为乳腺癌的晚期表现，此时各种降低血钙药物的疗效较差，临床上仅能缓解症状，对生存期并无改善，患者常常因为出现高钙血症危象（hypercalcemic crisis）或肾衰竭而死亡。对于维生素D缺乏/不足和（或）钙剂补充不足相关继发性甲旁亢导致的高钙血症，早期往往可以通过对血钙、PTH及骨代谢指标的检测及时发现异常并进行治疗；若未能及时发现并干预而演变成甲状旁腺增生或腺瘤，就只能通过外科手术切除甲状旁腺。因此，对于乳腺癌伴随高钙血症，要引起足够的重视，做到尽早确诊，及时正确治疗，以尽可能延长患者的生存期、提高患者的生活质量。

（马晨煜 孔令泉）

# 参 考 文 献

［1］Stewart AF. Clinical practice. Hypercalcemia associated with cancer［J］. N Engl J Med, 2005, 352（4）: 373-379.

［2］DeMauro S, Wysolmerski J. Hypercalcemia in breast cancer: an echo of bone mobilization during lactation［J］. J Mammary Gland Biol Neoplasia, 2005, 10（2）: 157-167.

［3］Strewler GJ. The physiology of parathyroid hormone-related protein［J］. N Engl J Med, 2000, 342（3）: 177-185.

［4］Chorev M. Parathyroid hormone 1 receptor: insights into structure and function［J］. Recept Channels, 2002, 8（3-4）: 219-242.

［5］Santarpia L, Koch CA, Sarlis NJ. Hypercalcemia in cancer patients: pathobiology and management［J］. Horm Metab Res, 2010, 42（3）: 153-164.

［6］Bilezikian JP, Brandi ML, Eastell R, et al. Guidelines for the management of asymptomatic primary hyperparathyroidism: summary statement from the Fourth International Workshop［J］. J Clin Endocrinol Metab, 2014, 99（10）: 3561-3569.

［7］戴威, 孔令泉, 吴凯南. 乳腺癌伴随疾病全方位管理之骨健康管理［J］. 中国临床新医学, 2019, 12（2）: 145-149.

［8］孔令泉, 伍娟, 田申, 等. 关注乳腺癌患者维生素 D 缺乏/不足及相关甲状旁腺功能亢进症的防治［J］. 中华内分泌外科杂志, 2020, 14（5）: 353-357.

［9］Khan MI, Dellinger RP, Waguespack SG. Electrolyte disturbances in critically ill cancer patients: An endocrine perspective［J］. J Intensive Care Med, 2018, 33（3）: 147-158.

［10］Nikolić-Tomašević Z, Jelic S, Popov I, et al. Tumor 'flare' hypercalcemia—an additional indication for bisphosphonates［J］. Oncology, 2001, 60（2）: 123-126.

［11］Aapro M, Abrahamsson PA, Body JJ, et al. Guidance on the use of bisphosphonates in solid tumours: recommendations of an international expert panel［J］. Ann Oncol, 2008, 19（3）: 420-432.

［12］Hadji P, Aapro MS, Body JJ, et al. Management of aromatase inhibitor-associated bone loss in postmenopausal women with breast cancer: practical guidance for prevention and treatment［J］. Ann Oncol, 2011, 22（12）: 2546-2555.

［13］Nishi SPE, Barbagelata NA, Atar S, et al. Hypercalcemia-induced ST-segment elevation mimicking acute myocardial infarction［J］. J Electrocardiol, 2006, 39（3）: 298-300.

［14］Jemal A, Siegel R, Ward E, et al. Cancer statistics, 2007［J］. CA Cancer J Clin, 2007, 57（1）: 43-66.

［15］Pecherstorfer M, Steinhauer EU, Rizzoli R, et al. Efficacy and safety of ibandronate in the treatment of hypercalcemia of malignancy: a randomized multicentric comparison to pamidronate［J］. Support Care Cancer, 2003, 11（8）: 539-547.

［16］O'Carrigan B, Wong MH, Willson ML, et al. Bisphosphonates and other bone agents for breast cancer［J］. Cochrane Database Syst Rev, 2017, 10: CD003474.

［17］Mirrakhimov AE. Hypercalcemia of malignancy: an update on pathogenesis and management［J］. N Am J Med Sci, 2015, 7（11）: 483-493.

［18］Drake MT，Clarke BL，Oursler MJ，et al. Cathepsin K inhibitors for osteoporosis：biology，potential clinical utility，and lessons learned［J］. Endocr Rev，2017，38（4）：325-350.

［19］Obradović MMS，Hamelin B，Manevski N，et al. Glucocorticoids promote breast cancer metastasis［J］. Nature，2019，567（7749）：540-544.

# 第十三章 乳腺癌患者维生素 K 缺乏相关骨质疏松症的诊治

　　骨质疏松症是乳腺癌患者较常见的伴随疾病之一。据报道，生存期超过 3 年的乳腺癌患者中，50%以上均患有骨质疏松症[1]。骨质疏松症是一种以骨量减少、骨微结构破坏导致骨脆性增加、易发生骨折为特征的全身性骨病。骨质疏松症是骨吸收和骨形成失衡的结果。研究表明，维生素 K 可以促进骨形成、抑制骨吸收，并通过减少尿钙的排出调节体内钙的平衡，减少骨量下降、减轻骨质破坏，从而防治多种原因引起的骨质疏松症[2]。所以维生素 K 缺乏将导致骨破坏增加、尿钙排泄增加和血钙降低，诱发甲状旁腺功能亢进症，导致骨量下降和骨质疏松，严重影响患者生活质量。而乳腺癌患者中维生素 K 缺乏相关骨质疏松症防治的相关研究较少，本章将阐述该问题，为乳腺癌患者补充维生素 K 以有效防治骨质疏松症提供参考。

## 一、维生素 K 种类及其生理作用

　　维生素 K 是一类具有与叶绿醌相同强抗氧化生物活性的甲基萘醌（MK）系列衍生物（MK-$n$）。天然存在的维生素 $K_1$ 和维生素 $K_2$ 是参与人体代谢研究及应用最多的两类化合物，人工合成的维生素 K 还有维生素 $K_3$、$K_4$、$K_5$ 及 $K_7$ 等。在正常饮食中，人体通过高密度脂蛋白（high density lipoprotein，HDL）输送维生素 $K_1$，使其分布于肝脏、骨小梁及骨皮质等；通过低密度脂蛋白（low density lipoprotein，LDL）输送维生素 $K_2$，使其分布于肝外组织，如骨及血管壁等。从代谢过程推断，维生素 $K_1$ 进入肝脏，在组织酶作用下以甲基萘醌作为中间体经血液送到肝外组织，又在组织酶及细菌的作用下重新合成维生素 $K_2$，会同肝外组织中的维生素 $K_2$ 经血液循环进入相应的组织和器官发挥作用。因此，维生素 $K_1$ 转化为维生素 $K_2$ 是常规的代谢途径[3]。虽然维生素 $K_1$ 在人体组织酶作用下可转化为维生素 $K_2$，但其体内生物利用率很低；维生素 $K_2$ 的生物活性较维生素 $K_1$ 更高，其生物利用度约为维生素 $K_1$ 的 2 倍[4]，因此其有效使用量也有不同。在营养剂量范围，维生素 $K_1$ 与维生素 $K_2$ 对人体宏观骨密度都有贡献，特别是维生素 $K_2$ 化学结构上的甲基萘醌-4（MK-4）可通过改善骨微观形态及矿化结晶度增强骨强度[5]，而甲基萘醌-7（MK-7）通过所谓的"香叶酰香叶酰"效应比 MK-4 更有效[6]。目前，维生素 $K_2$ 由于生理功能的多样性日益受到重视，特别是维生素 $K_2$ 化学结构中长侧链的 MK-7，表现出更广泛的生理功能及更高的生物活性[7]。

## 二、乳腺癌患者维生素 K 缺乏相关骨质疏松症的病因

乳腺癌患者维生素 K 缺乏相关骨质疏松症的病因是机体缺乏维生素 K。患者围手术期、放化疗、内分泌治疗及随访过程中，均可出现各种伴随疾病或其他原因导致的体内维生素 K 缺乏。主要有以下原因[8]。

1.摄入不足　①部分乳腺癌患者长期进食过少或化疗期间食欲降低、恶心呕吐致饮食减少；②长期低脂饮食：维生素 K 为脂溶性，其吸收有赖于适量脂质；③胆道疾病，如阻塞性黄疸、胆道术后引流或瘘管形成等，由胆盐缺乏导致维生素 K 吸收不良；④肠瘘、广泛小肠切除、慢性腹泻等所致的吸收不良综合征或化疗期间肠黏膜受损吸收功能下降；⑤长期使用（口服）抗生素或化疗，导致肠道菌群失调，内源性合成减少。

2.合并肝脏疾病　化疗药物性肝损伤、化疗或内分泌治疗致代谢相关脂肪肝、重症肝炎、失代偿性肝硬化及晚期肝癌等，导致肝功能受损，加之维生素 K 的摄取、吸收、代谢及利用障碍，肝脏不能合成正常量的维生素 K 依赖性凝血因子。

3.长期口服维生素 K 拮抗剂　如香豆素类等。它们有维生素 K 类似的结构却无其功能，可通过竞争性抑制干扰维生素 K 依赖性凝血因子的合成。因此，补充维生素 K 是防治乳腺癌患者中维生素 K 缺乏相关骨质疏松症的关键。

## 三、维生素 K 防治维生素 K 缺乏相关骨质疏松症发病的机制

调节骨质疏松症患者存在的骨形成及骨吸收之间的负平衡，减少由骨量净流失导致的腰背疼痛、骨折风险增加等骨健康水平的下降是防治骨质疏松症的关键。目前，临床已有多种无机及有机钙剂与维生素 $D_3$ 可促进骨矿化，有甲状旁腺激素类物质可促进骨形成，有双膦酸盐、降钙素、雌激素及选择性激素受体调节剂等抑制骨吸收。而维生素 $K_2$ 独有的促进骨形成及骨矿化、抑制骨吸收，以及通过降低尿钙的排出调节体内钙的平衡、减少骨量下降和骨质破坏的复合调节作用，表明了维生素 $K_2$ 在促进及维持人体骨健康中不可或缺的作用[9]。

### （一）维生素 K 促进骨形成

（1）维生素 $K_2$ 促进骨形成被目前医学界普遍认可的作用机制：维生素 $K_2$ 作为骨特异基因转录调节剂，通过类固醇及异质物受体诱导成骨细胞标志物的表达，增强胶原蛋白的蓄积，通过致密骨基质中的 I 型胶原、骨钙素等非胶原蛋白结合形成网格支架，显著扩充骨形成过程中的基质容量，为钙盐沉积提供更大的空间。同时，维生素 $K_2$ 是谷氨酸 γ-羧化酶的辅酶，可将骨钙素中谷氨酸残基羧化成 γ-羧化骨钙素，该结构对 $Ca^{2+}$ 具有独特的亲和力，能促进钙盐沉积，提高骨矿

化速度和效率，因此，充足的维生素 $K_2$ 是确保血液中 $Ca^{2+}$ 在骨骼上有效沉积与矿化的根本[10-12]。在骨钙素形成过程中，健康成人有 10%～30% 的骨钙素处于非羧化状态，老年人群中比例更高，非羧化骨钙素不能结合 $Ca^{2+}$，是解决骨骼矿化的制约因素。维生素 $K_2$ 的上述成骨机制可归纳为"扩充骨基质、活化骨钙素、锁住钙离子"[13]。

（2）维生素 K 还可通过减少尿钙的排出影响骨代谢。最近有些动物实验和临床研究表明，维生素 K 可通过降低尿钙的排出影响骨代谢[14]。在肾脏中发现的肾钙素可以影响尿钙的排泄，而肾钙素也是一种 γ-羧基谷氨酸蛋白，其谷氨酸残基 γ-羧基化同样需要维生素 K 的参与，因此可认为人体维生素 K 状况可间接影响尿钙的排出[15]，参与调节体内钙平衡。给去卵巢大鼠补充维生素 K，其血清钙含量增高。研究发现，绝经后女性每天补充 1mg 维生素 K，其尿钙排泄量明显降低，尿钙正常人群则无影响[14]。这提示维生素 K 可纠正绝经后女性尿钙的丢失，预防骨质疏松症。

### （二）维生素 K 抑制骨吸收

维生素 $K_2$ 可显著抑制人体骨钙流失。破骨细胞是造成骨吸收的唯一细胞，维生素 $K_2$ 可通过抑制 COX-4 的表达、前列腺素的合成，以及通过抑制破骨细胞分化因子或配体如白细胞介素（IL）-1、IL-6、RANKL 等，特异性诱导破骨细胞凋亡，但对骨基质细胞无影响。同时，维生素 $K_2$ 通过抑制溶酶体如组织蛋白酶 K 的mRNA 表达防止溶酶体降解骨基质[16]。用 DXA 观察维生素 $K_2$ 干预去卵巢大鼠的骨量流失研究表明，维生素 $K_2$ 有显著的抑制骨吸收作用，特别是抑制骨小梁微观结构的骨吸收[17]。而对健康女性的骨转化及骨矿化研究表明，维生素 $K_2$ 具有调节破骨细胞活性、破骨细胞前体细胞分化及偶联骨吸收和骨形成等综合作用[18]。

## 四、临床表现及诊断

### （一）临床表现

乳腺癌患者中维生素 K 缺乏相关骨质疏松症也是骨质疏松症的一种，患者会出现骨痛、脊柱变形，甚至发生骨质疏松性骨折等后果，部分患者可以没有临床症状，仅在发生骨质疏松性骨折等严重并发症后才被诊断为骨质疏松症。通常临床表现[19]如下。

1.疼痛　大部分患者有腰背疼痛或全身骨痛，通常在翻身、起坐时及长时间行走后出现，夜间或负重活动时疼痛加重，伴或不伴有肌肉痉挛，甚至偶有活动受限。

2.脊柱变形　严重骨质疏松症患者，因椎体压缩性骨折可出现身高变矮或驼背等脊柱畸形，多发性胸椎压缩性骨折，可导致胸廓畸形，甚至影响心肺功能，严重的腰椎压缩性骨折可能会引起腹部脏器功能异常，导致便秘、腹痛、腹胀、食欲减低等不适。

3.骨折　骨质疏松性骨折属于脆性骨折，通常指在受到轻微外力时发生的骨折，骨折发生的常见部位为椎体（胸、腰椎）、髋部（股骨近端）、前臂远端和肱骨近端，其他部位如肋骨、跖骨、腓骨、骨盆等也可发生骨折。骨质疏松性骨折发生后，再骨折的风险显著增加。

4.对心理状态及生活质量的影响　骨质疏松症及其相关骨折对患者心理状态的危害常被忽略，主要的心理异常包括恐惧、焦虑、抑郁、自信心丧失等。老年患者自主生活能力下降，以及骨折后缺少与外界接触和交流，均会给患者造成巨大的心理负担。应重视和关注骨质疏松症患者的心理异常，并给予必要的治疗。

较严重的维生素 K 缺乏者还有其独有的临床表现——出血[8]，分为以下几种类型：①皮肤、黏膜出血如皮肤紫癜、瘀斑、鼻出血、牙龈出血等。②内脏出血（如呕血、黑便、血尿）及月经过多等，严重者可出现颅内出血。③外伤或手术后伤口出血。

### （二）诊断

乳腺癌患者中维生素 K 缺乏相关骨质疏松症的主要诊断方法与一般骨质疏松症的诊断方法一致。另外，该病仍需参考维生素 K 缺乏的诊断标准[20]，即满足以下任意一条或几条诊断标准：①存在引起维生素 K 缺乏的基础疾病；②皮肤、黏膜及内脏轻中度出血；③凝血酶原时间（PT）、活化部分凝血活酶时间（APTT）延长，F X、F IX、F VII及凝血酶原抗原和活性降低；④维生素 K 治疗有效。

## 五、治疗与预防

### （一）治疗原则

（1）积极补充维生素 K，处理导致维生素 K 减少的病因。
（2）骨质疏松症骨丢失的预防与治疗。

### （二）治疗措施

1.调整生活方式[19]
（1）加强营养，均衡膳食：建议多食用绿色蔬菜，绿色蔬菜富含维生素 K，且肠道细菌又可以纤维素为主要原料合成内源性维生素 K。摄入富含钙、低盐和适量蛋白质的均衡膳食。
（2）充足的日照：建议上午 11 点到下午 3 点间直接暴露较多皮肤于阳光下15~30 分钟（暴露时长取决于日照时间、纬度、季节等因素）。
（3）规律运动：建议进行有助于骨健康的体育锻炼和康复治疗。运动可改善机体敏捷性、力量、姿势及平衡等，减少跌倒风险，运动还有助于增加骨密度，如步行、跑步、爬楼梯、练瑜伽、练太极拳、跳舞、负重训练等。

（4）戒烟戒酒。

2.补充维生素 K[19]　四烯甲基萘醌是维生素 $K_2$ 的一种同型物，是 γ-羧化酶的辅酶，在 γ-羧基谷氨酸的形成过程中起重要作用，γ-羧基谷氨酸是骨钙素发挥正常生理功能所必需的，具有提高骨量的作用。维生素 $K_2$ 使用注意事项：维生素 $K_2$ 口服剂型在小肠内吸收，其吸收依赖胆盐的存在，宜餐后服用；空腹服用时，吸收率极低。有肝胆疾病并伴有脂肪吸收障碍时，口服维生素 K 效果不佳。常见副作用为胃肠道反应。肌内注射剂易吸收。快速静脉注射时，可出现颜面潮红、呼吸困难、胸痛等症状，甚至可致死。严重肝功能损害者应用大剂量维生素 K 时，可进一步影响肝功能。维生素 K 禁忌与华法林合用。

3.骨质疏松症的预防与治疗

（1）抑制骨吸收

1）双膦酸盐：可抑制破骨细胞活性和骨质吸收。高钙血症一旦明确，应尽早开始使用，因其起效通常需 2～4 天[21]。轻度者可使用阿仑膦酸钠等，中重度者可使用帕米膦酸钠、唑来膦酸等。有研究显示，双膦酸盐类药物还可降低乳腺癌骨转移的风险，提高绝经后女性总体生存率和无病生存率[22]。

2）降钙素：可直接抑制破骨细胞的功能，并促进肾脏对钙的排泄。虽然效果相对双膦酸盐弱，但起效较快，在临床上常与双膦酸盐联合使用[23]。

（2）促进骨形成：地诺单抗可抑制破骨细胞活化，减少骨吸收，对双膦酸盐不敏感的高钙血症也有效，它不经肾脏代谢，可用于肾功能不全患者的高钙血症[24]。

（3）调节血钙

1）糖皮质激素：对转移性乳腺癌局部溶骨性高钙血症有显著的治疗效果，但起效缓慢[24]。有报道，糖皮质激素可激活转移灶的糖皮质激素受体，促进病灶转移，降低生存率，应谨慎使用[25]。

2）钙剂与维生素 D：对于恶性肿瘤体液性高钙血症与局部溶骨性高钙血症等原因引起的高钙血症，应避免钙剂与维生素 D 的过量补充。然而，对于维生素 D 缺乏/不足和（或）钙剂补充不足相关可逆性继发性甲状旁腺功能亢进症导致的高钙血症，应及时足量地补充钙剂与维生素 D，尽早促进骨形成，而不是限制钙剂与维生素 D 的摄入[26]。

骨质疏松症是严重影响乳腺癌患者生活质量的疾病之一。乳腺癌患者维生素 K 缺乏相关骨质疏松症是可防可治的，应积极纠正维生素 K 缺乏的病因，维持骨量和骨质量，预防增龄性骨丢失，避免跌倒和骨折。

（宋靖宇　孔令泉）

# 参 考 文 献

[ 1 ] Villa JKD，Diaz MAN，Pizziolo VR，et al. Effect of vitamin K in bone metabolism and vascular calcification：a review of mechanisms of action and evidences［J］. Crit Rev Food Sci Nutr，2017，57（18）：3959-3970.

[ 2 ] Kobayashi M，Hara K，Akiyama Y. Effects of vitamin K2（menatetrenone）on calcium balance in ovariectomized rats［J］. Jpn J Pharmacol，2002，88（1）：55-61.

[ 3 ] Traber MG. Vitamin E and K interactions—a 50-year-old problem［J］. Nutr Rev，2008，66（11）：624-629.

[ 4 ] Shearer M J，Newman P. Metabolism and cell biology of vitamin K［J］. Thromb Haemost，2008，99（4）：530-547.

[ 5 ] Matsumoto T，Miyakawa T，Yamamoto D. Effects of vitamin K on the morphometric and material properties of bone in the tibiae of growing rats［J］. Metabolism，2012，61（3）：407-414.

[ 6 ] Schurgers LJ，Teunissen KJF，Hamulyák K，et al. Vitamin K-containing dietary supplements：comparison of synthetic vitamin K1 and natto-derived menaquinone-7［J］. Blood，2007，109（8）：3279-3283.

[ 7 ] 周建烈，陈杰鹏，段丽丽，等. 维生素 $K_2$（MK-7）防治骨质疏松的作用机制研究进展［J］. 中国骨质疏松杂志，2019，25（04）：539-545.

[ 8 ] 朱爱华，罗敏洁，张伟利. 晚发性维生素 K 缺乏症的临床特征及其预防［J］. 临床儿科杂志，1998，16（6）：399-420.

[ 9 ] 方瑞斌，雷泽，刘忠厚. 维生素 $K_2$ 与骨健康［J］. 中国骨质疏松杂志，2013，19（2）：191-198.

[ 10 ] Iwamoto J，Sato Y，Takeda T，et al. High-dose vitamin K supplementation reduces fracture incidence in postmenopausal women：a review of the literature［J］. Nutr Res，2009，29（4）：221-228.

[ 11 ] 罗晓茹. 维生素 $K_2$ 在治疗绝经后骨质疏松症中的作用［J］. 国外医学·药学分册，2006，33（5）：379-380.

[ 12 ] Burckhardt P，Dawson-Hughes B，Heaney RP. 骨质疏松营养学［M］. 裴福兴，刘洋，译. 北京：人民卫生出版社，2009.

[ 13 ] Vermeer CV. Vitamin K：the effect on health beyond coagulation—an overview［J］. Food Nutr Res，2012，56（1）：5329.

[ 14 ] Jie KS，Gijsbers BL，Knapen MH，et al. Effects of vitamin K and oral anticoagulants on urinary calcium excretion［J］. Br J Haematol，1993，83（1）：100-104.

[ 15 ] Scholz-Ahrens KE，Böhme P，Schrezenmeir J，et al. Vitamin K deficiency affects calcium retention，bone mineralization in growing and ovariectomized rats［J］. Osteoporos Int，1996，6（1）：141-143.

[ 16 ] 雷泽，付正启，木晓云，等. 维生素 $K_2$：新型骨质疏松防治药物［J］. 中国骨质疏松杂志，2010，16（1）：60-63.

［17］Masatoshi K，Kuniko H，Yasuhiro A．Effects of vitamin $K_2$（menatetrenone）on calcium balance in ovariectomized rats［J］．Jpn J Pharmacol，2002，88（1）：55-61．

［18］Yoshiko I，Hideyuki Y，Hisashi M，et al．Menatetrenone prevents osteoblast dysfunction in unilateral sciatic neurectomized rats［J］．Jpn J Pharmacol，2002，90（1）：88-93．

［19］夏维波，章振林，林华，等．原发性骨质疏松症诊疗指南［J］．中国骨质疏松杂志，2019，25（3）：281-309．

［20］杨立彬，霍淑芳，黄艳智．晚发性维生素 K 缺乏症与维生素 D 缺乏性佝偻病的相关性探讨［J］．中国实用儿科杂志，2000，15（10）：625-626．

［21］Pecherstorfer M，Steinhauer EU，Rizzoli R，et al．Efficacy and safety of ibandronate in the treatment of hypercalcemia of malignancy：a randomized multicentric comparison to pamidronate［J］．Support Care Cancer，2003，11（8）：539-547．

［22］O'Carrigan B，Wong MH，Willson ML，et al．Bisphosphonates and other bone agents for breast cancer［J］．Cochrane Database Syst Rev，2017，10（10）：CD003474．

［23］Santarpia L，Koch CA，Sarlis NJ．Hypercalcemia in cancer patients：pathobiology and management［J］．Horm Metab Res，2010，42（3）：153-164．

［24］Mirrakhimov AE．Hypercalcemia of malignancy：an update on pathogenesis and management［J］．N Am J Med Sci，2015，7（11）：483-493．

［25］Obradović MMS，Hamelin B，Manevski N，et al．Glucocorticoids promote breast cancer metastasis［J］．Nature，2019，567（7749）：540-544．

［26］孔令泉，伍娟，田申，等．关注乳腺癌患者维生素 D 缺乏/不足及相关甲状旁腺功能亢进症的防治［J］．中华内分泌外科杂志，2020，14（5）：353-357．

# 第十四章 乳腺癌术后慢性疼痛综合征及术后患肢功能障碍的诊治

乳腺癌是女性最常见的恶性肿瘤。其综合治疗方法包括外科手术、化疗、放疗、内分泌治疗、靶向治疗（targeted therapy）及生物免疫治疗等。手术治疗后可能出现一些术后并发症，其中最常见的是术后慢性疼痛和患肢功能障碍。乳腺癌术后慢性疼痛综合征（chronic post-mastectomy pain syndrome，CPMPS）是指在临床上排除其他原因引起的疼痛前提下，乳腺癌术后患者胸部、腋窝、上臂及肩部出现不同程度的慢性疼痛，持续时间不短于 3 个月。CPMPS 可严重影响乳腺癌患者术后的生理、心理健康及生活质量。其病因和机制尚不完全明确，多认为可能是乳房切除术（mammectomy）中对肋间神经（intercostal nerve）的损伤而引起的肋间神经痛，同时手术类型（尤其是全腋窝淋巴结清扫）、放疗、化疗、年龄、围手术期处理、肿瘤的大小等均是引起该综合征的影响因素[1, 2]。据流行病学调查统计，CPMPS 的临床占比可达 20%～68%，需引起重视[3]。

## 一、乳腺癌术后慢性疼痛综合征

### （一）病因

CPMPS 是伤及外周末梢神经感受器引起的慢性神经痛，是手术时对神经的损伤所致（尤其是对 $T_2$ 肋间神经损伤）。肋间神经支配上胸部及上臂上内侧通向腋窝的部分感觉，手术时对腋窝的牵拉及解剖都可能造成某种损伤；手术还可影响其他神经如肋间臂神经、胸内侧神经、胸长神经及臂丛神经，范围可从上臂、胸前至腋窝。一项研究显示，即使能够保留臂丛和外周神经，对神经的牵拉及挤压也会引起乳腺癌术后疼痛；另一项研究显示，80%～100%接受了乳房切除术和腋窝淋巴结清扫的患者，可因肋间神经受损而出现术后疼痛[4-7]。

### （二）危险因素

1.年龄 研究表明，低龄是 CPMPS 的独立危险因素之一[8, 9]。低龄患者往往会承受来自社会、工作及家庭等多方面的压力，术前焦虑、抑郁的发生率高于中高龄患者，此外，低龄患者对术后康复的期望值更高，同时疼痛的阈值比较低，中枢神经系统对疼痛的敏感度较高；且低龄患者乳腺癌往往恶性程度较高，进展更快且易复发转移，因此相对力度较大的综合治疗会给低龄患者带来更多身心压力，故低龄患者更易发生 CPMPS[1]。

2.手术类型　CPMPS 发生的机制多与术中神经损伤有关，因此手术类型也是 CPMPS 的独立危险因素。一项对四种术式——单纯乳房切除术、乳房切除术与乳房重建术（breast reconstruction）、单纯隆胸术、乳房缩小术的调查研究显示，乳房切除术与重建术组术后 1 年疼痛的发生率（49%）显著高于单纯乳房切除术组（31%）和乳房缩小术组（22%），可能是由乳房假体引起的继发性疼痛。有学者提出，尤其是涉及腋窝淋巴结清扫的手术操作，肋间神经损伤最常见，术中由牵引或瘢痕形成的损伤可能导致 CPMPS。此外，手术经验也会影响术后慢性疼痛症状的发生[1,6]。

3.术后放疗　可以使肋间神经进一步损伤并加重 CPMPS。腋窝淋巴结清扫和放疗的患者，与单纯行根治性乳房切除术的患者相比，术后 1～2 年有更多的明显胸壁触痛、上臂水肿及活动受限等[1]。

4.术后急性疼痛的管理　CPMPS 属于慢性神经病理性疼痛，而慢性疼痛的发生发展与急性期疼痛的处理有关，急性疼痛在年轻、未婚、曾行多次侵入性手术和术前情绪波动较大的女性中更多见。相关研究表明，术前焦虑是一项能够独立预测术后 30 天内发生急性疼痛的因子。因此，各种原因引起急性疼痛的管理不当可能导致 CPMPS 的发生发展[1]。

5.慢性疼痛病史　有慢性头痛的患者更易患 CPMPS[1]。在既往有慢性神经病理性疼痛的患者中，长期的疼痛刺激使中枢神经系统疼痛调节机制改变及部分脑功能的重塑导致 CPMPS。

6.腋窝淋巴结清扫　容易伤及邻近的肋间臂神经，是导致 CPMPS 的重要原因。研究显示，乳腺癌术中保留肋间臂神经可降低 CPMPS 发生率。近年来，对于前哨淋巴结活检阴性的乳腺癌患者，免除其腋窝淋巴结清扫是可行且安全的，还可减少 CPMPS 的发生风险[1]。

7.其他相关性因素　包括遗传敏感性、婚姻状况、就业状况、住房、吸烟、围手术期疼痛、肿瘤较大、手术后并发症（如感染和出血等）、术后化疗、手术前抑郁焦虑等在 CPMPS 发展中也可能有重要作用。研究证实，围手术期体内低表达的皮质醇可能与急性术后疼痛相关，但尚无足够的证据表明其可影响慢性术后疼痛[1]。

## （三）诊断与分类

目前诊断 CPMPS 尚无有效的辅助检查手段，可根据疼痛的严重程度采用疼痛数字分级评分法（numerical rating scale，NRS）进行评估，总分 0～10 分，评分越高，疼痛越剧烈；评分≥4 分为中重度疼痛。排除其他原因引起的疼痛后，术后出现不同部位、性质、程度、频率的疼痛，以及肿胀或活动受限不低于 3 个月，极少或不能自行缓解，根据 CPMPS 的临床表现，可分为四个类型。①肋间神经痛：无论术中是否行淋巴结清扫，在乳腺癌术后肋间神经分布区出现的疼痛及感觉异常。②幻乳痛：已经切除乳房的部位出现疼痛及感觉异常。③继发于神经存在的疼痛：包括手术瘢痕部位、胸部或手臂由触碰诱发的疼痛。④由其他神经损伤引起的疼痛：包括胸内侧神经、胸外侧神经、胸背神经及胸长神经损伤引起的疼痛[10]。

### （四）治疗

1.药物治疗 药物治疗是 CPMPS 主要的预防和治疗手段，按给药方式可分为无创给药和有创给药；按药物使用时间节点可分为预防性用药和 CPMPS 发生后用药。

（1）无创给药最常见的方式是口服阿片类药物和非甾体抗炎药，临床上常用的镇痛药物包括布洛芬、塞来昔布、阿司匹林等。由于 CPMPS 与心理因素及神经性疼痛相关，抗抑郁药物及抗癫痫药物也常用于治疗。外用药物的应用也已逐渐广泛。5%利多卡因贴剂、氟比洛芬酯贴膏可单用或配合其他药物应用于 CPMPS 治疗。

（2）有创给药包括注射镇痛药物如山莨菪碱注射液、阿托品注射液、盐酸曲马多注射液、地佐辛注射液、氟比洛芬酯注射液等，还可选用各类神经阻滞。神经阻滞是近年来研究较多的治疗方法。星状神经节阻滞和椎旁神经节阻滞可用于治疗乳腺癌术后慢性疼痛，优点是快速起效，缺点是镇痛作用不够持久[11]。

前述药物治疗通常在 CPMPS 发生后进行，而预防性用药是指在围手术期和手术期间使用药物以预防 CPMPS 发生。

2.手术治疗 治疗 CPMPS 的手术方式有自体脂肪移植术、神经阻滞（胸椎旁神经阻滞、胸壁神经阻滞、前锯肌平面阻滞）、神经消融技术（酒精神经消融、脉冲射频消融）及埋置药物泵等。

目前临床工作中，大部分采用患者自控镇痛技术进行术后镇痛，其组方常采用阿片类药物、复合非阿片类药物和其他辅助药物，从而达到术后镇痛、镇静、止吐等效果。虽然患者自控镇痛技术可以提供良好的术后镇痛，但目前更提倡多药物、多模式镇痛方法，以减少部分药物的副作用，提高镇痛效果。

### （五）康复治疗

康复治疗作为一种新兴的疼痛治疗方式，没有药物的副作用，不仅能够减轻疼痛，还可以改善患者肢体功能和精神心理症状，有良好的发展前景。因此，只关注疼痛的缓解是远远不够的，需结合术后康复性治疗、功能的恢复及提高[12, 13]。

1.物理治疗　包括水中理疗、消肿理疗、手法理疗、运动理疗等方法。水中理疗需每周3次、持续8周的水上练习计划，训练在32℃暖水池中进行，每次训练包括热身训练10分钟、低强度有氧耐力和核心稳定性训练35分钟、伸展和放松15分钟，水中理疗可使颈部疼痛、肩腋疼痛、第5和第6颈椎关节压力疼痛显著改善，痛阈明显上升[13]。

2.认知疗法　是根据认知过程影响情感和行为的理论假设，通过认知和行为技术来改变患者不良认知的一类心理治疗方法，其目的在于减轻患者对乳腺癌本身的焦虑，可以更好地减轻患者的心理负担，是一种经典的康复治疗手段[13]。

3.音乐治疗　音乐可以转移患者对疼痛的专注性，能够缓解神经源性疼痛，作为一种安全无害的干预措施，音乐疗法不仅方便、廉价，还能够在不额外增加风险的前提下对患者进行康复治疗[13]。

4.经皮神经电刺激疗法（transcutaneous electrical nerve stimulation，TENS）　已广泛用于临床疼痛的治疗。多项研究显示，TENS可以显著降低疼痛强度和减少患者的镇痛需求。经皮脊髓电刺激镇痛对疼痛和生活质量都表现出了有益的影响[13]。

5.中医治疗康复法　中医治疗作为一种传统且有效的方法，往往可以给患者带来身心放松及疼痛的缓解，最常见的手段是针灸镇痛治疗[13]。

## 二、乳腺癌术后患肢功能障碍

由于手术创面大，切除范围广，乳腺癌术后并发症发生率相对较高，手术难免伤及血管、神经及肌肉等，部分患者可出现关节僵硬、肌肉粘连和萎缩等并发症，除上文提及的乳腺癌术后CPMPS，乳腺癌术后患者还可能出现淋巴水肿、患肢功能障碍等并发症，不但增加医疗负担，也给患者身心带来痛苦，影响生活质量。据文献统计，乳腺癌术后患侧肢体功能障碍的发生率较高，且有较多患者的患侧上肢功能在术后1年仍未恢复至术前水平。术后患肢功能障碍常表现为肩关节活动及上肢运动受限、肌力下降、患肢疼痛，或者局部感觉异常等，若不及时进行有效的干预，肢体障碍会愈发严重，从而在许多方面对患者产生不良影响，包括心理、工作、生活质量及对乳腺癌手术的期望与信心等。因此，乳腺癌术后患肢功能障碍的预防同样重要[14, 15]。

### （一）引起乳腺癌术后患肢功能障碍的因素

1.手术因素　手术是引起术后肢体功能障碍最主要的因素，最常见的是乳腺癌根治术，其不仅切除乳房，还切除了肿瘤周围皮肤、脂肪组织及相关神经、血管、淋巴结甚至部分肌肉。术后腋下、胸壁瘢痕形成，严重影响了患侧上肢的活动。腋窝淋巴结清扫切断了上肢淋巴的回流通路，使得上肢的淋巴液不能充分回流，导致间质液中的蛋白浓度增高、滤过压增加、胶体渗透压差值降低，最终出现上肢水肿，依据个体差异可出现不同程度的肢体功能障碍。转移淋巴结越多者，术后上肢水肿及功能障碍越严重。某些医源性损伤如伤及重要的神经（腋神经、肩袖神经、臂丛神经、胸背神经等）和血管，更易发生肢体功能障碍[16]。

2.术后放疗　乳腺癌术后放疗引起的上肢水肿及功能障碍，通常在接受放疗后1~2个月出现。研究证实，放疗可使淋巴管纤维化，大剂量的放疗致淋巴管损伤，尤其是已行腋窝淋巴结清扫术的患者接受放疗后，更容易使淋巴管损伤阻塞而引起淋巴水肿和功能障碍。此外，放疗可使皮肤干燥粗糙，导致皮肤易发感染，加重淋巴受阻。因此，乳腺癌患者术后是否需放疗，放疗时机、剂量、面积等的确定，应严格按照指南进行。术后放疗要保证患肢功能良好，一旦患肢抬举受限，就需先进行功能锻炼，根据患肢功能障碍程度，制订个体化锻炼计划并指导落实执行[16]。

3.患者既往史　部分乳腺癌患者既往有上肢功能障碍，如先天性发育不全、老年患者上肢肌肉退行性改变、骨关节炎或既往有上肢手术史等，也可能造成乳腺癌术后上肢功能障碍[16]。

4.其他因素　某些化疗药物对患者的躯体神经、血流情况等有不同程度的副作用，从而使某些患者化疗后上肢功能障碍加重[16-18]。

### （二）预防术后患肢功能障碍

目前乳腺癌术后患肢功能障碍发生率较高，患者术后生活质量易受到影响，针对患者个性特点的康复操锻炼有利于乳腺癌术后患肢及肩部、背部功能的恢复，可明显缓解上肢功能障碍；同时有利于患者心理调节，提高生活质量[19]。

1.术后上肢功能锻炼　进行早期功能锻炼者，患肢抬举和外展功能可以得到较好的恢复。应遵循循序渐进、不影响手术切口恢复的原则。目前大多数医院采取分阶段术后锻炼进行康复治疗。术后早期伤口放置引流管，只进行简单的较轻度的手、腕、肘部锻炼，如伸指、握拳屈腕、屈肘活动等。拔除引流管后，可增加上臂功能练习，如用患肢的手逐渐摸同侧的耳，进一步摸对侧的肩，同时练习患肢内收、内旋，向前抬高伸展，逐步上举等活动。拆线出院前，要开始肩关节的锻炼，如用患肢梳头，将患肢的手越过头顶去触摸对侧耳，特别推荐手指爬墙活动，这是锻炼上肢和肩关节较理想的方法，同时进行上肢旋转和后伸运动，能促进上肢功能较快恢复。患者出院后，要继续锻炼，可重复上述各项练习，并逐渐增加负重练习。

2.定期监测患肢功能　患者锻炼时评估疼痛度和定期监测上肢功能，有利于保证患者坚持康复锻炼计划，由于乳腺癌患者手术切口、创面大小、腋窝淋巴结清扫方式及痛阈存在较大差异，术后需根据具体创面情况及手术方式，结合患者耐痛能力制订康复计划，并评估患者锻炼中的疼痛度，指导患者掌握正确的锻炼度，使其不会因不适应而终止练习，从而有效指导患者坚持训练直至恢复正常[20]。

（魏嘉莹　孔令泉）

## 参 考 文 献

［1］Wang L，Guyatt GH，Kennedy SA，et al. Predictors of persistent pain after breast cancer surgery：a systematic review and meta-analysis of observational studies［J］. CMAJ, 2016, 188（14）：E352-E361.

［2］辛玲，冯艺. 乳腺癌术后疼痛综合征的前瞻性研究及相关因素分析［J］. 中国疼痛医学杂志，2013，19（3），159-163.

［3］Wang K，Yee C，Tam S，et al. Prevalence of pain in patients with breast cancer post-treatment：a systematic review［J］. Breast, 2018, 42：113-127.

［4］Spivey TL，Gutowski ED，Zinboonyahgoon N，et al. Chronic pain after breast surgery：a prospective，observational study［J］. Ann Surg Oncol，2018，25（10）：2917-2924.

［5］Feeney LR，Tormey SM，Harmon DC. Breast cancer and chronic pain：a mixed methods review［J］. Ir J Med Sci，2018，187（4）：877-885.

［6］Pereira S，Fontes F，Sonin T，et al. Neuropathic pain after breast cancer treatment：characterization and risk factors［J］. J Pain Symptom Manage，2017，54（6）：877-888.

［7］李博然，张享，王鑫，等. 乳腺癌术后疼痛综合征发生的危险因素［J］. 中国实验诊断学，2017，21（5）：926-928.

［8］赵怡，贾香美. 乳腺癌根治术后慢性疼痛的影响因素分析［J］. 中国医学前沿杂志（电子版），2019，11（1）：118-121.

［9］Habib AS，Kertai MD，Cooter M，et al. Risk factors for severe acute pain and persistent pain after surgery for breast cancer：a prospective observational study［J］. Reg Anesth Pain Med，2019，44（2）：192-199.

［10］Lee CH，Chung SY，Kim WY，et al. Effect of breast cancer surgery on chest tightness and upper limb dysfunction［J］. Medicine（Baltimore），2019，98（19）：e15524.

［11］Khan JS，Ladha KS，Abdallah F，et al. Treating persistent pain after breast cancer surgery［J］. Drugs，2020，80（1）：23-31.

［12］邵芃，贾杰. 乳腺癌术后持续性疼痛及其康复治疗进展［J］. 中国康复理论与实践，2018，24（2）：128-133.

［13］Yang A，Sokolof J，Gulati A. The effect of preoperative exercise on upper extremity recovery following breast cancer surgery：a systematic review［J］. Int J Rehabil Res, 2018, 41（3）：189-196.

［14］张锋良，陶连元，高飞，等. 乳腺癌术后的上肢功能障碍［J］. 中国康复理论与实践，2011，17（12）：1136-1138.

［15］Ribeiro IL，Moreira RFC，Ferrari AV，et al. Effectiveness of early rehabilitation on range of motion，muscle strength and arm function after breast cancer surgery：a systematic review of randomized controlled trials［J］. Clin Rehabil，2019，33（12）：1876-1886.

［16］Andersen KG，Duriaud HM，Aasvang EK，et al. Association between sensory dysfunction and pain 1 week after breast cancer surgery：a psychophysical study［J］. Acta Anaesthesiol Scand，2016，60（2）：259-269.

［17］Siqueira TC，Frágoas SP，Pelegrini A，et al. Factors associated with upper limb dysfunction in breast cancer survivors［J］. Support Care Cancer，2020，9（4）：1933-1940.

［18］De Groef A，Meeus M，De Vrieze T，et al. Pain characteristics as important contributing factors to upper limb dysfunctions in breast cancer survivors at long term［J］. Musculoskelet Sci Pract，2017，29：52-59.

［19］段冉冉，赵振彪，槐雅萍. 乳腺癌术后上肢常见并发症康复训练研究进展［J］. 中国康复理论与实践，2017，23（9）：1007-1010.

［20］李强. 研究早期阶段性功能锻炼对乳腺癌改良根治术后患者上肢功能障碍康复效果的影响［J］. 中国医药指南，2018，16（22）：88.

# 第十五章 乳腺癌患者伴随腰腿痛的诊治

腰腿痛是一组临床常见症状的统称，是指下肋骨边缘和臀线之间背部（腰、腰骶、骶髂、臀部等处）的疼痛，可伴有一侧或两侧下肢痛症状。腰腿痛作为全球第一大致残原因，发病率约为 11.9%，严重影响患者健康[1]。慢性腰腿痛也是乳腺癌患者常见伴发症状，但这方面的研究仍缺乏大规模的数据。

有研究显示，乳腺癌幸存者中肌肉骨骼系统导致的疼痛占比最高，约为 71%[2]。乳腺癌手术后慢性疼痛中腰腿痛是除手术部位（胸壁、腋窝、颈肩）相关疼痛外的高发病种，发病率为 5% ~ 10% [3]。乳腺癌的相关治疗如手术、化疗、内分泌治疗、放疗等均不同程度增加慢性腰腿痛的发病率或加重其原有程度。乳腺癌骨转移也会导致腰腿痛的发生[4, 5]。

## 一、病因及分类

引起腰腿痛的病因很多，如退变、创伤、炎症、肿瘤、先天性疾病、邻近器官组织病变等均可引起腰腿痛。腰腿痛目前尚无全面、准确的分类方法，一般分为非特异性腰腿痛和特异性腰腿痛（伴或不伴腿痛）；按发病持续时间可分为急性腰腿痛（6 周以内）、亚急性腰腿痛（6 ~ 12 周）和慢性腰腿痛（12 周以上）[6, 7]。

## 二、临床表现

### （一）症状

疼痛和活动受限是腰腿痛患者常见的临床症状，疼痛部位、牵涉部位及程度，有无根性疼痛对于腰腿痛的鉴别诊断有决定性的意义，疼痛程度评估可使用视觉模拟评分法（VAS）测量，疼痛相关的变量可以用 PQRST 法评定，即 P（provokes，疼痛的诱发因素），Q（quality，疼痛的性质），R（radiate，疼痛的位置），S（severity，疼痛的严重程度），T（time，疼痛的时间），应动态观察疼痛的变化，以随时反映治疗情况[8]。

同时应关注患者全身情况，如有发热、寒战，要高度怀疑合并感染；当合并脊柱结核（spinal tuberculosis）时表现为午后低热、疲倦、消瘦、盗汗、食欲下降与贫血等症状；合并进展期乳腺癌及其他恶性疾病时可表现为体重减轻、恶病质；合并神经功能受累时，会出现肌力、感觉异常；如出现消化系统、泌尿系统等异常，可能为其他相关器官疾病引起。

对于乳腺癌合并腰腿痛患者，详细的病史询问非常重要，对一些重要征象进行合理的分类评估，是细化诊断的关键。评估的重点是识别腰腿痛是否由一些诊断明确的疾病引起，如腰椎间盘突出症、骨质疏松症、骨折及肿瘤骨转移等，重点识别需要急诊处理的情况，以免造成不良后果[9]。

### （二）体征

腰腿痛患者的症状多变，特异性不强，进行仔细的体格检查对明确诊断十分重要，相关体格检查要点如下。

一般情况：患者就诊时的体态是否正常，是否因腰腿痛影响正常生活，有无强迫体位，能否正常行走、下蹲起身等。

视诊：腰背部皮肤色泽是否正常，有无咖啡斑或毛发过度生长，两侧是否对称，肌肉是否平衡，有无瘢痕，棘突有无台阶感，脊柱有无后凸、侧凸畸形。

触诊：局部皮温是否正常，肌肉有无痉挛。

压痛点检查：对于腰腿痛的患者要重点检查腰背部的具体压痛点，是位于棘突还是椎旁，是沿肌肉走行还是散发。

腰椎活动度检查：正常腰椎的活动分为前屈、后伸、左右侧屈和旋转，腰腿痛患者可有不同程度的活动受限。

下肢肌力检查：肌力分为6级，即0~5级。

感觉检查：检查痛觉部位，下肢痛触觉是否减退。注意检查会阴部感觉。

特殊检查：膝、踝反射，病理反射（Babinski征），肛门反射，球海绵体反射。

特殊体征：①直腿抬高试验及加强试验。患者仰卧，伸膝，被动抬高患肢，抬高在60°以内出现坐骨神经痛，称为阳性。在直腿抬高试验阳性时，缓慢降低患肢高度，至放射痛消失时，再被动背屈踝关节以牵拉坐骨神经，如又出现放射痛，称为加强试验阳性。②拾物试验。患者从地上拾物时，不能弯腰，被迫挺腰屈膝屈髋下蹲才能取物，称为拾物试验阳性。见于骶髂关节病变、腰椎感染。③"4"字试验。使髋关节屈曲、外展和外旋，将外踝置于另一侧髌骨上方，检查者用手下压其膝部，如出现检查侧髋部疼痛或膝部不能触及桌面则为阳性。双侧对比，可能提示髋关节病变。

神经系统检查（表15-1）：非特异性腰腿痛一般无神经系统受累表现，如出现下肢、肛门痛触觉减退，下肢肌力、肛门括约肌肌力下降、膝反射、踝反射、肛门反射异常，则需寻找更深层病因。

#### 表 15-1　腰腿痛患者的神经功能筛查[10]

| 受累节段 | 受累神经根 | 感觉影响部位 | 运动影响部位 | 筛查动作 | 受累反射 |
|---|---|---|---|---|---|
| $L_2 \sim L_3$ | $L_3$ | 大腿前侧/内侧 | 屈髋 | 爬楼梯 | — |
| $L_3 \sim L_4$ | $L_4$ | 小腿前侧/足内侧 | 伸膝 | 下蹲起立 | 膝反射 |
| $L_4 \sim L_5$ | $L_5$ | 小腿外侧/足背侧 | 踝背伸/踇背伸 | 足跟行走 | — |
| $L_5 \sim S_1$ | $S_1$ | 小腿后侧/足外侧 | 踝关节跖屈 | 踮脚行走 | 踝反射 |

### （三）检查

1.实验室检查　大多数腰腿痛患者不需要进行实验室检查，但为鉴别某些特异性腰腿痛，可进行以下检查：①血炎症指标，如血常规（白细胞、中性粒细胞比例）、C反应蛋白、红细胞沉降率、降钙素原；②肿瘤标志物（tumor marker），如癌胚抗原、甲胎蛋白、糖类抗原CA19-9和CA125等；③骨代谢相关指标，如Ⅰ型前胶原N端前肽（PⅠNP）、Ⅰ型胶原交联C端肽（CTX）、骨钙素、Ⅰ型前胶原C端前肽（PⅠCP）等；④免疫指标，如怀疑合并免疫系统异常导致的炎性脊柱病变，可以筛查人类白细胞抗原B27（HLA-B27）、类风湿因子、抗环瓜氨酸肽（cyclic citrullinated peptide，CCP）抗体等。

2.影像学检查　虽然国内外相关指南对一般腰腿痛患者初次就诊不推荐进行影像学检查，但对于乳腺癌伴随腰腿痛的患者进行鉴别诊断，有重要的临床意义。常规的影像学检查通常会在没有腰腿痛受检者中显示异常发现，从而很难确定哪些影像学发现具有临床意义。有研究发现，60岁以上无症状的成年人中，22%～67%的受检者在MRI上显示椎间盘突出（protrusion of intervertebral disc），21%有椎管狭窄[11]。骨关节炎也常在影像学上看到，但多无腰腿痛症状[12]。在一项针对188人的、40～80岁的人群研究中，60%的男性和67%的女性在腰部CT中出现了小关节突骨关节炎。小关节突骨关节炎的患病率随年龄增长而增加，但与腰痛无相关性[13]。此外，通过CT或MRI对33例无症状成年人的检查结果显示，随着年龄的增长，退行性腰椎改变的患病率逐渐增加，30岁成年人中有9%的腰椎小关节突和52%的椎间盘退变，同样的退变在80岁以上的人群中分别占83%、96%[14]。所以对于腰腿痛的患者，不能只依靠影像学检查结果来判断患者疼痛的原因，还应充分结合患者症状、体征综合判断。

（1）X线检查：通常作为常规检查，一般拍摄腰椎正、侧位X线片，若怀疑腰椎不稳等可以加做过伸、过屈动力位片。X线片可反映腰椎生理曲度变化、畸形、失稳、椎体形态及椎旁软组织等改变。一般腰椎退变的X线片表现为骨质增生、椎间隙狭窄、椎间盘滑脱、脊柱侧弯等，还可显示骨质疏松、骨折、部分肿瘤骨转移引起的骨质破坏、骨膜反应，脊柱感染可表现为椎间隙狭窄、病理性骨折、死骨形成等。

（2）CT：在脊柱影像学评估中有重要作用，可提供断层扫描图像，对大部分病变能够良好地显示其大小、部位、累及范围。CT以高分辨率、无重叠和图像后处理的优点，弥补了传统X线检查的不足，对于需要高级影像学检查但无法进行MRI的患者，通常进行腰椎CT检查[15]。

（3）MRI：在显示软组织方面具有独特优势，可清晰显示腰部椎间盘、韧带、硬膜囊、脊髓、神经根等相关软组织结构，可区分脊柱肿瘤、感染、炎症等病变，对椎管内脊髓、神经根显像较为清晰，在脊柱肿瘤、骨折、退变等疾病的鉴别诊断中有重要价值。对于大多数需要进一步检查的腰腿痛患者，多认为腰椎 MRI 是最好的检查[15, 16]。MRI 比普通 X 线检查对脊柱感染和恶性肿瘤的检测敏感性更高[17]。

（4）单光子发射计算机断层成像（SPECT）：可用于全身性骨骼显像，是检测转移性骨肿瘤敏感的方法，同时对 MRI 禁忌者是良好的选择，但是新鲜骨折、感染、肿瘤都可能表现为阳性显像，特异性不高，也无法观察神经压迫情况。一般不适用于对腰腿痛患者进行初步评估。

（5）骨密度检查：可用于确定患者骨质疏松的情况，以排除骨质疏松压缩性骨折等所致的腰背痛。目前常用的骨密度测量技术包括 DXA 和定量 CT（QCT）等，其中以 DXA 最为常用。

## 三、诊断

乳腺癌伴随腰腿痛的诊断要点在于，区分特异性腰痛和非特异性腰痛[18]，部分患者初诊时尚难以明确诊断，需根据病史和查体、结合影像学检查进行诊断评估。根据评估结果，明确是否有导致腰痛的因素。如存在导致腰腿痛的红色警示征象，需立即进行干预，进一步检查或转相关专科医生处就诊[18]。如考虑非特异性腰痛，则对症治疗，根据疗效再行评估。通过合理规范的治疗，多数患者的症状会有所缓解。

## 四、鉴别诊断

乳腺癌伴随腰腿痛的鉴别诊断十分重要，不仅要将其与常见的退变性腰腿痛疾病相鉴别，也要与乳腺癌骨转移、乳腺癌术后疼痛综合征等相鉴别。通常特异性腰腿痛都有解剖结构的异常，通过病史询问、体格检查、影像学检查能获得一定的线索。但心理因素的影响对腰腿痛也十分重要，如疗效不佳或反复发作的患者，需进行心理疏导。常见特异性腰腿痛的鉴别诊断如下[10, 19, 20]。

1.骨质疏松压缩性骨折　胸腰椎骨质疏松压缩性骨折是骨质疏松症常见的并发症，约占所有骨质疏松性骨折的一半。在西欧，年龄 50 岁以上人群中，1/3 的女性和 1/5 的男性发生骨质疏松性骨折[21]。典型的症状为轻微暴力后，或在突然改变腰部位置（如弯腰、后仰、旋转）、咳嗽、搬重物后出现急性腰背痛，伴或不伴放射痛，CT、MRI 可以鉴别。

2.脊柱肿瘤　可仅表现为腰痛，部分有累及神经根表现，恶性肿瘤有贫血和恶病质，骨代谢异常，CT、MRI 可协助诊断。

3.椎管内肿瘤　起病缓慢，可引起脊髓、神经根、马尾压迫，导致相应的功能障碍。

4.腰椎间盘源性腰痛 好发年龄为 30~60 岁。椎间盘退变、纤维环和（或）髓核撕裂，引起椎间盘内部的炎性反应和局部稳定性降低，共同刺激分布在后纵韧带和纤维环上的痛觉神经感受器，从而产生疼痛。直腿抬高可引发腰部和臀部疼痛，但一般不放射到膝关节以下。MRI 可提示椎间盘脱水、退变，但不能明确诊断，椎间盘诊断性造影对该病具有确诊意义。

5.腰椎间盘突出症 常见于 20~50 岁的患者，男女比例（4~6）:1，多有弯腰劳动或长期静坐工作史，首次发病常在半弯腰持重或突然扭腰动作过程中发生。有下肢神经根受压症状。CT、MRI 检查可发现突出的椎间盘压迫硬膜囊或神经根。

6.腰椎管狭窄症 退行性椎管狭窄多见，发病人群多为中老年人及从事重体力劳动者。可有长期腰痛，并出现一侧或两侧下肢疼痛，站立或行走后疼痛加重，典型症状为间歇性跛行，中央型椎管狭窄还可出现腰骶部及双下肢疼痛、麻木、会阴麻胀感、排尿费力。典型表现是症状重、体征轻。

7.马尾综合征 中央型腰椎间盘突出可压迫马尾神经，出现大小便障碍，表现为尿潴留、尿失禁，肛门括约肌松弛、大便失禁，鞍区麻木，急性发病时应急诊手术。

8.腰椎滑脱症（lumbar spondylolisthesis） 初始症状多为间歇腰痛，进展呈持续性腰痛，休息可缓解。退行性腰椎滑脱发病率随年龄增长而增加，因神经根卡压出现下肢痛、坐骨神经痛，可有间歇性跛行症状。体征：腰前凸增加，两侧腰褶加深，臀部扁平，棘突间有台阶感。

9.腰椎峡部裂（lumbar spondylolysis） 多为先天性病变，症状初时较轻，逐渐出现持续腰痛或腰痛合并下肢痛，卧床休息时缓解，后期可发展为腰椎滑脱症。

10.腰肌劳损（lumbar muscle strain） 起病缓慢，病程较长，无明确的急性外伤史，多有长期在不良姿势下工作、劳动后逐渐发病的病史，部分患者急性腰部扭伤后未经及时正确治疗可转为慢性腰痛。一般以腰痛、酸胀为主要表现，症状较轻者，呈间歇性，如病情较重，可为持续性。多在活动或劳累后加重，休息后减轻。不能久坐或久站，经常要变换体位。在疼痛区有固定的压痛点，在压痛点进行叩击，疼痛反而减轻。直腿抬高试验阴性，下肢无神经受累表现。腰椎 X 线检查一般无阳性发现。痛点局部封闭有良好的效果。

11.腰部扭伤 一般有比较明显的外伤史，伤后即感腰部疼痛，翻身活动时疼痛加重，严重时不能坐起、站立和行走。腰痛可扩散至臀部或大腿，但不超过膝部。腰肌痉挛明显，腰部活动明显受限，活动可使腰痛加重。下肢感觉、肌力、反射无异常。

12.纤维肌痛 与国内诊断的肌筋膜纤维组织炎相似。其有多种命名方式，如肌筋膜炎、肌纤维组织炎、肌筋膜疼痛综合征等。美国风湿病学会（American College of Rheumatology,ACR）2010 年的诊断标准使用了广泛的疼痛指数（WPI）和症状严重程度量表（SS）来判定，WPI≥7 和 SS≥5 或 WPI 3~6 和 SS≥9，症状持续出现至少 3 个月，并且没有其他可诊断的疾病可以解释这种疼痛。

13.骶髂关节劳损　为腰痛的常见原因之一，急性发作时，下腰一侧疼痛严重，放射至臀部或腹股沟区，但不放射到膝关节以下。往往不能下地行走，或勉强跛行，卧床屈髋可缓解疼痛，重者不能翻身，查体时直腿抬高患侧受限，骨盆挤压和分离试验可引起骶髂部疼痛，骶髂上韧带劳损居多，压痛在该处与肌肉附着处髂嵴内侧最明显。

14.脊柱结核　发病率居骨与关节结核的首位，约占 50%，腰椎为好发部位。椎间盘破坏是其特征性表现，导致椎间隙狭窄，引起腰背痛。椎体破坏后形成的冷脓肿可以向后方进入椎管内，压迫脊髓和神经根。下胸椎及腰椎的椎旁脓肿穿破骨膜后，积聚在腰大肌鞘内，形成腰大肌脓肿；也可沿腰大肌流注至股骨小转子处，成为腹股沟处深部脓肿；还能绕过股骨上端的后方，流注至大腿外侧，甚至沿阔筋膜向下流至膝上部位。

15.化脓性脊柱炎（suppurative spondylitis）　发病急，有高热及明显疼痛，进展很快，血液炎症指标增高，影像学检查可以鉴别。

16.下肢血管病变　以腿痛为主的患者须注意与血管病变（如血管炎、动脉栓塞、静脉血栓）相鉴别。检查时应注意肢体的皮温、皮色、血管搏动等情况，必要时行下肢血管超声、CT 血管成像（CTA 及 CTV）、DSA 检查。

## 五、治疗

乳腺癌伴随腰腿痛因病因较多，治疗方案不尽相同，因此细化其致病原因才能进一步明确治疗方案。腰腿痛的主要治疗目标是改善患者的躯体功能、恢复正常活动、预防残疾及维持工作能力。综合处理措施包括消除致病因素、休息、药物治疗、物理/康复治疗、手术治疗等。

### （一）一般治疗

多数腰腿痛患者可经非手术治疗缓解或治愈。首先要避免损伤腰背部肌肉的因素，卧床休息，减少腰部活动，佩戴腰围支具。进行腰背肌锻炼，规律训练腰背肌可增加腰椎稳定性，也可延缓脊柱的退变。合理的牵引、理疗、推拿和按摩等对腰腿痛患者也有所帮助。

### （二）药物治疗

常用的药物包括非甾体抗炎药、阿片类、中药等，对于非特异性腰痛，可以使用阶梯止痛的治疗方法，对于伴有腿痛症状严重者，可适当使用脱水类药物如甘露醇等。同时大量研究表明，对腰腿痛患者进行硬膜外类固醇注射，只有短期的止痛效果，远期效果及降低手术风险作用并不明显[22]，同时增加了严重不良事件的发生率，如失明、卒中、瘫痪和死亡等。

### （三）手术治疗

对于特异性的腰腿痛，如腰椎间盘突出症、腰椎管狭窄症等，经严格非手术治疗无效后，可考虑手术治疗。对于骨质疏松压缩性骨折的患者需卧床保守治疗或行椎体成形术治疗[23]，也有研究表明，非手术治疗与手术治疗疗效相似[24]。对于乳腺癌骨转移导致的腰背痛，可进行综合评估，部分宜手术者进行椎体成形强化手术和（或）椎弓根螺钉固定术，可部分缓解疼痛症状，预防进一步病理性骨折导致瘫痪的可能[25]。

## 六、预防

禁止久坐久站，保持正确的姿势，进行合理的运动，避免重体力劳动，进行相关疾病的预防性治疗，如抗骨质疏松症治疗等，定期复查，这些措施均能降低腰腿痛的发生率和复发率。

（刘　伟）

### 参 考 文 献

［1］Hoy D，Bain C，Williams G，et al. A systematic review of the global prevalence of low back pain［J］. Arthritis Rheum，2012，64（6）：2028-2037.

［2］de Ligt KM，Heins M，Verloop J，et al. The impact of health symptoms on health-related quality of life in early-stage breast cancer survivors［J］. Breast Cancer Res Treat，2019，178（3）：703-711.

［3］Gartner R，Jensen MB，Nielsen J，et al. Prevalence of and factors associated with persistent pain following breast cancer surgery［J］. JAMA，2009，302（18）：1985-1992.

［4］Paschou SA，Augoulea A，Lambrinoudaki I. Bone health care in women with breast cancer［J］. Hormones（Athens），2020，19（2）：171-178.

［5］Tenti S，Correale P，Cheleschi S，et al. Aromatase inhibitors-induced musculoskeletal disorders：current knowledge on clinical and molecular aspects［J］. Int J Mol Sci，2020，21（16）：5625.

［6］Oliveira CB，Maher CG，Pinto RZ，et al. Clinical practice guidelines for the management of non-specific low back pain in primary care：an updated overview［J］. Eur Spine J，2018，27（11）：2791-2803.

［7］Kreiner DS，Matz P，Bono CM，et al. Guideline summary review：an evidence-based clinical guideline for the diagnosis and treatment of low back pain［J］. Spine J，2020，20（7）：998-1024.

［8］邓忠良，蒋电明. 运动系统疾病［M］. 北京：人民卫生出版社，2017：41，42.

［9］Kinkade S. Evaluation and treatment of acute low back pain［J］. Am Fam Physician，2007，75（8）：1181-1188.

［10］Casazza BA. Diagnosis and treatment of acute low back pain［J］. Am Fam Physician，2012，85（4）：343-350.

［11］Jarvik JG，Gold LS，Comstock BA，et al. Association of early imaging for back pain with clinical outcomes in older adults［J］. JAMA，2015，313（11）：1143-1153.

［12］Weishaupt D，Zanetti M，Hodler J，et al. MR imaging of the lumbar spine：prevalence of intervertebral disk extrusion and sequestration，nerve root compression，end plate abnormalities，and osteoarthritis of the facet joints in asymptomatic volunteers［J］. Radiology，1998，209（3）：661-666.

［13］Eno JJ，Boone CR，Bellino MJ，et al. The prevalence of sacroiliac joint degeneration in asymptomatic adults［J］. J Bone Joint Surg Am，2015，97（11）：932-936.

［14］Kalichman L，Li L，Kim DH，et al. Facet joint osteoarthritis and low back pain in the community-based population［J］. Spine（Phila Pa 1976），2008，33（23）：2560-2565.

［15］Miller GM，Forbes GS，Onofrio BM. Magnetic resonance imaging of the spine［J］. Mayo Clin Proc，1989，64（8）：986-1004.

［16］Hutton MJ，Bayer JH，Powell JM. Modic vertebral body changes：the natural history as assessed by consecutive magnetic resonance imaging［J］. Spine（Phila Pa 1976），2011，36（26）：2304-2307.

［17］Jarvik JG，Deyo RA. Diagnostic evaluation of low back pain with emphasis on imaging［J］. Ann Intern Med，2002，137（7）：586-597.

［18］Casser HR，Seddigh S，Rauschmann M. Acute lumbar back pain［J］. Dtsch Arztebl Int，2016，113（13）：223-234.

［19］Will JS，Bury DC，Miller JA. Mechanical low back pain［J］. Am Fam Physician，2018，98（7）：421-428.

［20］陈孝平，汪建平，赵继宗. 外科学. 第9版.［M］. 北京：人民卫生出版社，2018：707-709.

［21］Ensrud KE，Blackwell TL，Fink HA，et al. What proportion of incident radiographic vertebral fractures in older men is clinically diagnosed and vice versa：a prospective study［J］. J Bone Miner Res，2016，31（8）：1500-1503.

［22］Stochkendahl MJ，Kjaer P，Hartvigsen J，et al. National Clinical Guidelines for non-surgical treatment of patients with recent onset low back pain or lumbar radiculopathy［J］. Eur Spine J，2018，27（1）：60-75 .

［23］Beall DP，Chambers MR，Thomas S，et al. Prospective and multicenter evaluation of outcomes for quality of life and activities of daily living for balloon kyphoplasty in the treatment of vertebral compression fractures：the EVOLVE trial［J］. Neurosurgery，2019，84（1）：169-178.

［24］Kallmes DF，Comstock BA，Heagerty PJ，et al. A randomized trial of vertebroplasty for osteoporotic spinal fractures［J］. N Engl J Med，2009，361（6）：569-579.

［25］Barzilai O，McLaughlin L，Lis E，et al. Utility of cement augmentation via percutaneous fenestrated pedicle screws for stabilization of cancer-related spinal instability［J］. Oper Neurosurg（Hagerstown），2019，16（5）：593-599.

# 第十六章　乳腺癌患者伴随高尿酸血症/痛风的诊治

## 一、定义

高尿酸血症（hyperuricemia，HUA）是嘌呤代谢（purine metabolism）障碍引起的代谢性疾病，分为原发性和继发性两大类，目前国内外指南多认为，在正常嘌呤饮食下，无论男女性，非同日两次空腹血尿酸水平＞7mg/dl（420μmol/L）即为高尿酸血症（表 16-1）[1-6]。血尿酸超过其在血液或组织液中的饱和度，在关节、软组织和肾脏形成尿酸盐结晶（urate crystal）并沉积，诱发局部炎症反应和组织破坏，即为痛风[6, 7]。高尿酸血症与痛风是一个连续、慢性的病理生理过程，是同一疾病的不同状态。研究发现，我国高尿酸血症患病率约为 13.3%，痛风患病率约为 1.1%[8]。

表 16-1　高尿酸血症的尿酸临界值

| 指南 | 尿酸临界值 |
| --- | --- |
| 日本指南（2011）[1] | 7mg/dl |
| ACR 指南（2012）[2] | 6.8mg/dl 或 7mg/dl |
| EULAR 指南（2016）[3] | 6.0mg/dl |
| 中国高尿酸血症相关疾病诊疗多学科专家共识（2017）[4] | 7mg/dl |
| IDEA 共识（2019）[5] | 6.8mg/dl |
| 中国高尿酸血症与痛风诊疗指南（2019）[6] | 7mg/dl |

## 二、乳腺癌与血尿酸之间的关系

尿酸（uric acid，UA）作为嘌呤代谢的终产物，主要由细胞代谢分解的核酸和其他嘌呤类化合物及食物中的嘌呤经酶的作用分解而来，人体中尿酸80%来源于内源性嘌呤代谢，20%来源于富含嘌呤或核酸蛋白食物。尿酸由饮食摄入和体内分解的嘌呤化合物在肝脏内产生，约 2/3 的尿酸通过肾脏排泄，剩余 1/3 由消化道排泄。尿酸经肾小球滤过，近端肾小管重吸收、分泌和分泌后再吸收，未吸收部分从尿液中排出[9]。高尿酸血症作为代谢综合征的一个重要组成成分，可增加乳腺癌、前列腺癌和其他恶性肿瘤的发病风险[10, 11]。尿酸具有抗氧化作用，它在正常水平时具有抗肿瘤作用，但在血尿酸过高人群中观察到癌症的发病率和死亡率升高，低血尿酸人群中可观察到癌症发生率增加[12]。血尿酸浓度超过饱和浓度时，尿酸盐晶体析出可直接黏附、沉积于多关节及周围软组织、肾小管和血管等多部位，趋化中性粒细胞、巨噬细胞等炎症细胞，释放 IL-1β、IL-6 及金属蛋白酶等多种炎症因子，引起慢性炎症反应，使机体多种细胞及组织处于慢性炎症微环境中，后者常与肿瘤的发生发展密切相关[13-15]。研究表明，脂联素（adiponectin）、瘦素、C 反应蛋白是慢性炎症微环境的重要组成部分，在乳腺癌的发生发展中有重要作用。多项研究显示，高尿酸血症可能通过影响体内脂联素、瘦素及 C 反应蛋白水平介导乳腺癌的发生发展[16,17]。研究表明，乳腺癌患者循环脂联素水平升高可以降低癌症发病风险和改善预后，脂联素的缺乏会促进 PI3K/Akt 的磷酸化和信号传递的过度活化，从而导致乳腺癌细胞增殖[18]。瘦素水平的增高与癌症风险增加及不良预后相关，在乳腺癌患者中可观察到瘦素水平增加，增加的瘦素可明显促进乳腺癌生长[19]。瘦素可使肾脏尿酸排泄受损并下调肝脏黄嘌呤氧化还原酶表达，影响尿酸的排泄和生成，从而导致高尿酸血症。有研究显示，血尿酸浓度升高与体内高水平的 C 反应蛋白等促炎介质相关，而 C 反应蛋白水平与乳腺癌的发病风险和死亡率呈正相关，同时血尿酸水平与乳腺癌早期和晚期死亡率呈正相关[20]。一项队列研究表明，血尿酸水平升高与乳腺癌及女性生殖道癌症的发病率呈正相关[21]。血尿酸水平可以预测乳腺癌的发展和死亡。一项纳入 443 名女性乳腺癌的研究中，经过平均 56 个月的随访后，分析患者存活率，并评估血尿酸浓度与乳腺癌患者预后的相关性，研究结果提示，血尿酸浓度与患者年龄、体重指数、雌激素受体（ER）状态和孕激素受体（PR）状态有关。单变量分析提示，血尿酸水平升高的患者总生存率明显降低，多变量分析提示，高尿酸水平是预测乳腺癌患者死亡的独立预后因素，但未能用来预测患者的局部复发率或远处转移。血尿酸水平升高与乳腺癌患者生存率呈负相关[22]。乳腺癌患者化疗时会杀死大量癌细胞和损伤部分组织细胞，细胞代谢分解的核酸及嘌呤类化合物增多，可能是诱发乳腺癌伴随高尿酸血症/痛风的一个潜在因素，如乳腺癌化疗后出现急性肿瘤溶解综合征时可表现为严重的高尿酸血症。

## 三、诊断

单纯血尿酸升高临床表现多不明显，当尿酸盐结晶在机体组织中沉积造成损害出现痛风时，常伴关节剧痛症状。长期的高尿酸血症会引起或加重全身多脏器损伤，最常见并发肾脏疾病、血脂紊乱、血糖异常、高血压等[23]。痛风的自然病程可分为急性发作期、间歇发作期、慢性痛风石病变期[24]。

### （一）急性发作期

发作前可无先兆，典型者多于深夜或清晨突然起病，关节疼痛进行性加重，呈撕裂样、刀割样或咬噬样，难以忍受，受累关节红肿灼热、皮肤紧绷、触痛明显、功能受限。多于数天或 2 周内自行缓解，受累关节局部皮肤可有脱屑、瘙痒。首次发作多侵犯单关节，第一跖趾关节最为常见，足背、足跟、踝、膝等关节也可受累。部分患者可有发热、寒战、头痛、心悸、恶心等全身症状，可伴有白细胞计数升高、红细胞沉降率（ESR）增快、高尿酸血症。

### （二）间歇发作期

急性关节炎缓解后一般无明显后遗症状，有时仅有患部皮肤色素沉着、脱屑、瘙痒等。多数患者在初次发作后 1~2 年复发，随着病情的进展，发作次数逐渐增多，症状持续时间延长，无症状间歇期缩短，甚至症状不能完全缓解，且受累关节逐渐增多。从下肢向上肢、从远端小关节向大关节发展，出现指、腕、肘等关节受累，少数患者可影响到肩、髋、骶髂、胸锁或脊柱关节，也可累及关节周围滑囊、肌腱、腱鞘等部位，症状和体征渐趋不典型。

### （三）慢性痛风石病变期

皮下痛风石和慢性痛风石性关节炎（chronic tophaceous）是长期显著的高尿酸血症未获满意控制，体内尿酸池明显扩大，大量尿酸盐晶体沉积于皮下、关节滑膜、软骨、骨质及关节周围软组织的结果。皮下痛风石发生的典型部位是耳郭，也常见于反复发作的关节周围，以及鹰嘴、跟腱、髌骨滑囊等处。外观为皮下隆起的大小不一的黄白色赘生物，皮肤表面菲薄，破溃后排出白色粉状或糊状物，经久不愈。皮下痛风石常与慢性痛风石性关节炎并存。关节内大量沉积的痛风石可造成关节骨质破坏、关节周围组织纤维化、继发退行性改变等。临床表现为持续关节肿瘤、压痛、畸形、功能障碍。慢性期症状相对缓和，但也可有急性发作。

关节疼痛是痛风的重要临床症状，诊断需与其他引起关节疼痛的疾病鉴别。

## 四、治疗方法

### （一）非药物治疗

高尿酸血症/痛风一旦确诊，应对患者进行宣教及积极生活方式干预，需长期、综合的全程管理，予以高尿酸血症/痛风方面知识宣传，普及高尿酸血症/痛风危害，给予健康生活方式、运动、饮食方面的科学指导，制订个体化的生活方式干预措施。乳腺癌治疗过程中尽量避免使用引起血尿酸升高的药物。高尿酸血症患者，应控制每日总热量摄入，严格控制食物中的嘌呤摄入，主要以均衡饮食、低嘌呤食物为主（表 16-2）；避免酒精及高果糖饮食的摄入；肥胖患者应逐渐控制体重，避免短期内快速的体重下降，以有效降低血尿酸水平，建议体重指数控制在 18.5~23.9kg/m$^2$；鼓励患者规律适量运动，避免剧烈运动；鼓励奶制品和新鲜蔬菜的摄入及适量饮水；有吸烟或被动吸烟因素的患者应当及时戒烟或避免被动吸烟[4-6, 25]。

表 16-2　高尿酸血症的饮食和食物种类建议

| 饮食建议 | 食物种类 |
| --- | --- |
| 鼓励食用 | 新鲜蔬菜；低脂、脱脂牛奶，低热量酸奶等制品；鸡蛋 |
| 限制食用 | 富含嘌呤的海鲜、牛肉、羊肉、猪肉；甜点、调味剂；红酒、果酒、黄豆 |
| 避免食用 | 啤酒、白酒、黄酒；动物内脏；可乐、橙汁、苹果汁等富含果糖的饮料 |

## （二）高尿酸血症的治疗

高尿酸血症非药物治疗控制不佳或伴有肾结石、慢性肾脏病（chronic kidney disease，CKD）3 期的患者应积极采用药物治疗，控制血尿酸<6mg/dl（360μmol/L）；出现痛风石、慢性痛风性关节炎，或痛风性关节炎频发者血尿酸水平控制目标为<5mg/dl（300μmol/L），但不建议血尿酸水平降至 3mg/dl（180μmol/L）以下[5]。目前临床用于控制尿酸的药物主要分为抑制尿酸合成药物、增加尿酸排泄药物及新型降尿酸药物（表 16-3），其中推荐别嘌醇作为肾功能正常的高尿酸血症患者降尿酸治疗的一线用药，而推荐非布司他作为合并 CKD 患者的一线用药[5,6]。研究表明，持续降尿酸治疗比间断服用药物降尿酸治疗更能有效控制高尿酸血症伴有并发症情况，建议在血尿酸水平达标后持续使用，定期监测[4]。研究表明，90%以上的高尿酸血症为肾脏排泄减少所致，因此，增加尿酸排泄药物的适用人群更加广泛[26]。但患者治疗方案仍需个体化、长程管理，根据血尿酸水平监测逐步调整治疗剂量，避免短期内血尿酸水平剧烈波动诱发痛风及相关并发症急性发作。同时需根据患者病因、相关伴发疾病及肝、肾功能等具体情况进行药物选择及调整[5,6]。

1.抑制尿酸合成的药物　通过抑制黄嘌呤氧化酶活性减少尿酸合成，包括黄嘌呤氧化酶抑制剂别嘌醇和新型选择性黄嘌呤氧化酶抑制剂非布司他，二者均需从小剂量开始，根据血尿酸控制情况，逐渐调整剂量。应注意，由于 *HLA-B*\*5801 基因阳性与高致死率的别嘌醇超敏反应综合征有明显相关性，国内最新指南均推荐在服用别嘌醇治疗前进行该基因的筛查，阳性者禁用[6]。

2.增加尿酸排泄的药物　主要代表药物有苯溴马隆和丙磺舒。苯溴马隆主要通过抑制肾小管尿酸转运蛋白-1（URAT-1）抑制肾小管尿酸重吸收，从而促进尿酸排泄，降低血尿酸水平。常从小剂量开始，根据患者血尿酸水平调整治疗剂量，用药期间应注意多饮水和适当碱化尿液。不良反应有胃肠不适、腹泻、皮疹、肝肾功能损害[27,28]。丙磺舒不宜与非甾体抗炎药（NSAID）联用，在乳腺癌伴高尿酸血症时一般不使用该药物降低血尿酸水平，丙磺舒在伴有肿瘤的高尿酸血症者中或使用细胞毒性抗癌药时均不宜使用[6]（表 16-3）。

表 16-3　高尿酸血症主要治疗药物

| 分类 | 药物名称 | 起始剂量 | 维持剂量/最大剂量 | 不良反应 | 禁忌证 |
|---|---|---|---|---|---|
| 抑制尿酸合成药物 | 别嘌醇 | 50～100mg, qd | ≤600mg/d | 胃肠道症状、皮疹、肝功能损害、骨髓抑制、别嘌醇超敏反应综合征 | 别嘌醇过敏，严重肝肾功能不全，三系明显降低，妊娠及可能妊娠的妇女、哺乳期妇女、HLA-B*5801基因阳性 |
| 增加尿酸排泄药物 | 非布司他 | 20～40mg, qd | 40～80mg, qd | 肝功能异常、恶心、关节疼痛、皮疹 | 正在接受硫唑嘌呤或巯嘌呤治疗 |
| | 苯溴马隆 | 25～50mg, qd | 50～100mg, qd | 胃肠道不适、腹泻、皮疹，罕见肝功能损害 | 对苯溴马隆过敏，严重肝肾功能损害，严重肾结石，妊娠及可能妊娠的妇女、哺乳期妇女 |
| | 丙磺舒 | 250mg, bid | 250mg, bid 或500mg, bid | 肝肾功能损害 | 对本品及磺胺类药物过敏，肝肾功能不全，伴有肿瘤的高尿酸血症或使用细胞毒性抗癌药物 |

注：qd. 一日1次；bid. 一日2次。

3.新型降尿酸药物　尿酸氧化酶是一类新型降尿酸药物，可将尿酸催化为易溶解的尿囊素排出体外，降低血尿酸浓度。主要包括：①重组黄曲霉素尿酸氧化酶（拉布立酶），主要用于化疗引起的高尿酸血症。②聚乙二醇重组尿酸氧化酶如普瑞凯希，主要用于重度高尿酸血症、难治性痛风，尤其是肿瘤溶解综合征导致的高尿酸血症。

4.碱性药物　碳酸氢钠碱化尿液，使尿酸在碱性环境中可转化为溶解度更高的尿酸盐，利于肾脏排泄，减少尿酸沉积造成的肾脏损害。成人口服每次0.5～2.0g，每日3次，但需注意，长期大量服用可引起代谢性碱中毒及电解质紊乱，并由钠负荷过高引起水肿，进而导致充血性心力衰竭、水肿，肾功能不全者慎用。

**（三）痛风急性发作期的治疗**

1.秋水仙碱　是有效治疗痛风急性发作的药物，通过抑制中性粒细胞、单核细胞释放炎症因子,并抑制炎症细胞的变形、趋化,缓解炎症。一般首次剂量1mg，以后每1～2小时应用0.5mg，24小时总量不超过6mg，多数患者口服秋水仙碱后48小时内疼痛缓解。缓解后调整为0.5mg，每天2～3次，维持数天后停药。秋水仙碱不良反应主要是胃肠道反应，如恶心、呕吐、腹泻、腹痛等，如出现上述不良反应须及时调整剂量或停药。

2.非甾体抗炎药 各种非甾体抗炎药均可有效缓解急性痛风症状,通过抑制花生四烯酸代谢中环氧合酶活性抑制前列腺素的合成,从而达到消炎镇痛的作用。

3.糖皮质激素 通常用于不能耐受秋水仙碱、非甾体抗炎药治疗者。该类药物治疗痛风具有起效快、缓解率高,但停药后易出现症状"反跳"的特点。此外,单关节或少关节的急性发作,可行关节腔抽液和注射长效糖皮质激素,以减少药物的全身反应,但应除外合并感染。

### (四)间歇发作期和慢性痛风石病变期的治疗

治疗目的是维持血尿酸在正常水平,较大痛风石、经皮破溃或严重影响关节功能者可手术去除。

(罗　欢)

### 参 考 文 献

[ 1 ] Yamanaka H. Japanese Society of Gout and Nucleic Acid Metabolism. Japanese guideline for the management of hyperuricemia and gout: second edition [ J ]. Nucleosides Nucleotides Nucleic Acids, 2011, 30 ( 12 ): 1018-1029.

[ 2 ] Khanna D, Fitzgerald JD, Khanna PP, et al. 2012 American College of Rheumatology guidelines for management of gout. Part 1: systematic nonpharmacologic and pharmacologic therapeutic approaches to hyperuricemia[ J ]. Arthritis Care Res( Hoboken ), 2012, 64( 10 ): 1431-1446.

[ 3 ] Richette P, Doherty M, Pascual E, et al. 2016 updated EULAR evidence-based recommendations for the management of gout[ J ]. Ann Rheum Dis, 2017, 76 ( 1 ): 29-42.

[ 4 ] 高尿酸血症相关疾病诊疗多学科共识专家组. 中国高尿酸血症相关疾病诊疗多学科专家共识 [ J ]. 中华内科杂志, 2017, 56 ( 3 ): 235-248.

[ 5 ] Valsaraj R, Singh AK, Gangopadhyay KK, et al. Management of asymptomatic hyperuricemia: Integrated Diabetes & Endocrine Academy ( IDEA ) consensus statement[ J ]. Diabetes Metab Syndr, 2020, 14 ( 2 ): 93-100.

[ 6 ] 中华医学会内分泌学分会. 中国高尿酸血症与痛风诊疗指南(2019)[ J ]. 中华内分泌代谢杂志, 2020, 36 ( 1 ): 1-13.

[ 7 ] 黄叶飞, 杨克虎, 陈澍洪, 等. 高尿酸血症/痛风患者实践指南[ J ]. 中华内科杂志, 2020, 59 ( 07 ): 519-527.

[ 8 ] Liu R, Han C, Wu D, et al. Prevalence of hyperuricemia and gout in mainland China from 2000 to 2014: a systematic review and meta-analysis [ J ]. Biomed Res Int, 2015, 2015: 762820.

[ 9 ] Lee SJ, Terkeltaub RA. New developments in clinically relevant mechanisms and treatment of hyperuricemia [ J ]. Curr Rheumatol Rep, 2006, 8 ( 3 ): 224-230.

［10］ Hammarsten J, Damber JE, Peeker R, et al. A higher prediagnostic insulin level is a prospective risk factor for incident prostate cancer ［J］. Cancer Epidemiol, 2010, 34（5）: 574-579.

［11］ Siddiqui AA. Metabolic syndrome and its association with colorectal cancer: a review［J］. Am J Med Sci, 2011, 341（3）: 227-231.

［12］ Strasak AM, Lang S, Kneib T, et al. Use of penalized splines in extended cox-type additive hazard regression to flexibly estimate the effect of time-varying serum uric acid on risk of cancer incidence: a prospective, population-based study in 78, 850 men［J］. Ann Epidemiol, 2009, 19（1）: 15-24.

［13］ Feig DI, Kang DH, Johnson RJ. Uric acid and cardiovascular risk ［J］. N Engl J Med, 2009, 360（5）: 539-540.

［14］ Chhana A, Lee G, Dalbeth N. Factors influencing the crystallization of monosodium urate: a systematic literature review ［J］. BMC Musculoskelet Disord, 2015, 16: 296.

［15］ Martillo MA, Nazzal L, Crittenden DB. The crystallization of monosodium urate ［J］. Curr Rheumatol Rep, 2014, 16（4）: 400.

［16］ Rose DP, Haffner SM, Baillargeon J. Adiposity, the metabolic syndrome, and breast cancer in African-American and white American women［J］. Endocr Rev, 2007, 28（7）: 763-777.

［17］ Wang Y, Lam JB, Lam KS, et al. Adiponectin modulates the glycogen synthase kinase-3beta/beta-catenin signaling pathway and attenuates mammary tumorigenesis of MDA-MB-231 cells in nude mice ［J］. Cancer Res, 2006, 66（23）: 11462-11470.

［18］ Lam JB, Chow KH, Xu A, et al. Adiponectin haploinsufficiency promotes mammary tumor development in MMTV-PyVT mice by modulation of phosphatase and tensin homolog activities ［J］. PLoS one, 2009, 4（3）: e4968-e4977.

［19］ Vona-Davis L, Howard-Mcnatt M, Rose DP. Adiposity, type 2 diabetes and the metabolic syndrome in breast cancer ［J］. Obes Rev, 2007, 8（5）: 395-408.

［20］ Panis C, Victorino VJ, Herrera ACSA, et al. Differential oxidative status and immune characterization of the early and advanced stages of human breast cancer ［J］. Breast Cancer Res Treat, 2012, 133（3）: 881-888.

［21］ Strasak AM, Rapp K, Hilbe W, et al. The role of serum uric acid as an antioxidant protecting against cancer: prospective study in more than 28 000 older Austrian women［J］. Ann Oncol, 2007, 18（11）: 1893-1897.

［22］ Yue CF, Feng PN, Yao ZR, et al. High serum uric acid concentration predicts poor survival in patients with breast cancer ［J］. Clin Chim Acta, 2017, 473（1）: 60-65.

［23］ 中华医学会风湿病学分会. 2016 中国痛风诊疗指南 ［J］. 中华内科杂志, 55（11）: 892-899.

［24］ 中华医学会风湿病学分会. 原发性痛风诊断和治疗指南［J］. 柳州医学, 2012, 25（3）: 184-188.

［25］ Kakutani-Hatayama M, Kadoya M, Okazaki H, et al. Nonpharmacological management of gout and hyperuricemia: hints for better lifestyle ［J］. Am J Lifestyle Med, 2017, 11（4）: 321-329.

［26］Dincer HE，Dincer AP，Levinson DJ．Asymptomatic hyperuricemia：to treat or not to treat ［J］．Cleve Clin J Med，2002，69（8）：594，597，600-2 passim．

［27］Lee MH，Graham GG，Williams KM，et al．A benefit-risk assessment of benzbromarone in the treatment of gout．Was its withdrawal from the market in the best interest of patients ［J］．Drug Saf，2008，31（8）：643-665．

［28］Jansen TL，Reinders MK，Van Roon EN，et al．Benzbromarone withdrawn from the European market：another case of "absence of evidence is evidence of absence"［J］. Clin Exp Rheumatol，2004，22（5）：651．

# 第十七章　乳腺癌患者伴随肌少症的诊治

肌少症（sarcopenia）又称肌肉衰竭综合征、少肌症、骨骼肌减少症等。2010年欧洲老年人肌少症工作组（European Working Group on Sarcopenia in Older People，EWGSOP）在肌少症共识中提出了肌少症定义，2018年将其进行了更新：肌少症是一种渐进性的全身骨骼肌疾病，与不良结局的增加相关，包括跌倒、骨折、机体功能差甚至死亡。此共识将低肌肉力量（简称肌力）作为肌少症的主要参数，强调肌力是首要指标，在肌力下降的同时有肌肉质量下降可诊断肌少症；躯体功能与不良预后相关，所以用身体活动能力低来识别严重肌少症[1]（表17-1）。相比 2018 欧洲肌少症共识（EWGSOP2018），2019 年亚洲肌少症工作组（Asian Working Group for Sarcopenia，AWGS）发布的肌少症诊断及治疗共识（AWGS 2019）中认为肌肉力量和躯体功能下降均是肌肉质量下降的结果，而且对预后有不良影响，因此只要肌力或功能下降，合并肌肉质量下降即可诊断肌少症，若肌力和功能同时下降，则为严重肌少症[2]。

**表 17-1　肌少症的操作定义（EWGSOP 2018）[1]**

满足 1 可能存在肌少症
满足 1 和 2 可确诊为肌少症
满足 1、2 和 3 诊断为严重肌少症
1.肌力低
2.肌肉数量或质量低
3.机体功能低

## 一、临床意义

肌少症会增加跌倒和骨折的风险，损害日常活动能力，与心脏疾病、呼吸疾病和认知功能障碍相关，可引起运动障碍，降低生活质量，使患者丧失独立性或需要长期照护，甚至导致患者死亡。肌少症增加住院风险及医疗费用，显著增加个人、社会和经济负担。肌少症的患者住院费用比没有肌少症的患者高 5 倍以上。捷克一项针对社区的大型研究结果表明，患有肌少症的老年人直接医疗保健费用要比无此症的老年人高 2 倍以上。另一项研究显示，年龄≤65 岁的肌少症患者住院期间的护理费用显著增加。因此，在某些国家和地区现已使用 ICD-10-MC 诊断代码将肌少症正式确认为肌肉疾病[1]。及时发现和早期防治肌少症，可以预防或缓解肌少症相关不良后果，提升老年人群的生活质量。

## 二、肌少症与乳腺癌

已有多项研究显示，肌少症可增加肿瘤药物治疗毒性，增加术后并发症，降低生存率[3-11]。Prado 等对接受卡培他滨治疗的转移性乳腺癌使用 CT 在 $L_3$ 水平进行骨骼肌断层显像，分别在研究起点及研究进程中评估化疗药物毒性及肿瘤进展时间（time to progression，TTP）[3]，研究发现，肌少症患者 50%出现化疗药物毒性反应，而无肌少症的患者出现毒性反应的仅占 20%（$P$=0.03）；肌少症患者和无肌少症者 TTP 分别为 101.4 天和 173.3 天。此试验表明，肌少症可作为一种评价指标，对接受卡培他滨治疗的转移性乳腺癌患者化疗药物毒性反应及肿瘤进展时间做出预测及评估[3]。

2018 年《美国医学会杂志 肿瘤学》发表了一项研究报告[4]，该研究入组了 3241 例Ⅱ期或Ⅲ期乳腺癌女性（年龄 18~80 岁，中位年龄 54 岁），根据非转移性乳腺癌诊断时 CT 获得的 3 种人体成分指标（肌肉体积、肌肉密度、脂肪组织）及最终死亡率随访结果，计算死亡风险比，评定肌肉和脂肪与非转移性乳腺癌患者生存的相关性。经过中位随访 6 年，发现 1086 例患者（34%）出现肌肉体积减小，1199 例患者（37%）出现肌肉密度减少，通过多因素风险回归模型，校正其他影响因素后，显示对于非转移性患者：伴有肌肉体积减小的患者与不伴肌肉体积减小者相比，总死亡风险增加 41%；肌肉体积减小且总脂肪组织增加患者的死亡率最高，总死亡风险增加 89%。还有研究显示，没有肌少症的乳腺癌患者术后 5 年生存率为 94.2%，10 年生存率为 90.5%，而有肌少症的乳腺癌患者术后 10 年生存率仅为 86.5%。同时，肿瘤相关肌少症也是恶病质的发病机制之一，一旦产生了肿瘤恶病质，约 20%的患者会因其导致的体重丢失而死亡。

## 三、危险因素

肌少症是增龄性相关疾病，是环境和遗传因素共同作用的结果，多种因素参与其中[12]。

1.运动减少　增龄相关的运动能力下降是老年人肌肉量和强度丢失的主要因素。长期卧床者肌肉强度的下降要早于肌肉量的丢失，活动度不足导致肌力下降，而肌肉无力又使活动能力进一步降低，最终肌肉量和肌肉强度均下降。

2.神经-肌肉功能减弱　在肌少症的发病机制中，α 运动神经元的丢失是关键因素，老年时期 α 运动神经元和运动单元数量的显著减少，直接导致肌肉协调性下降和肌肉强度的减弱。

3.增龄相关激素变化　胰岛素、雌激素、雄激素、生长激素和糖皮质激素的变化参与肌少症的发病。肌少症时，身体和肌细胞内脂肪增加与胰岛素抵抗有关。研究提示，雌激素可以预防肌肉量的丢失和增加肌肉强度，而乳腺癌化疗和内分泌治疗会导致雌激素明显下降。老年男性低睾酮水平与肌肉量、强度和功能的下降均相关。1,25-$(OH)_2$D 水平降低与肌肉量、肌肉强度、平衡力下降和跌倒风险增加相关。

4.促炎细胞因子　IL-6、TNF-α 和 C 反应蛋白等促炎细胞因子水平长期增高是肌少症的重要危险因素。高水平 IL-6 和 C 反应蛋白使肌肉量和肌肉强度丢失风险增加。这些炎症反应细胞因子增加导致肌肉组织合成代谢失衡、蛋白分解代谢增加。

5.肌细胞凋亡　与线粒体功能失常和肌肉量丢失密切相关，这是肌少症的基本发病机制。增龄、氧化应激、低生长因子水平及完全制动等均可触发凋亡信号通路。

6.遗传因素　目前遗传学研究主要集中在一些候选基因单核苷酸多态性与肌少症的表型，包括身体肌肉量、脂肪量和肌肉强度等关联研究，涉及的基因包括 *GDF-8*、*CDKN1A*、*MYOD1*、*CKD2*、*RB1*、*IGF-I*、*IGF-Ⅱ*、*CNTF*、*ACTN3*、*ACE*、*PRDM16*、*METTL21C* 和 *VDR* 等。尽管发现了一些与肌少症相关的风险基因，但是未得到不同种族更多人群一致的证实。

7.营养因素　营养不良和蛋白质摄入不足可致肌肉合成减少。

8.肿瘤性疾病　肿瘤患者肌肉减少的主要原因是肌纤维蛋白（parapeptone），尤其是肌球蛋白（myosin）重链的加速降解，其次是蛋白质合成的减少。患有肿瘤性疾病时，即便外源性蛋白质供给不足或机体合成蛋白质过程受限，肿瘤仍能优先于其他组织利用蛋白质。但如肿瘤对蛋白质的要求超出内源性及外源性供给，则会出现低蛋白血症、负氮平衡、恶病质等。肿瘤导致的肌少症，在很大程度上可归结为恶病质导致的肌肉减少。恶病质是与原发疾病密切相关的，表现为明显的肌肉减少，伴或不伴脂肪减少的代谢综合征。

## 四、分型

### （一）原发性与继发性

肌少症主要归因于衰老，其他因素也会导致肌少症。在临床中，可将肌少症分为原发性和继发性。当无其他特定原因时，肌少症被认为是"原发性"，而有衰老以外的其他因素时，肌少症则被认为是"继发性"。肌少症可继发于全身性疾病，特别是可能引起炎性过程的疾病，如肝炎、恶性肿瘤或器官衰竭，缺乏运动也会导致肌少症的发展。此外，肌少症还可能是能量或蛋白质摄入不足引起的[12]。

### （二）急性与慢性

EWGSOP 同时也确定了肌少症的亚型可分为急性和慢性。持续<6 个月的肌少症被认为是急性疾病，而持续≥6 个月的肌少症被认为是慢性疾病。急性肌少症通常与急性疾病或损伤有关，而慢性肌少症很可能与慢性和进展性疾病有关，

并增加了死亡风险。这种分型的目的是强调需要对可能患有肌少症的个体进行定期评估，以确定病情发展或恶化的速度，有助于早期干预，采用措施以预防或延缓肌少症进展和不良预后[1]。

## 五、临床表现

肌少症缺乏特异性的临床征象，主要表现在骨骼肌肌力的减退和肌肉质量的下降两方面，如骨骼肌减少，并存在骨骼肌细胞去神经支配、线粒体功能障碍、炎症反应、激素合成及分泌改变，进而引发肌力下降、骨折、跌倒、胰岛素抵抗等一系列临床症状。当患者出现虚弱感、容易跌倒、步态缓慢、从椅子上起立困难、体重下降、四肢纤细和无力等表现时，应引起警惕，进入以下诊断流程。

## 六、诊断流程

诊断流程为发现—评估—确诊—严重程度分级（Find-Assess-Confirm-Severity，F-A-C-S）[1]（图 17-1）。

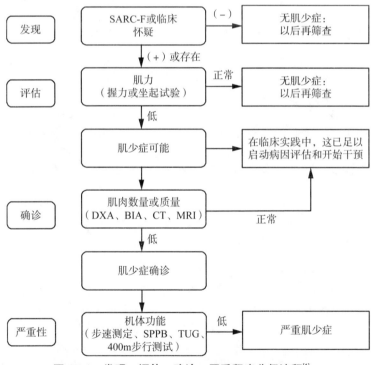

图 17-1　发现—评估—确诊—严重程度分级流程[1]

DXA. 双能 X 线吸收法；BIA. 生物电阻抗法；SPPB. 简易体能测量表；TUG. 起立–行走试验

### （一）发现——肌少症的筛查

AWGS 2019 建议使用小腿围或简易五项评分问卷（SARC-F）或其修改版本 SARC-CalF 进行筛查[2]。使用非弹性带测量双侧小腿的最大周径，AWGS 2019 建议小腿围界值是男性＜34cm，女性＜33cm。一种替代小腿围的有效方法是"指环测试"（finger-ring test），人们用双手的示指和拇指环绕围住非优势的小腿最粗的部位，如果测量到的小腿围刚好合适或比手指围绕的圈还要小，则患肌少症的风险会增加[2]。

SARC-F 是一份简单的患者自评调查问卷，内容包括力量、辅助行走、起身、爬楼梯、跌倒共 5 项内容（表 17-2），总分≥4 分为筛查阳性。SARC-CalF 通过添加小腿围提高了 SARC-F 的敏感性。

**表 17-2　简易五项评分问卷（SARC-F）[1]**

| 序号 | 检测项目 | 询问方式 |
| --- | --- | --- |
| 1 | S（Strength）：力量 | 搬运 10 磅（约 4.5kg）重物是否困难，无困难计 0 分，偶尔有计 1 分，经常或未完全计 2 分 |
| 2 | A（Assistance in walking）：辅助行走 | 步行走过房间是否困难，无困难计 0 分，偶尔有计 1 分，经常或未完全计 2 分 |
| 3 | R（Rise from a chair）：起身 | 从床上或椅子起身是否困难，无困难计 0 分，偶尔有计 1 分，经常或未完全计 2 分 |
| 4 | C（Climb stairs）：爬楼梯 | 爬 10 层楼梯是否困难，无困难计 0 分，偶尔有计 1 分，经常或未完全计 2 分 |
| 5 | F（Falls）：跌倒 | 过去 1 年跌倒次数，0 次计 0 分，1~3 次计 1 分，≥4 次计 2 分 |

注：5 项分数相加，总分≥4 分提示有肌少症风险，需进一步行肌肉力量评估。总分＜4 分提示无肌少症风险，可择期再次进行筛查。

### （二）评估——肌肉力量的测定

（1）握力：AWGS 2019 推荐使用液压式握力器在坐位下 90° 屈肘测量握力，使用弹簧式握力器在站立位下，伸肘测量握力，如果不能独立站立，则选用坐位测量。推荐方案是用两只手或惯用手，用最大力量等距收缩并进行至少两次测试，选取最大读数。正常值：男性≥28kg，女性≥18kg[2]。

（2）五次起坐试验：双手抱肩，测定连续 5 次从椅子（高度 46cm）上起坐所需时间。正常参考值：≤12 秒。

（3）不能完成上述测试的特殊患者可进行膝盖弯曲/伸直力量测定。此方法较少用，需要借助器械完成。

### （三）确诊——肌肉数量或质量测定

肌肉数量或质量可通过多种方法来评估。推荐在临床实践中使用双能 X 线吸收法（DXA）测定骨骼肌质量；在科研中除采用 DXA 外，还有生物电阻抗法（BIA）、CT、MRI 可进行骨骼肌质量测定。肌肉数量的指标包括全身骨骼肌量（SMM）、四肢骨骼肌量（ASM）或具体肌群和身体部位及肌肉横截面积。

（1）DXA 是一种应用较为广泛的非侵入性测定肌肉数量的方法。通过校正身高（ASM/身高$^2$）、体重（ASM/体重）或 BMI（ASM/BMI）来获得 SMM 或 ASM 的绝对值。DXA 的优点在于，在几分钟内可获得 ASM 的可靠评估；缺点为设备不便携，难以在社区应用，而且受到患者身体水分的影响。

（2）BIA 是依据全身电传导性来估算肌量，并非直接测量。其优势在于携带方便。骨骼肌质量以身高校正的四肢骨骼肌质量指数（kg/m$^2$）为指标。正常参考值：男性≥7.0kg/ m$^2$，女性≥6.0kg/ m$^2$（欧洲标准）；男性≥7.0kg/ m$^2$，女性≥5.7kg/ m$^2$（亚洲标准）[2]。

### （四）严重程度分级——身体活动能力测定

推荐使用步速测定、简易体能测量表（SPPB）、起立-行走试验（TUG）、400m 步行测试等进行身体活动测试[2]。

（1）步速测定：以正常步速行走 6m 所需时间，中途不加速不减速，并至少测量 2 次，记录平均速度。正常值＞1.0m/s。

（2）SPPB：包括步态速度评估、平衡测试和椅子坐站测试。正常值＞9 分。

（3）TUG：参与者从椅子上站起来，走到 3m 外的标志处，然后转身走回来再坐下所需时间。正常值＜20 秒。

（4）400m 步行测试：参与者需要完成 20 圈 20m 的测试，每圈速度越快越好，并且在测试中允许最多休息两站。正常值＜6 分钟。

上述体能表现测试（步速测定、SPPB、TUG、400m 步行测试）可以在大多数临床条件下进行。由于其使用的便捷性和预测与肌少症相关结果的能力，EWGSOP 建议将步速测定用于评估身体表现，但 AWGS2019 认为评估躯体功能已不限于步速，5 次起坐试验和 SPPB 可代替步速[2]。SPPB 可以预测结局，但更常用于研究而不是临床评估，因为一组测试至少需要 10 分钟才能完成。同样，400m 步行测试可以预测死亡率，但需要 20m 以上的走廊来设置测试路线。研究发现 TUG 也可以预测死亡率。

## 七、肌少症的防治

### （一）运动疗法

出生体重和肌肉力量之间存在正相关，且在整个生命过程中都保持正相关。尽管遗传和生活方式因素可以加速肌肉衰弱并发展为功能障碍和残疾，但包括营养和运动训练在内的干预措施似乎可以减慢甚至逆转这些过程。因此，参加体育活动是肌少症管理最广泛的选择。为了预防或延迟肌少症，需要使青年和成年后的肌肉最大化，在中年时保持肌肉，并最大限度地减少老年人的肌肉丢失。

运动是获得和保持肌量和肌力最有效的手段之一，建议中老年人坚持运动以保持肌量及肌力。老年人运动方式的选择要因人而异。采用主动运动和被动活动、肌肉训练与康复相结合的手段，达到增加肌量和肌力、改善运动能力和平衡能力进而减少骨折的目的。

有氧运动（游泳、慢跑和快走）能改善活动耐量和心血管功能，延缓肌肉质量和力量下降的速度，可以有效对抗骨骼肌的负面效应。以抗阻力运动为基础的运动（如坐位抬腿、静力靠墙蹲、举哑铃、拉弹力带等），以增加肌肉体积与力量为主，相比有氧运动，抗阻力训练可有效改善肌肉力量、骨骼肌质量和身体机能；渐进性的抗阻力训练是管理肌少症的一线疗法[2, 12]。动物实验研究表明，抗阻力训练与营养支持相结合，能明显增强骨骼肌合成代谢并降低分解代谢，但是，最相关的背景系统评价显示将蛋白质补充与体育锻炼相结合的有效性的确定性很低[13]。中国营养学会老年营养分会推荐减少静坐、静卧，增加日常身体活动量，每天进行累计 40 ~ 60 分钟的中等强度运动（如快走、慢跑），其中抗阻力运动20 ~ 30 分钟，每周≥3 天。

### （二）营养疗法和维生素 D 补充

合理的营养摄入对维持正常老化速度及延缓肌少症的进展有重要作用，肌肉质量和肌肉力量的维持需要保持充足的蛋白质摄入。口服补充含有氨基酸或蛋白质的制剂有助于预防及治疗肌少症。必需氨基酸对刺激肌肉蛋白合成发挥主要作用，非必需氨基酸对肌肉蛋白代谢基本无作用，只有补充必需氨基酸才能达到预防肌少症的目的。在所有氨基酸中，亮氨酸被认为是最有效的蛋白合成的刺激因子，富含亮氨酸的食物包括黄豆、豇豆、花生、牛奶、鸡蛋、牛肉和金枪鱼等。乳清蛋白富含亮氨酸和谷氨酰胺，可快速消化，是最优质的蛋白之一。酪蛋白是一种富含钙磷的结合蛋白，可使机体得到持续、缓慢的氨基酸供应，从而增加蛋白质的身体吸收和利用率，是目前临床上很多口服营养补充剂的营养素来源。常规饮食中增加亮氨酸，且每餐摄入 25 ~ 30g 优质蛋白，能最大限度地刺激肌肉蛋白合成[2, 12]。

维生素 D 缺乏症通常与肌少症、握力低和骨骼肌萎缩有关，即使在未体育锻炼的情况下，维生素 D 与亮氨酸口服补充剂也能改善肌肉减少和下肢功能的下降，但是这种健康益处不能仅归因于维生素 D。总体上，大多数肌少症的临床试验结果含糊不清且样本量较小，因此其健康益处很可能不会超过潜在的不良后果[13]。如果肌少症患者的维生素 D 含量较低[通过测定 25-(OH)D 所得的维生素 D 含量低于 20ng/ml]，建议临床可以适当补充维生素 D。根据《肌肉衰减综合征营养与运动干预中国专家共识》推荐，肌少症患者维生素 D 的补充剂量为 15～20μg/d（600～800IU/d）。此外，研究表明，ω-3 脂肪酸、抗氧化素、维生素 E、维生素 C、微量元素均对患者肌肉健康有益。

### （三）康复治疗

对缺乏运动或受身体条件制约不能运动的患者，可使用水疗、全身振动和功能性电刺激等物理治疗。其他物理因子，如电磁场、超声等在肌肉减少的防治中也有一定作用[12]。

### （四）药物治疗

目前还没有以肌少症为适应证的药物，临床上治疗其他疾病的部分药物可能对肌肉有益，进而被扩展用于肌少症，包括同化激素、活性维生素 D、β 肾上腺素能受体激动剂、血管紧张素转换酶抑制剂（angiotensin converting enzyme inhibitor，ACEI）、生长激素等，但因尚缺乏有关药物干预措施的明确证据，不建议将药物干预作为肌少症管理的一线治疗[13]。

总之，对于肌少症患者，需要跨专业的医疗团队来制订个性化的治疗计划，它并不涉及处方药的治疗，而是在物理治疗师/运动生理学专家评估及指导下进行抗阻力训练和体育锻炼，并确保足够的蛋白摄入。对于肿瘤患者，还可以通过减少肿瘤负荷（tumor burden）从根本上改善患者的能量-营养素异常代谢状态[13]。

（文　莎）

## 参 考 文 献

［1］Cruz-Jentoft AJ，Bahat G，Bauer J，et al. Sarcopenia：revised European consensus on definition and diagnosis［J］. Age Ageing，2019；48（1）：16-31.

［2］Chen LK，Woo J，Assantachai P，et al. Asian Working Group for Sarcopenia：2019 consensus update on sarcopenia diagnosis and treatment［J］. J Am Med Dir Assoc，2020，21（3）：300-307.

［3］Prado CM，Baracos VE，McCargar IJ，et al. Sarcopenia as a determinant of chemotherapy toxicity and time of tumor progression in metastatic breast cancer patients receiving capecitabine treatment［J］. Clin Cancer Res，2009，15（8）：2920-2926.

［4］Caan BJ, Cespedes Feliciano EM, Prado CM, et al. Association of muscle and adiposity measured by computed tomography with survival in patients with nonmetastatic breast cancer ［J］. JAMA Oncol，4（6）：798-804.

［5］Marasco G, Serenari M, Renzulli M, et al. Clinical impact of sarcopenia assessment in patients with hepatocellular carcinoma undergoing treatments［J］. J Gastroemterol, 2020, 55（10）：927-943.

［6］Kuwada K, Kuroda S, Kikuchi S, et al. Clinical impact of sarcopenia on gastric cancer ［J］. Anticancer Res, 2019, 39（5）：2241-2249.

［7］Lee JS, Kim YS, Kim EY, et al. Prognostic significance of CT-determined sarcopenia in patients with advanced gastric cancer ［J］. PLoS One, 2018, 13（8）：e0202700.

［8］Kuwada K, Kuroda S, Kikuchi S, et al. Sarcopenia and comorbidity in gastric cancer surgery as a useful combined factor to predict eventual death from other causes［J］. Ann Surg Oncol, 2018, 25（5）：1160-1166.

［9］Deng CY, Lin YC, Wu JS, et al. Progressive sarcopenia in patients with colorectal cancer predicts survival ［J］. Am J Roentgenol, 2018, 210（3）：526-532.

［10］Taylor JM, Song A, David AR, et al. Impact of sarcopenia on survival in patients with early-stage lung cancer treated with stereotactic body radiation therapy ［J］. Cureus, 2020, 12（9）：e10712.

［11］Feliciano EC, Chen WY. Clinical implications of low skeletal muscle mass in early-stage breast and colorectal cancer ［J］. Proc Nutr Soc, 2018, 77（4）：382-387.

［12］中华医学会骨质疏松和骨矿盐疾病分会. 肌少症共识［J］. 中华骨质疏松和骨矿盐疾病杂志, 2016, 9（3）：215-227.

［13］Dent E, Morley JE, Cruz-Jentoft AJ, et al. International Clinical Practice Guidelines for Sarcopenia（ICFSR）：screening, diagnosis and management ［J］. J Nutr Health Aging, 2018, 22（10）：1148-1161.

# 第十八章　乳腺癌患者伴随类风湿关节炎的诊治

目前认为风湿性疾病与肿瘤之间有明显的相关性。某些风湿性疾病与恶性肿瘤风险增加有关，如皮肌炎（dermatomyositis）与各种实体肿瘤、干燥综合征（Sjögren syndrome）与淋巴瘤、系统性硬化症与肺腺癌等。类风湿关节炎不但与血液和淋巴系统肿瘤如白血病、淋巴瘤等有一定的相关性，而且和实体肿瘤如肺癌、乳腺癌、甲状腺癌等也有一定的相关性。患者可先有恶性肿瘤，后出现类风湿关节炎，也有患者出现类风湿关节炎多年后发生恶性肿瘤，也有两种病变同时发生。类风湿关节炎合并肿瘤的可能发生机制：①有时风湿性疾病可能是癌症诱导自身免疫反应的结果；②风湿性疾病的药物治疗可能增加恶性肿瘤的风险，如烷化剂（环磷酰胺等）、免疫抑制剂（immunosuppressor，如硫唑嘌呤）、甲氨蝶呤及抗风湿生物制剂等都可能增加恶性肿瘤的风险；③类风湿关节炎的活动可能与肿瘤发生有关；④某些病毒的感染，如 EB 病毒可能与类风湿关节炎合并淋巴瘤有关[1]。临床上有关乳腺癌患者伴随类风湿关节炎诊治的报道较少，本章主要探讨类风湿关节炎的诊治，以为乳腺癌患者伴随类风湿关节炎的诊治提供参考。

## 一、类风湿关节炎的定义

类风湿关节炎（rheumatoid arthritis，RA）是一种进展性炎性疾病，是以侵蚀性关节炎为主要表现的慢性、全身性自身免疫性疾病。其表现为以双手、腕、膝、踝、足关节等小关节受累为主的对称性、持续性多关节炎，可有发热、贫血、皮下结节及淋巴结肿大等关节外表现。血清中可出现类风湿因子（rheumatoid factor，RF）及抗环瓜氨酸肽抗体等多种自身抗体。基本病理特征是滑膜增生、血管翳形成，并逐渐出现关节软骨和骨破坏，最终可能导致关节畸形和功能丧失。

## 二、类风湿关节炎的流行病学

RA 呈全球性分布，是造成人类丧失劳动力和致残的主要原因之一。可发生于任何年龄，80%在 30～50 岁，男女患病比例约 1∶3。我国 RA 患病率为 0.3%～0.4%，全国大约有 500 万类风湿关节炎患者。其死亡率较一般人群明显增高。据估计大约 40%的 RA 患者死于心血管疾病。RA 是成人炎症性关节炎最常见的形式，它的普遍性及潜在的骨破坏性导致高发病率、致残率，使患者付出沉重代价，因此 RA 的早期诊断、早期治疗至关重要[2]。

## 三、类风湿关节炎的病因和发病机制

### （一）病因

目前 RA 的病因尚不清楚。一般认为，RA 的发病是具有遗传易感的个体通过接触特定的环境危险因素后导致的。

1.环境因素　许多病毒和细菌被认为与 RA 相关，但未证实是 RA 发病的原因。感染不是导致 RA 的直接因素，但某些细菌、支原体和病毒等可能通过感染激活 T、B 淋巴细胞，使其分泌致炎因子、产生自身抗体，这是 RA 发病和进展的重要因素。病原体某些成分经分子模拟可导致自身免疫性反应，提示某些病原体与人体自身组织存在共同抗原。

2.遗传因素　流行病学调查显示，RA 与遗传因素密切相关。家系调查表明，RA 发病具有一定的遗传倾向。RA 现症人群的一级亲属患 RA 的概率为 11%。单卵双生子同时患 RA 的概率为 12%～30%，而双卵孪生子同患 RA 的概率只有 4%。许多地区和国家研究发现 HLA-DR 分子与 RA 的风险及疾病严重程度的增加相关。

3.吸烟　近年研究发现，吸烟者 RA 患病风险显著增加，可能与人类白细胞抗原（human leukocyte antigen，HLA）的表达失控有关。

4.其他危险因素　其他已知危险因素是年龄的增长、女性、RF 和抗环瓜氨酸肽抗体阳性，这些均可能导致 RA 症状发作[3]。

### （二）发病机制

RA 发病的确切病因尚不清楚，但已明确环境及遗传因素参与了 RA 的发病。免疫的多个组成部分参与了 RA 的发病。

（1）许多病原体与 RA 发病相关，包括病毒、反转录病毒、细菌及支原体，但确切的病原学联系尚未确定。

（2）尚无数据表明存在某种导致 RA 的特定病原体。

（3）在具有遗传易感性的人群中可能存在特异性受体，这些受体能够识别病原体产生的常见分子，反复的炎症应激通过这些特异性的受体打破机体的免疫耐受，继而产生自身免疫反应[4]。

## 四、组织病理学

RA 的基本病理改变是滑膜炎和血管炎。滑膜炎是关节表现的病理基础，血管炎是关节外表现的病理基础，也是预后不良因素。

急性期滑膜炎表现为滑膜充血、水肿，大量单核细胞、浆细胞、淋巴细胞浸润，有时有淋巴滤泡形成，常有小区浅表性滑膜细胞坏死而形成糜烂，并覆有纤维素样沉积物。滑膜下层小血管扩张，内皮细胞肿大、细胞间隙增大，间质有水肿和中性粒细胞浸润。病变进入慢性期，滑膜变得肥厚，形成血管翳，凸向关节腔或侵入软骨和软骨下的骨质，使关节腔破坏，发生纤维化性强直、错位甚至骨化，功能完全丧失。

血管炎可发生在关节外的任何组织，累及中小动脉和（或）静脉，管壁有淋巴细胞浸润、纤维素沉着，内膜增生，导致血管腔的狭窄或堵塞。类风湿结节是血管炎的一种表现，结节中心为纤维素样坏死组织，周围有上皮样细胞浸润，排列成环状，外被以肉芽组织（granulation tissue）。肉芽组织间有大量的淋巴细胞和浆细胞。

## 五、类风湿关节炎的临床特征

### （一）起病

RA 在任何年龄均可发病，其高峰年龄在 30～50 岁。女性发病人数多于男性，男女比例为 1∶3。2/3 的 RA 患者，数周到数月可逐渐出现明显的对称性关节炎，若未经治疗，两年内就可以出现关节畸形。按病程一般分为三种类型：①进展型，占 65%～70%，急性或慢性起病，没有明显的自发缓解期，适当治疗后可暂时缓解，停药后或外界因素刺激可诱发加重。②间歇型，占 15%～20%，起病较缓，常少数关节受累，可自行缓解。③长期临床缓解，占 10%左右，较少见，多呈急性起病，伴有显著关节炎。

### （二）关节特征

关节病变是最常见、最主要的临床表现，也可合并血管炎，侵犯全身各脏器组织，引起系统性疾病。关节有滑膜炎症状和关节结构破坏的表现，前者经治疗后有一定的可逆性，但后者很难逆转。RA 病情和病程有个体差异，从短暂、轻微的关节炎到急剧、进行性多关节炎均可出现，常伴晨僵。

1.关节痛与压痛　是最早出现的关节症状，常见部位为双手近端指间关节、掌指关节、腕关节，其次是趾、膝、踝、肘、肩等关节，胸锁关节、颈椎、颞颌关节等也可受累。多呈对称性、持续性，但时轻时重，疼痛的关节往往伴有压痛。

2.关节肿胀　多由关节腔内积液、滑膜增生或关节周围软组织水肿引起。以双手近端指间关节、掌指关节、腕关节最常见，多呈对称性，近端指间关节多有梭形肿胀膨大。膝关节肿胀，有浮髌征。关节肿胀反映了类风湿活动性炎症的严重程度。

3.晨僵　早晨起床后关节及其周围组织结构发紧、僵硬，活动不灵敏或受限，称晨僵。持续时间长短可作为观察本病是否处于活动期的指标之一，95%以上的RA 患者有晨僵。其他病因的炎症性关节炎也可出现晨僵，但不如本病明显和持久。

4.关节畸形　见于较晚期患者。滑膜炎的血管翳破坏了软骨和软骨下骨质，造成关节纤维样强直或骨性强直。常见腕和肘关节强直。又因关节周围肌腱、韧带受损，关节不能保持在正常位置，出现关节的半脱位，如手指向尺侧偏斜、呈"天鹅颈样"及"纽扣花样"畸形。关节周围的肌肉萎缩、痉挛使得畸形更加严重。

5.特殊关节　①颈椎：颈椎受累出现颈痛或神经根刺激症状、活动受限，有时甚至因颈椎寰枢关节半脱位而出现脊髓受压相关症状。②肩、髋关节：其周围有较多肌腱等软组织包绕，因此很难发现肿胀。最常见的症状是局部疼痛和活动受限，髋关节多表现为臀部及下腰部疼痛。③颞颌关节：出现于 1/4 的 RA 患者，早期表现为说话或咀嚼时疼痛加重，严重者有张口受限。

6.关节功能障碍　关节肿痛和结构破坏造成关节活动障碍。美国风湿病学会对关节功能的分级如下：

Ⅰ级，能照常进行日常生活和各项工作。

Ⅱ级，可进行一般的日常生活和某种职业工作，但参与其他项目活动受限。

Ⅲ级，可进行一般的日常生活，但参与某种职业工作或其他项目活动受限。

Ⅳ级，日常生活的自理和参与工作的能力均受限。

## （三）关节外表现

关节外表现是 RA 临床表现的重要组成部分，反映出 RA 是一个系统性疾病，而不仅局限于关节。

1.类风湿结节　是 RA 较特异的关节外表现，可见于 35% 以上的 RA 患者，RF 常阳性。多位于关节伸面、关节隆突及受压部位的皮下，出现的典型部位有肘部鹰嘴突附近、尺侧近端、手指、跟腱和指伸肌腱等。其大小不一，结节直径从数毫米至数厘米，质硬，无压痛，呈对称性分布。其存在提示 RA 处于活动期，并常伴有全身表现，心、肺、眼等均可受累。

2.类风湿血管炎　发生率约 25%，可累及大、中、小血管，导致多种临床表现。例如，指甲下或指端出现的小血管炎，少数出现局部组织缺血性坏死，严重者可见单发或多发的指端坏疽。眼受累多表现为巩膜炎，严重者巩膜软化而影响视力。RF 阳性的患者可出现亚临床型的血管炎，如无临床表现的皮肤和唇腺活检可见血管壁有免疫沉积物。亚临床型血管炎的长期预后尚不明确。

3.胸膜和肺　发生率为 10% ~ 30%，有时可为首发症状。常见的肺和胸膜病变包括胸膜炎、间质性肺炎、肺间质纤维化、肺类风湿结节、肺血管炎和肺动脉高压（pulmonary arterial hypertension），其中肺间质纤维化和胸膜炎最常见。①胸膜炎：见于约 10% 的患者。表现为胸腔积液，但大多无症状，病程的任何时间都可以出现，这些胸腔积液很少积聚，不需要穿刺引流。②间质性肺疾病（interstitial lung disease）：是最常见的肺病变，主要表现为活动后气短、肺纤维化、肺功能下降和肺影像学改变，高分辨率CT有助于早期诊断。③结节样改变（nodular change）：肺内出现单个或多个结节，为类风湿结节，有时可液化，形成空洞。④卡普兰综合征（Caplan syndrome）：尘肺患者合并 RA 时易出现大量肺结节，也称为类风湿尘肺（rheumatoid pneumoconiosis）。⑤肺动脉高压：一部分是肺内动脉病变所致的肺动脉高压，另一部分为间质性肺疾病引起的肺动脉高压。

4.心脏　心包炎是最常见的心脏受累表现，30%的患者有少量心包积液，多为 RF 阳性、类风湿关节炎活动的患者。一般无临床症状。其他可见心脏瓣膜受累、心肌损害等。20%的患者有不同程度的冠状动脉受累，常与血脂异常和处于活动期相关。

5.胃肠道　可有上腹不适、腹痛、恶心、食欲下降甚至黑便，多与服用抗风湿药物，尤其是非甾体抗炎药有关，很少由 RA 本身引起。

6.肾脏　RA 血管炎很少累及肾脏，若出现尿常规异常则要考虑抗风湿药物引起的肾脏损害。偶有轻微膜性肾病、肾小球肾炎、肾内小血管炎及肾脏的淀粉样变。

7.神经系统　周围神经症状多由滑膜炎引起的压迫导致，如正中神经在腕关节受压可出现腕管综合征（carpal tunnel syndrome，CTS）。多发性单神经炎则由小血管炎的缺血性病变所造成。脊髓受压多由 RA 累及颈椎导致，表现为渐起的双手感觉异常和力量减弱，膝反射多亢进，病理反射阳性。

8.血液系统　贫血程度与病情活动、关节的炎症程度相关。大部分活动性 RA 患者有轻度的正细胞正色素性贫血。如出现小细胞低色素性贫血，常由服用非甾体抗炎药引起胃肠道慢性出血所致。病情控制后，贫血可以改善。RA 患者血小板增多症常见，与 RA 病情活动和关节外症状明显相关，病情缓解后可下降。淋巴结肿大常见于活动性 RA，在腋窝、滑车处均可触及肿大淋巴结。费尔蒂综合征（Felty syndrome）是指 RA 患者伴有脾大、中性粒细胞减少，有的甚至有贫血和血小板减少。费尔蒂综合征患者更容易出现关节外表现。

9.干燥综合征　30%~40%的 RA 患者可继发干燥综合征，其是 RA 中最常见的眼部表现。患者常有口干、眼干症状，需结合自身抗体、口腔科与眼科等检查确诊。

### （四）实验室和辅助检查

1.血常规　血常规检查可提示轻至中度贫血。活动期患者血小板计数可增高。白细胞计数及分类多正常。

2.红细胞沉降率（ESR）　是检测 RA 病情是否活动的指标，本身无特异性，而且受多种因素干扰，需综合分析。

3.C 反应蛋白（CRP）　是炎症过程中在细胞因子刺激下由肝脏产生的急性期蛋白，CRP 水平增高说明 RA 病情活动，CRP 是评价 RA 活动性最有效的实验室指标之一。

4.自身抗体

（1）RF：可分为 IgM、IgG 和 IgA 型。临床主要检测 IgM 型 RF，它见于约

70%的患者血清。通常 RF 阳性的患者病情较重，高滴度是预后不良指标之一。但 RF 并非 RA 的特异性抗体，其他感染性、自身免疫性疾病患者及约5%的正常人也可以出现低滴度的 RF。RF 阴性者也不能排除 RA，RF 阳性者必须结合临床表现才能诊断 RA。

（2）抗瓜氨酸肽抗体（ACPA）谱：包括抗环瓜氨酸肽（CCP）抗体、抗突变型瓜氨酸波形蛋白（MCV）抗体及其他抗瓜氨酸肽抗体，如抗核周因子（antiperinuclear factor，APF）抗体、抗角蛋白抗体（antikeratin antibody，AKA）、抗聚角蛋白微丝蛋白抗体（AFA）等。这组抗体的靶抗原为细胞基质的聚角蛋白微丝蛋白，CCP 是该抗原中主要的成分，其中抗 CCP 抗体对 RA 的诊断敏感性和特异性高，有助于 RA 的早期诊断和鉴别诊断，尤其对于血清 RF 阴性、不典型的患者。

5.免疫复合物和补体　70%的患者血清中出现各种类型的免疫复合物（immune complex，IC），尤其是活动期和 RF 阳性患者。在急性期和活动期，患者血清补体水平均有升高，只有少数有血管炎者出现低补体血症。

6.关节滑液　正常人关节腔内的滑液不超过3.5ml。关节炎时滑液增多，滑液中的白细胞明显增多，达 $2000 \times 10^6/L \sim 75\,000 \times 10^6/L$，且中性粒细胞占优势，其黏度差，含葡萄糖量低于血糖。

7.影像学检查

（1）X 线检查：是最普及的方法，对 RA 诊断、关节病变分期、病变演变的监测都很重要。其中以手指及腕关节的 X 线检查最有价值。早期可见关节周围软组织肿胀阴影、关节端骨质疏松（Ⅰ期）；进而关节间隙变窄（Ⅱ期）；关节面出现虫蚀样改变（Ⅲ期）；晚期可见关节半脱位和关节破坏后的纤维性和骨性强直（Ⅳ期）。

（2）其他：包括 CT、MRI 及关节超声检查，对诊断早期 RA 有帮助。CT 图像清晰，主要用于发现骨质病变，对软组织及滑膜效果不佳。MRI 是目前最有效的影像学方法，可以显示关节软组织早期病变，如滑膜水肿、骨髓水肿等，较 X 线检查更敏感，但费用高、耗时长。超声对于 RA 早期诊断的价值日益受到重视，其可发现关节结构损伤，如软骨厚度变化、软骨下囊肿、骨皮质线毛糙和不光滑等改变，并可通过检测关节腔积液、滑膜炎、血管翳形成等评估 RA 关节炎活动性及预后。

8.类风湿结节的活检　类风湿结节共有三层：中心是坏死层，为纤维素样坏死组织；周围是上皮样细胞及巨噬细胞；最外层是肉芽组织，由丰富的血管、淋巴细胞及免疫复合物等组成。其典型的增殖性病理改变有助于 RA 的诊断。

## 六、类风湿关节炎的诊断方法

### （一）诊断标准

RA 的诊断主要依靠病史及临床表现，结合实验室检查和影像学检查。采用

1987 年美国风湿病学会（ACR）分类标准（表 18-1）诊断典型的 RA 病例并不困难，但不利于不典型或早期 RA 诊断。一些早期或不典型的患者，除了结合 RF 和抗 CCP 抗体等检查外，还需进行关节超声及 MRI 等检查，以利于早期诊断。

表 18-1　1987 年 ACR 修订的 RA 分类标准

| 定义 | 注释 |
| --- | --- |
| 晨僵 | 持续 1 小时（每天），病程至少 6 周 |
| 多关节炎 | 有 3 个或 3 个以上的关节肿胀，病程至少 6 周 |
| 手关节炎 | 腕、掌指、近端指间关节中至少 1 个关节肿胀，病程至少 6 周 |
| 对称性关节炎 | 两侧关节同时受累，病程至少 6 周 |
| 类风湿结节 | |
| 手 X 线片改变 | 至少有骨质疏松和关节间隙的狭窄 |
| 血清 RF 阳性 | |

注：满足 4 条或 4 条以上并排除其他关节炎即可诊断 RA。

2010 年 ACR 和欧洲抗风湿病联盟（European League Union Against Rheumatism，EULAR）提出了新的 RA 分类标准（表 18-2）。新标准纳入了炎症标志物 ESR、CRP 和抗 CCP 抗体，提高了诊断的敏感性，为早期诊断和早期治疗提供了重要依据。患者按照表中所示标准评分，6 分以上可确诊 RA，小于 6 分暂不能确诊，需密切观察。

表 18-2　2010 年 ACR/EULAR RA 分类标准和评分系统

| 关节受累情况 | 受累关节数 | 评分（0~5分） |
| --- | --- | --- |
| 中大关节 | 1 | 0 |
| | 2~10 | 1 |
| 小关节 | 1~3 | 2 |
| | 4~10 | 3 |
| 至少 1 个小关节 | >10 | 5 |
| 血清学 | | 评分（0~3分） |
| RF 或抗 CCP 抗体均阴性 | | 0 |
| RF 或抗 CCP 抗体至少 1 项低滴度阳性 | | 2 |
| RF 或抗 CCP 抗体至少 1 项高滴度阳性* | | 3 |
| 滑膜炎持续时间 | | 评分（0~1分） |
| <6 周 | | 0 |
| >6 周 | | 1 |
| 急性时相反应物 | | 评分（0~1分） |
| CRP 或 ESR 均正常 | | 0 |
| CRP 或 ESR 水平增高 | | 1 |

注：6 分或以上肯定 RA 诊断。关节受累指关节肿胀、疼痛；小关节包括第二至第五跖趾关节、近端指间关节、拇指指间关节；大关节包括肩、肘、髋、膝和腕关节。

*血清学高滴度阳性指>3 倍正常值。

## （二）病情的评估

判断 RA 活动性的指标包括疲劳程度、晨僵的持续时间、关节疼痛和肿胀的数目、程度和炎症指标等。临床上常采用 DAS28 等标准判断疾病活动状态。

## （三）疾病的缓解标准

RA 临床缓解标准：①晨僵时间少于 15 分钟；②全身无疲劳感；③无关节痛；④活动时无关节痛，关节压痛阴性；⑤无关节肿胀；⑥急性时相反应物正常。符合 5 条或以上并连续 2 个月考虑临床缓解。如果有活动性血管炎则不能认为缓解[5]。

# 七、鉴别诊断

1.风湿性关节炎 多见于青少年，多以急性发热及关节疼痛起病。其特点表现为膝、踝、肩、肘、腕等大关节游走性疼痛，很少出现关节畸形。有明确的链球菌感染史、发热、咽痛、心肌炎、皮下结节、环形红斑等。血清抗 O 滴度增高，RF 阴性。

2.骨关节炎 多见于中老年。主要累及膝、脊柱等负重关节。活动时关节痛加重，可有关节肿胀、麻木、骨摩擦感或积液。手骨关节炎常影响远端指间关节，尤其在远端指间关节出现赫伯登结节和近端指关节出现布夏尔结节时有助于诊断。大多数患者 ESR 正常，RF 阴性或低滴度阳性。X 线片示关节边缘呈唇样增生或骨赘形成、非对称性关节间隙狭窄。

3.强直性脊柱炎（ankylosing spondylitis，AS） 多见于青壮年男性。主要侵犯骶髂及脊柱关节，当周围关节受累，特别是以膝、踝、髋关节为首发症状者外周关节受累时，需与 RA 鉴别。外周关节受累以非对称性的下肢大关节炎为主，极少累及手关节。骶髂关节炎具典型的 X 线改变。可有家族史，90%以上患者 HLA-B27 阳性，血清 RF 阴性。

4.银屑病关节炎 多于银屑病若干年后发生，部分患者表现为对称性多关节炎，与 RA 相似，但银屑病关节炎累及远端指关节处更明显，且表现为该关节的附着点炎和手指炎。同时可有骶髂关节炎和脊柱炎，血清 RF 多阴性。

5.系统性红斑狼疮( systemic lupus erythematosus，SLE ) 好发于中青年女性。部分患者以指关节肿痛为首发症状。可有 RF 阳性、ESR 和 CRP 水平增高，而常被误诊为 RA。然而系统性红斑狼疮的关节病变一般为非侵蚀性，且关节外的系统性症状如蝶形红斑、脱发、皮疹、蛋白尿等较突出。血清抗核抗体、抗双链 DNA 抗体等多种自身抗体阳性。

6.干燥综合征 女性多见。以口干、眼睛干涩为主要表现，也可表现为关节痛，血清 RF 阳性，但极少有关节骨破坏、畸形和功能受损。抗 SSA 和抗 SSB 抗体常阳性。

7.其他病因的关节炎　关节炎类疾病有多种，如感染、创伤、代谢等，各有其原发病特点，在充分了解相关疾病后鉴别诊断一般不难。

## 八、治疗

目前 RA 是不能根治的。RA 治疗的主要目的：①缓解疼痛；②减轻炎症；③保护关节结构；④维持功能；⑤控制系统损害。最终目标是达到临床缓解或低疾病活动度。

### （一）非药物治疗

非药物治疗强调健康宣教及规范化治疗理念，包括休息与锻炼、关节制动（急性期）、关节功能锻炼（恢复期）、物理疗法等。

### （二）药物治疗

1.非甾体抗炎药　是改善关节炎症状的常用药。这类药主要通过抑制环氧合酶活性，减少前列腺素、前列环素、血栓素的产生而发挥抗炎、镇痛、退热及减轻关节肿胀的作用，但不能控制病情，应与改善病情的抗风湿药同服。选择药物的原则：①药物选择个体化，需注意胃肠道和心血管风险。②剂量应用个体化，尽可能用最低的有效量、短疗程。③应避免两种或两种以上非甾体抗炎药联合应用，因其疗效不叠加，而不良反应增多。选择性 COX-2 抑制剂可以减少胃肠道不良反应。非甾体抗炎药可增加心血管意外事件的发生，因而应谨慎选择药物并以个体化为原则。④强调非甾体抗炎药风险评估。

2.改善病情的抗风湿药（disease modifying anti-rheumatic drug，DMARD）　较非甾体抗炎药发挥作用慢，临床症状明显改善需 1~6 个月，有改善和延缓病情进展的作用。RA 一经确诊，应早期使用传统 DMARD，药物的选择和应用方案要根据患者病情活动性、严重性和进展而定，视病情可单用也可两种及两种以上 DMARD 药物联合使用，长期缓解者可逐渐减药或停药。常用的 DMARD 药物有以下几种[6]。

（1）甲氨蝶呤（methotrexate，MTX）：最常用，常作为起始用药，尤其对有侵蚀性证据的 RA 患者。每周 7.5~20mg，以口服为主，也可静脉注射或肌内注射。4~6 周起效，疗程至少半年。常见不良反应有恶心、腹泻、脱发、皮疹、口炎及肝肾损害，少数出现骨髓抑制（bone marrow suppression），偶见间质性肺疾病。服药期间应适当补充叶酸，定期检测血常规和肝肾功能。

（2）来氟米特（leflunomide，LEF）：作为单药治疗或 MTX 的替代治疗都非常有效，与 MTX 有协同作用。用法为口服，每日 10~20mg。主要不良反应有腹泻、瘙痒、高血压、皮疹、脱发、白细胞计数下降及肝酶增高。

（3）柳氮磺吡啶（sulfasalazine，SSZ）：可单独用于病程短及轻症 RA，也可与其他 DMARD 联合使用。4～8 周起效，从小剂量开始，渐增至 750mg，每日 3 次。不良反应有胃肠道症状、转氨酶增高和精子减少，对磺胺过敏者慎用。

（4）抗疟药（羟氯喹和氯喹）：可单独用于病程短及轻症 RA，也可与其他 DMARD 联合使用。该药起效慢，服用 2～3 个月见效。用法为 200mg，每日 2 次口服。服药前和治疗期间应每年检查一次眼底，以监测长期服用的眼毒性。

（5）硫唑嘌呤（azathioprine，AZA）：可单独或与其他 DMARD 联合使用治疗 RA，常用剂量 1～2mg/（kg·d）。不良反应中骨髓抑制导致白细胞减少最常见，另外还有胃肠道反应、皮疹及肝损害等不良反应。

（6）环孢素 A（cyclosporin A）：用于难治性病例。无骨髓抑制副作用。每日剂量为 1～3mg/kg，分 1～2 次口服。主要不良反应为高血压、肝肾毒性、胃肠道反应，服药期间宜严密监测血药浓度。

（7）环磷酰胺（cyclophosphamide，CYC）：很少用于 RA 的关节炎治疗，主要用于 RA 关节外的血管炎治疗。主要副作用为胃肠道反应、骨髓抑制、出血性膀胱炎和性腺抑制。长期使用可增加患恶性肿瘤风险。

（8）艾拉莫德：对 MTX、LEF 等不耐受或疗效不佳者，可选用艾拉莫德。为新型小分子 DMARD，主要有抗炎，抑制 B 淋巴细胞产生的免疫球蛋白和 IL-1、IL-6、IL-17、TNF 等细胞因子生成及抗骨吸收与促骨形成作用。可单用或与其他 DMARD 联用，每日 50mg，分 2 次餐后口服。

（9）锝[$^{99m}$Tc]亚甲基二膦酸盐注射液：是一种非激发状态的同位素，不良反应较小，需静脉用药。具有抗炎镇痛、免疫调节及骨质修复作用。

3.糖皮质激素（glucocorticoid，GC）　主张采用小剂量泼尼松（<7.5mg/d）作为控制症状的辅助治疗。近期证据提示，小剂量激素可延缓骨质侵蚀的进展。伴有心、肺、眼和神经系统等器官和系统受累的重症患者，可先给予中到大剂量 GC，症状控制后减量。须注意感染、高血压、血糖增高等副作用。不能耐受非甾体抗炎药的 RA 患者可用 GC 作为"桥梁"治疗。其他治疗无效者也可用 GC 治疗。GC 治疗 RA 的原则是小剂量、短疗程。使用 GC 必须同时应用 DMARD，低至中等剂量的 GC 与 DMARD 联合应用在初始治疗阶段对控制病情有益，当临床条件允许时应尽快递减 GC 用量至停用。使用 GC 应补充钙剂和维生素 D 以防止骨质疏松症。关节腔注射 GC 有利于减轻关节炎症状，但过频的关节腔穿刺可能增加感染风险，并可导致类固醇晶体性关节炎，一年内不宜超过 3 次。

4.植物药制剂　已有多种治疗 RA 的植物制剂，对缓解关节症状有较好作用，常与 DMARD 联合应用。

（1）雷公藤多苷：对缓解关节肿痛有效。用法为 10～20mg，每日 3 次，主要不良反应是性腺抑制、色素沉着及胃肠道反应。

（2）白芍总苷：主要作用于抗原提呈阶段，抑制树突状细胞的成熟，具有免疫调节、抗炎镇痛和保肝作用。常与 MTX 或 LEF 等联用，有协同作用并减轻肝损害。每次 600mg，每日 2～3 次。不良反应主要有轻度腹泻，多数不需处理。

（3）青藤碱：每次 20～60mg，餐前口服，每日 3 次，可减轻关节肿痛。

（4）火把花根：有抗炎镇痛和免疫抑制作用。每次 3～5 片，餐后服用，每日 3 次。

5.生物制剂　生物制剂的诞生，给类风湿治疗带来了一场革命，其在减轻症状和体征方面优势明显。其中包括 TNF-α 拮抗剂、IL-1 拮抗剂、IL-6 拮抗剂、抗 CD20 单克隆抗体、细胞毒性 T 细胞活化抗原-4（CTLA-4）抗体、JAK 抑制剂等[7]。例如，DMARD 治疗失败或中高度疾病活动或长病程 RA 患者，应考虑加用生物制剂。为快速增加治疗强度和减少不良反应，建议早期与 MTX 等 DMARD 联合应用。其主要的副作用包括注射局部的皮疹、感染，尤其是结核感染。有些生物制剂长期使用致淋巴系统肿瘤患病率增加。

目前使用最普遍的是 TNF-α 拮抗剂和 IL-6 拮抗剂[8]。TNF-α 拮抗剂起效快、抑制骨破坏作用明显，患者总体耐受性好。包括重组人可溶性 TNF-α 受体融合蛋白依那西普（etanercept）、TNF-α 的单克隆抗体英夫利西单抗（infliximab）及重组全人源化 TNF-α 单克隆抗体阿达木单抗（adalimumab）三种。

### （三）其他治疗

对于少数经规范用药疗效欠佳，血清中有高滴度自身抗体、免疫球蛋白明显增高的 RA 患者，可考虑血浆置换或免疫吸附治疗。应严格掌握适应证及联用 DMARD 等治疗原则。

自体干细胞移植、T 细胞疫苗及间充质干细胞治疗对 RA 可能有效，主要用于少数难治性 RA 患者，有待进一步研究。中药、针灸、康复理疗有较好的抗炎、镇痛、免疫调节作用，在 RA 的治疗中占有一席之地，与非甾体抗炎药、DMARD 联用可起到增效解毒的作用。

经内科治疗 RA 病情仍不能控制者，为缓解疼痛、纠正畸形，改善生活质量可考虑手术治疗，包括滑膜切除手术和关节置换术。滑膜切除术可以使病情得到一定的缓解，但当滑膜再次增生时病情又趋复发，所以必须同时应用 DMARD。关节置换术适用于较晚期有关节畸形并失去功能的患者。

## 九、预防与预后

适度体育锻炼，增强体质，提高抗病能力；避免感染；避免受凉、潮湿、劳累，注意关节保暖；控制烟酒。

影响预后的因素包括发病年龄、受教育程度、社会经济地位、从发病到诊断的时间、DMARD 药物应用的时间、肿胀关节数、CRP 水平、类风湿自身抗体、放射学表现、第一年残疾程度、并发症等。因此，临床应关注可改变病程及疾病转归的因素，早期诊断和积极治疗类风湿关节炎，以获得最好的转归。

（钟　玉）

## 参 考 文 献

［1］Balandraud N，Meynard JB，Auger L，et al. Epstein-Barr virus load in the peripheral blood of patients with rheumatoid arthritis：accurate quantification using real-time polymerase chain reaction［J］. Arthritis Rheum，2003，48（5）：1223-1228.

［2］中华医学会风湿病学分会. 类风湿关节炎诊疗指南［J］. 中华内科杂志，2018，57（4）：242-251.

［3］魏蕾，姜林娣. 类风湿关节炎病因和发病机制研究进展［J］. 医学综述，2015，21（9）：1548-1551.

［4］Firestein GS，Budd RC，Gabriel SE，et al. 凯利风湿病学. 第9版［M］. 栗占国，译. 北京：北京大学医学出版社，2015.

［5］栗占国，张奉春，曾小峰. 风湿免疫学高级教程［M］. 北京：人民军医出版社，2013.

［6］胡晓敏，宗英，余珊珊，等. 类风湿关节炎治疗药物的研发进展及趋势［J］. 中国新药杂志，2017，26（1）：36-43.

［7］Genovese MC，Kremer J，Zamani O，et al. Baricitinib in patients with refractory rheumatoid arthritis［J］. N Engl J Med，2016，374（13）：1243-1251.

［8］Smolen JS，Burmester GR，Combe B，et al. Head-to-head comparision of certolizumab pegol versus adalimumab in rheumatoid arthritis：2-year efficacy and safety results from the randomized EXXELERATE study［J］. Lancet，2016，388（10061）：2763-2774.

# 第十九章　升白细胞治疗所致骨痛处理

化疗是治疗乳腺癌的主要手段之一，化疗药物大多对骨髓有抑制作用，导致白细胞和血小板数下降、贫血等。血细胞中红细胞的寿命最长，约为 120 天，血小板寿命 8 ~ 12 天，白细胞寿命 5 ~ 7 天，故化疗后白细胞数下降最为常见。白细胞数下降会影响患者按期化疗，甚至使其被迫停止化疗，影响患者的治疗效果[1-4]。

白细胞在人体免疫系统中发挥着重要功能，在抗肿瘤免疫中作用突出。单核细胞如巨噬细胞可吞噬病原微生物及衰老损伤和死亡的细胞，并可杀伤肿瘤细胞，在机体抗感染、自身稳定及免疫监视中具有重要的功能。骨髓抑制是化疗药物最常见的毒副反应，当机体接受化疗药物后，以粒细胞为主的白细胞数量会进行性下降，并伴有不同程度的红细胞、血小板数减少和（或）血红蛋白水平降低，称为化疗后白细胞减少症[4]。白细胞减少症（leukopenia）是指由各种因素导致成人外周血白细胞 $< 4.0 \times 10^9$/L[5]。根据白细胞减少的程度，当轻度白细胞减少时患者不会有特殊症状，以原发病症状为主；中度减少者会有疲乏、无力、头晕、食欲减退等非特异性症状；重度减少者由于机体防御能力下降，极易发生呼吸道、消化道及泌尿生殖道等感染，并可出现高热、黏膜坏死性溃疡及严重败血症、脓毒血症或感染性休克[6]。

化疗后白细胞减少不仅影响化疗方案的实施，还常会并发严重感染，导致患者死亡。与其他原因导致的白细胞减少症相比，化疗后白细胞下降速度很快，可在短时间内发展为"白细胞减少症"，但度过低谷期后白细胞恢复相对容易。因此，及早防治化疗后白细胞减少症非常重要[7]。血常规在患者每次化疗前后可监测血细胞的变化，当提示白细胞下降时，需及时进行升白细胞治疗，常用重组人粒细胞集落刺激因子针剂预防感染，同时血象的异常程度可作为下一疗程是否需要调整药物剂量的依据。

升白制剂是一类可促进白细胞生长、提高白细胞计数与有效治疗白细胞减少症的药物。其主要是指重组人粒细胞集落刺激因子，通过促进患者骨髓未成熟的白细胞提前成熟，提高白细胞数量，有助于患者的体力恢复，以便开始下一阶段治疗。使用高强度化疗方案的乳腺癌患者，如果化疗后出现的白细胞减少、骨髓抑制持续时间长（7 天或 10 天以上）、程度重（粒细胞缺乏，中性粒细胞 $\leq 0.5 \times 10^9$L），可使用升白制剂来缩短白细胞缺乏的持续时间，减轻骨髓抑制的程度和减少继发感染的风险。对于此期间已出现感染者，应用升白制剂可尽快提升白细胞至安全水平，有利于控制感染。对于年老体弱合并慢性心、肺、肝、肾疾病及糖尿病的患者，由于机体代偿能力差，白细胞减少后容易继发感染。更要及早给予升白制剂，使其尽快度过化疗后白细胞下降的持续期，减少发生感染的风险[3]。

升白细胞治疗常见的不良反应有腰骶部骨痛（骨骼造血的表现）、肌肉疼痛、水肿、发热、乏力、感冒样症状（cold like symptom）等[3, 6]。疼痛是疾病的症状，也是机体对疾病或创伤的一种反应[8, 9]。

## 一、骨痛的评估

疼痛是一个极其复杂的病理-生理-心理过程，影响因素涉及躯体、情感、睡眠、行为、社会、经济等多个方面。1983 年，美国疼痛协会首次向全球医学界提议将"疼痛"作为继体温、脉搏、呼吸、血压之后人体第五大生命体征，2001年 WHO 正式采用。对疼痛进行正确的测量与评估是疼痛治疗的基础和关键，需要高度重视并熟练掌握其评估工具，同时遵循"常规、量化、全面、动态"的评估原则。疼痛评估前，首先应详细了解病史及疼痛部位、性质、程度、持续时间，疼痛加重或缓解因素，对日常生活的影响，既往诊治及效果等；其次，根据评估方法的效度与信度，选用恰当的疼痛评估工具对骨痛进行全面评估。目前国际医学界通常采用自述评估法、生理评估法和行为评估法。以下介绍几种国际常用的评估方法[9-13]。

### （一）疼痛评估

1.单维度疼痛评估方法（疼痛程度评估）

（1）视觉模拟评分法（visual analogue scale，VAS）：在一张白纸上画条长10cm 的粗直线，左端标识为"0"（无痛），右端标识为"10"（剧痛）（图 19-1）。受试者根据自己的疼痛感受在直线上相应部位做标记，测量"无痛"端至标记点之间的距离，则为疼痛评分。

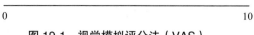

0            10

图 19-1　视觉模拟评分法（VAS）

（2）数字分级评分法（numerical rating scale，NRS）：从"0"到"10"代表疼痛逐渐加剧（图 19-2）。0 表示无痛，10 表示剧痛。受试者根据个人疼痛感受选择一个数字表示疼痛程度。1～3：轻度疼痛；4～6：中度疼痛；7～10：重度疼痛。

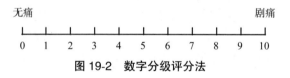

图 19-2　数字分级评分法

（3）Wong-Banker 面部表情量表法：患者从微笑、悲伤到哭泣的 6 种脸谱中选择一种最能表达自己疼痛程度的脸谱（图 19-3）。此方法简单、直观，易于掌握但欠准确，适用于儿童、老年人、文化程度较低或语言表达能力丧失及认知功能障碍者等特殊人群。

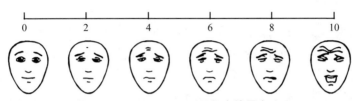

图 19-3　Wong-Banker 面部表情量表法

（4）语言分级评分法（verbal rating scale，VRS）：患者对疼痛程度进行口述描绘评分，将疼痛由低到高用"无痛""轻微痛""中度痛""重度痛""极重度痛"等词汇来表达。有 4 级、5 级、6 级、12 级评分等，其中以 4 级评分和 5 级评分较简便实用。

2.多维度疼痛评估方法

（1）简明疼痛量表（brief pain inventory，BPI）：使用 NRS 方法评估患者的疼痛强度，通过疼痛对患者活动、情绪、娱乐、人际关系、睡眠、工作及行走等 7 个方面的影响进行评估，对当前治疗后疼痛的缓解程度使用百分比表示，用图形表示相应的疼痛部位。

（2）简明 McGill 疼痛问卷（short-form of McGill pain questionnaire，SF-MPQ）：由 11 个感觉类和 4 个情感类的疼痛描绘词、现实疼痛强度和 VAS 组成，每个代表词都让患者进行疼痛强度等级的排序：0，无；1，轻度；2，中度；3，重度。由此分类求出疼痛分级指数（pain rating index，PRI）或总的 PRI。SF-MPQ 是一种敏感、可靠的疼痛评价方法，适用于监测时间有限、需要得到较多信息的情况，在临床研究中更常使用。

**（二）心理评估**

乳腺癌患者多需手术、化疗、放疗、内分泌治疗、靶向治疗等综合治疗。根治性手术会使患者丧失病侧乳腺，使其面对癌症的打击与乳房缺失所致躯体形象受损带来的双重心理打击。有研究显示，抑郁症常与癌症并存，其中实体肿瘤者抑郁症患病率为 20%~50%[14]。乳腺癌患者可能出现焦虑、抑郁等严重的心理障碍，因而还应对患者进行心理评估（psychological assessment）。常用的心理评估量表有汉密尔顿焦虑/抑郁量表、创伤后应激自评量表等。

### （三）疼痛评估的意义

疼痛评估是疼痛治疗的第一步，准确及时的疼痛评估可以给临床治疗提供必要的指导和帮助，是疼痛治疗必不可少的一步。减轻缓解疼痛可以帮助患者提高生活质量，重获战胜病魔的信心。

## 二、骨痛的治疗

升白细胞治疗导致骨痛时，需要明确病因，与乳腺癌骨转移与内分泌治疗所致骨质疏松引起的疼痛等相鉴别。对患者进行综合性镇痛，既要控制患者躯体疼痛、改善功能障碍，还应关注患者睡眠、情绪并帮助其恢复正常生活、工作与社交活动。治疗方法包括药物治疗与非药物治疗，药物治疗是骨痛治疗的基础，而合理的介入治疗、康复治疗与心理支持治疗等也能够有效缓解疼痛。

### （一）药物治疗原则

使用镇痛药是治疗骨痛主要及基本的方法，应根据患者疼痛的性质及程度合理应用。使用药物需遵循五大原则：①首选口服给药——以口服药物为主，当患者不能经口给药时，可考虑经皮肤外贴、皮下注射、静脉给药等途径。②按时给药——依据镇痛药代谢特点定时、定量服药，以维持最低有效镇痛剂量和稳定的血药浓度。③按阶梯给药——应根据患者疼痛程度选择相应阶梯的镇痛药物，在增加药物剂量也不能取得良好疗效时应及时调整镇痛药物种类。④个体化给药——不同骨痛患者应用非甾体抗炎药、阿片类镇痛药剂量差异较大，而强阿片类镇痛药的剂量没有"封顶效应"。⑤注意药物副作用——应重视对患者使用镇痛药后不良反应的观察与处理，如恶心、呕吐、便秘等，在骨痛治疗过程中必须对患者疼痛情况与不良反应进行动态评估，及时增减药物剂量，必要时调整镇痛药[9]。常用镇痛药种类如下。

1.非甾体抗炎药（NSAID） 通过抑制环氧合酶阻断前列腺素的合成，发挥解热、抗炎、镇痛作用。此类药物无耐药性及依赖性，但镇痛剂量有"封顶效应"，超过日限制剂量只会产生更严重的不良反应而非更强的镇痛效应。常用 NSAID 有布洛芬、双氯芬酸、吲哚美辛、塞来昔布等。NSAID 常见不良反应有消化道溃疡及出血、肝肾功能障碍、血小板功能障碍、过敏反应等。塞来昔布可特异性抑制 COX-2，较其他 NSAID 胃肠道不良反应低，但长期大剂量使用可引起严重的心血管事件。临床用药时应全面评估风险，有肾脏、消化道或心脏疾病高危因素或血液系统疾病患者慎用。应避免两种 NSAID 联合应用。要定期监测患者血常规、大便隐血及肝肾功能等。

2.弱阿片类镇痛药 主要有曲马多、可待因，用于 NASID 所不能控制的疼痛的治疗，也有剂量"封顶效应"。曲马多是人工合成的一种中枢性镇痛药。其常见不良反应有恶心、呕吐、出汗、眩晕、皮疹、震颤及头痛等。酒精、安眠药、镇痛药或其他精神药物中毒者禁用，肝肾功能不全者、心脏病患者、孕妇、哺乳期女性慎用。

3.强阿片类镇痛药　强阿片类药物是中重度癌痛者镇痛首选药，通过激动阿片受体产生强大的镇痛作用，长期使用易产生药物耐受性和成瘾性，故又称为麻醉性镇痛药。强阿片类药物随剂量增加镇痛作用增强，使用时无剂量"封顶效应"。常用药物有吗啡、羟考酮、芬太尼等。使用时仍应首选口服途径给药，但当患者不能经口给药或出现较严重药物不良反应如恶心、呕吐时，则应考虑经皮肤及皮下、静脉、鞘内注射等途径给药。

### （二）骨痛的微创介入治疗

规范使用药物治疗能使大多数患者的疼痛得到较好控制，但仍有小部分患者需要采取包括微创介入在内的综合性治疗措施方能缓解剧烈疼痛，尤其是在镇痛药物治疗存在禁忌，或药物镇痛效果不佳的情况下。

随着可视化技术和规范化操作在我国疼痛科的普及，微创介入治疗此类疼痛病的疗效及安全性均明显提高。目前疼痛科用于治疗此类疼痛的主要手段包括以下几种。①臭氧治疗：臭氧的强氧化特性能迅速灭活神经末梢释放的炎性化学物质，从而起到镇痛作用。②自体富血小板血浆（platelet-rich plasma，PRP）输注：可调控细胞再生、分化及细胞外基质合成，并有促进组织愈合修复再生的功能。PRP可促进肌腱与骨结合部损伤的修复，减轻关节疼痛，提高关节功能。③神经阻滞及关节腔内注射术：通过阻断疼痛的神经传导通路及其恶性循环、改善疼痛区域血液循环及抗炎等机制发挥镇痛作用。④射频热凝治疗术（radiofrequency thermocoagulation，RF）：能阻断疼痛传导，使蛋白质变性，激活抑制性神经传递，缓解疼痛并能维持较长时间，具有减轻疼痛、组织损伤小、神经破坏局限、程度可控且可逆、并发症少等特点。⑤鞘内药物输注系统（intrathecal drug delivery system，IDDS）植入术：鞘内用药能够直接作用于脊髓、大脑中的多种离子通道和受体，既可有效避免口服药物带来的首过效应，又可直接作用于中枢，减少药物不良反应，降低药物剂量；用于肿瘤引起的相关骨转移患者、非肿瘤患者（如骨质疏松、椎间小关节病变、骶髂关节相关的腰背痛等）的顽固性疼痛，效果确切[9, 15-17]。

### （三）骨痛的其他治疗

升白细胞治疗所引起骨痛的治疗应为综合性治疗，除上述药物及微创介入治疗外，还有康复治疗及心理治疗等。这些治疗需要相关专科会诊，多学科共同制定全面的、多层次治疗方案，最大限度地减轻患者痛苦，提高其生活质量[9, 17, 18]。

1.康复治疗　升白细胞治疗所致骨痛在经过系统的疼痛专科治疗后，需要重视后期的康复治疗。专科医生首先制订患者的相关康复治疗计划，包括卧床休息、体态矫正、立位训练、四肢及腰背部的等长运动训练、俯卧位腰背肌训练、背部肌肉抗阻力训练、腰背部的理疗、按摩、戴矫形器（orthosis）、治疗性体操及平行杠内步行训练等。物理治疗、作业治疗、冲击波治疗、营养支持治疗及中医中药治疗等其他康复治疗方法也有助于治疗患者骨痛。

2.心理支持治疗　随着乳腺癌伴随疾病在临床逐渐引起重视，"全方位，全周期"健康管理已成为指导乳腺癌治疗与整体健康管理的新理念[9]。乳腺癌患者精神心理问题发生率较高，导致患者疼痛的因素除了肿瘤，还包括社会文化因素、心理因素、家庭社会支持情况等。大部分乳腺癌患者有不同程度的焦虑抑郁和睡眠障碍，但多数并未得到及时诊治，严重影响治疗效果和患者生活质量，故应采取恰当的心理干预方法，改善患者的情绪、认知和行为。

综上所述，为了更好地治疗乳腺癌患者由升白细胞治疗所致的骨痛，应详细了解患者病史与临床表现，辨别骨痛病因，以便全面、准确、动态评估疼痛情况，与疼痛科、康复科、心理科等多学科医务人员制定全面的、多层次与个体化的治疗方案，减轻躯体症状，提高患者对治疗的依从性。这对提高乳腺癌患者的术后生活品质、延长生存时间有重要意义。

（梁馨予　李　欣　孔令泉）

### 参 考 文 献

[1] Bacrie J, Laurans M, Iorio P, et al. Febrile neutropenia in adjuvant and neoadjuvant chemotherapy for breast cancer: a retrospective study in routine clinical practice from a single institution [J]. Support Care Cancer, 2018, 26（12）: 4097-4103.

[2] 中国抗癌协会肿瘤临床化疗专业委员会，中国抗癌协会肿瘤支持治疗专业委员会. 肿瘤化疗导致的中性粒细胞减少诊治专家共识（2019 年版）[J]. 中国肿瘤临床，2019, 46（17）: 876-882.

[3] 邱立新. 如何合理使用升白细胞针 [J]. 抗癌之窗，2017, 01: 51-53.

[4] 汪晓洁，寿涛，胡静，等. 不同剂量 rhG-CSF 预防晚期非小细胞肺癌化疗后白细胞减少的临床研究 [J]. 中国癌症杂志，2015, 25（10）: 823-827.

[5] 张之南，沈悌. 血液病诊断与疗效标准. 第 2 版.［M］. 北京: 科学出版社，1998.

[6] 姚金华，田占雍，赵淑芳，等. 升白胶囊治疗白细胞减少症临床观察 [J]. 西部中医药，2014, 27（9）: 94-96.

[7] 田劭丹，董青，祁烁，等. 化疗后白细胞减少症中医药防治与评估专家共识 [J]. 现代中医临床，2018, 25（3）: 1-6.

[8] 中华医学会疼痛学分会. 骨代谢异常相关疼痛病诊疗中国专家共识 [J]. 中华医学杂志，2020, 100（1）: 15-21.

[9] 孔令泉，吴凯南，果磊. 乳腺癌伴随疾病学 [M]. 北京: 科学出版社，2019.

［10］万丽，赵晴，陈军，等. 疼痛评估量表应用的中国专家共识（2020 版）［J］. 中华疼痛学杂志，2020，16（3）：177-187.

［11］中国抗癌协会癌症康复与姑息治疗专业委员会（CRPC）难治性癌痛学组. 难治性癌痛专家共识（2017 年版）［J］. 中国肿瘤临床，2017，44（16）：787-793.

［12］Ware LJ，Epps CD，Herr K，et al. Evaluation of the revised faces pain scale，verbal descriptor scale，numeric rating scale，and iowa pain thermometer in older minority adults［J］. Pain Manag Nurs，2006，7（3）：117-125.

［13］谭冠先. 疼痛诊疗学. 第 3 版［M］. 北京：人民卫生出版社，2011.

［14］Sharpe M，Strong V，Allen K，et al. Major depression in outpatients attending a regional cancer centre：screening and unmet treatment needs［J］. Br J Cancer，2004，90（2）：314-320.

［15］Shanthanna H，Chan P，Mcchesney J，et al. Assessing the effectiveness of pulse radiofrequency treatment of dorsal root ganglion in patients with chronic lumbar radicular pain：study protocol for a randomized control trial［J］. Trials，2012，13：52.

［16］Ver Donck A，Vranken JH，Puylaert M，et al. Intrathecal drug administration in chronic pain syndromes［J］. Pain Pract，2014，14（5）：461-476.

［17］Deer TR，Pope JE，Hayek SM，et al. The Polyanalgesic Consensus Conference（PACC）：recommendations for intrathecal drug delivery：guidance for improving safety and mitigating risks［J］. Neuromodulation，2017，20（2）：155-176.

［18］刘延青，崔健君. 实用疼痛学［M］. 北京：人民卫生出版社，2013.

# 第二十章　乳腺癌骨转移的骨科处理

骨骼是乳腺癌转移的常见部位，多见于脊柱、骨盆和股骨，乳腺癌骨转移的发生率为 47%～85%[1]。随着诊疗技术的提高，乳腺癌患者的 5 年生存率不断提高。有数据显示，我国乳腺癌患者5年生存率在过去10年间不断提高，达到83.2%[2]。乳腺癌骨转移已成为导致患者生活质量恶化、加速死亡进程的重要因素。随着多学科协作的综合治疗日益完善，乳腺癌骨转移的骨科处理已成为乳腺癌综合系统诊疗的重要环节[3]。

## 一、概述

### （一）病理生理概要

乳腺癌主要通过体循环和脊椎旁静脉转移到骨骼，多见于血流丰富部位，如红骨髓、脊椎静脉系统（无静脉瓣，又与上、下腔静脉直接相连，使乳腺癌细胞容易随血液流动定植于脊椎和骨盆）。乳腺癌骨转移可同时出现溶骨性和成骨性反应，转移的癌细胞黏附于骨，产生并释放破骨细胞激活因子，促进破骨细胞的生成和异常激活，破骨细胞的溶骨作用可引起高钙血症、局部疼痛、骨关节结构不稳和负重能力下降、病理性骨折、神经压迫等症状，进而导致患者活动受限，生活质量恶化，加速死亡进程[4-6]。

### （二）治疗目标

随着医学技术的进步，人们对骨转移瘤的态度发生了根本性转变，从以往单纯的姑息性治疗（palliative treatment）转变为对骨转移病灶积极诊治和预防性处理，以达到控制骨转移进展、消除或缓解疼痛、预防骨相关事件发生、恢复和维持骨关节的结构稳定性与正常功能、改善患者神经功能等目标，最终提高患者的生活质量和长期生存率[7, 8]。

## 二、诊断

### （一）临床症状

1.疼痛　是乳腺癌骨转移最常见的症状，约 70%的乳腺癌骨转移患者以疼痛为首发症状。在不同的转移部位，疼痛可呈现不同的性质，在长骨，疼痛仅局限于转移部位；在脊柱和骨盆，疼痛可发生在病变部位以外。由乳腺癌骨转移引起的疼痛通常为静息痛，患者对负重和活动的耐受性差，夜间疼痛明显，并可随着病情进展持续加重，难以经镇痛药缓解。疼痛部位在负重时疼痛严重加剧，该部位很可能即将发生病理性骨折。除骨质破坏可引起疼痛外，骨转移病灶对脊髓、神经根或神经丛的压迫和侵蚀，以及肿瘤释放的炎性介质对神经产生的刺激均可引起疼痛。这样的疼痛可在手术或放疗后有所缓解，若疼痛在治疗缓解后再次加重，则提示肿瘤复发[6,9]。

2.病理性骨折　部分乳腺癌骨转移患者以病理性骨折为首发症状。乳腺癌细胞的溶骨性反应可以破坏转移灶内的骨质，当骨质破坏达到一定程度时，任何轻微的外力均可导致病理性骨折，骨折甚至可以在没有任何诱因的情况下发生。当骨折部位在脊柱时，不仅可引起疼痛加剧，还能引起神经功能损伤，严重时可导致截瘫[9,10]。

3.神经功能损害　肿瘤对神经的直接或间接压迫可引起相应的神经症状。20%的脊柱转移患者就诊时已伴有神经损害。转移灶对椎体产生破坏，肿瘤组织本身或骨碎片侵入椎管，压迫脊髓前角运动神经元或锥体束，从而导致对应节段运动功能损害，表现为肌无力、不全瘫、痉挛性瘫痪（spastic paralysis）或弛缓性瘫痪，若治疗不及时可发展为全瘫（panplegia）。括约肌功能损害和神经症状在 24 小时内就出现，多提示预后不良[9,11]。

4.肿块和畸形　当乳腺癌骨转移的部位较表浅时，可在相应部位发现肿块。此类转移性肿瘤的恶性程度相对较高，生长速度也较快，肿块常常因压迫周围组织产生疼痛和神经症状后而被发现。由于肿瘤对骨、关节及附件的破坏，肿瘤周边组织的痉挛及较大瘤体对周围组织的挤压，转移灶的周边还可呈现出局部畸形。

5.活动受限　乳腺癌骨转移患者的活动受限可由肿瘤导致的疼痛、病理性骨折、神经功能损害、肿块和畸形中的一个因素单独引起或多个因素共同作用引起。长期的活动受限又可以进一步加重局部畸形。

6.高钙血症相关症状　高钙血症是乳腺癌骨转移时常见死因之一。乳腺癌患者自身基础状况差，加上化疗药物引起血浆白蛋白水平降低，血液中游离钙浓度升高；骨转移瘤的溶骨性作用与病理性骨折可引起骨钙释放；患者由于活动受限长期卧床导致脱钙；骨转移病灶内类甲状旁腺激素的分泌增加，导致血钙浓度增高；相关的内分泌抑制雌激素治疗也可引起血钙浓度升高。恶性高钙血症可导致腹痛、顽固性呕吐、极度衰弱、严重脱水、肾衰竭等症状，甚至诱发昏迷和死亡。

7.全身症状　和其他大多数肿瘤一样，乳腺癌本身和乳腺癌骨转移均可导致患者出现贫血、消瘦、低热、乏力等恶病质临床表现。

### （二）检查

1.病史采集　对乳腺癌骨转移的诊断和鉴别诊断有重要意义。当患者为女性，年龄>40岁，有（或无）乳腺癌病史，有乳腺癌家族史，短期内骨痛加重或骨关节相关肿块迅速增大时，都应考虑乳腺癌骨转移的可能性。此外，患者有无外伤史、疲劳史、疼痛性质和病灶数量等，也能为乳腺癌骨转移的鉴别诊断提供重要信息。

2.体格检查　除一般检查外，对于怀疑乳腺癌骨转移者应更加关注骨骼系统相关专科检查。详细记录肿块的部位、大小、硬度、活动度及与周围组织的关系；感受疼痛部位的体表温度，并记录其压痛和疼痛随体位变化的情况；记录患者病灶周围关节的活动度、肌肉萎缩程度、肌力检查结果和脊柱相应节段对应的神经功能情况。充分的体格检查能帮助定位病灶和预估受累程度，并通过对比治疗前后的状况评价疗效。

3.影像学检查

（1）X线检查：肿瘤骨转移的X线影像变化可表现为溶骨性、成骨性和混合性，乳腺癌骨转移的X线影像多表现为混合性。如怀疑转移病灶位于长骨中，行X线检查时应将长骨两端的关节包含在内，以防遗漏"跳跃式转移"的病灶，遗漏的转移病灶会给手术治疗埋下重大隐患。X线检查分辨率较低，尤其对软组织分辨率较差，不能单独应用于乳腺癌脊柱转移的诊断。脊椎X线检查只有35%～55%的阳性率，早期的脊柱转移病灶无法在X线平片上显现。有研究显示，有30%～50%乳腺癌脊柱转移患者在X线影像显示变化之前，椎体破坏就已经出现；当乳腺癌脊柱转移病灶能被X线检查发现时，椎体骨小梁的破坏已达50%～70%。X线平片上可以看到转移病灶呈溶骨性破坏、边界不清，有时可见椎体压缩及骨硬化。在乳腺癌脊柱转移中，当骨转移病灶发展到压迫并破坏一侧椎弓根时，正位X线片上可见"猫头鹰眨眼征"，即一侧椎弓根消失；若转移病灶进一步发展，可出现脊髓麻痹[12]。

（2）CT检查：CT分辨率高，在对骨改变细节的显示上有其特有的优势，可以更清晰地显示骨转移灶的范围和骨皮质的破坏程度，还可以用于鉴别乳腺癌骨转移和骨质疏松，明确脊柱压缩性骨折的原因。CT提供的三维重建图像可以指导放疗、制定手术方案、在切除转移灶后结构重建所需假体的设计与加工。此外，对转移病灶的活检也需要在CT的引导下进行。

（3）MRI检查：在乳腺癌骨转移的诊断中，MRI有较高的特异性和敏感性。MRI对松质骨和软组织的变化尤为敏感，可用于鉴别普通骨折和病理性骨折、脊柱转移和脊椎椎间盘病变。对于解剖结构较复杂部位的骨转移（如肩、脊柱和盆骨）、疑似脊髓压迫症（spinal cord compression）、神经卡压、有邻近肌肉或关节受累的患者，要首先考虑MRI检查；当其他影像学检查结果不足以支持乳腺癌骨转移的诊断，但高度怀疑骨转移时，也要考虑实施 MRI。此外，当乳腺癌患者出现明显的背痛时，即使没有出现感觉变化、无力、排便或排尿功能障碍等症状，也应考虑行脊柱 MRI[13]。

（4）全身骨扫描：骨扫描又称 $^{99m}$Tc 骨闪烁成像，锝[$^{99m}$Tc]亚甲基二膦酸盐是其常用的示踪剂。乳腺癌骨转移细胞具有成骨活性，转移灶在骨扫描上呈现为"热区"。在已经明确有乳腺癌骨转移的患者中，骨扫描通常被用于排除是否还存在其他未被发现的骨转移病灶[14]。

（5）PET-CT 检查：尚无循证医学证据推荐将 PET-CT 作为常规检查，但当需要明确是否为多发转移或治疗后复发时，可考虑行 PET-CT 检查。

乳腺癌患者有较高的概率会发生骨转移，因此必须把排除骨转移作为常规诊断思路去考虑，影像学检查是诊断和排除乳腺癌骨转移的主要依据。不同的影像学检查方法有各自的优势，也各有其局限性，为提高诊断的准确性，需要酌情选择最佳影像学策略[15]。由于肺也是乳腺癌转移的高发部位，所有怀疑有骨转移者都应行胸部 X 线检查[13]。除了已明确的转移部位必须做 CT 检查外，患者主诉疼痛的所有骨、关节均应行影像学检查。通过整合以上影像学资料，经治医生要明确以下问题：

（1）疑似骨转移部位是否为骨转移？如果是，采用非手术治疗还是手术治疗？

（2）其他部位是否还有转移？如果是，采用非手术治疗还是手术治疗？

（3）转移瘤对骨组织的破坏程度和对周边软组织的浸润情况如何？转移病灶是否会导致病理性骨折？如果不会，是否可以采用非手术治疗？

（4）如果需要手术，最佳手术方案是什么？是采用肿瘤刮除加骨水泥固定，还是病灶完全切除加假体重建？为获得手术部位的最佳暴露，应选择什么切口？

（5）转移灶周边的血管情况如何？在暴露手术部位和病灶切除的过程中是否会出现危及生命的大出血？如果是，是否需要行术前血管栓塞以减少术中出血？

4.实验室检查

（1）一般实验室检查：对于怀疑骨转移的乳腺癌患者，血常规、红细胞沉降率、肝肾功能、血钙、血磷、碱性磷酸酶、尿钙及尿磷等，是临床应常规关注的指标[11]。乳腺癌骨转移患者可见血红蛋白水平下降、红细胞计数减少、白细胞计数略升高（使用化疗药物后也可下降）、红细胞沉降率加快、血浆蛋白水平下降、白蛋白和球蛋白比例倒置。由于乳腺癌细胞的溶骨性作用，尿液内可出现尿钙水平升高，血钙水平也可随着病情的发展而升高。尤应注意患者的血钙水平，因为高血钙可引起致命的并发症。

（2）肿瘤标志物：血清中 CEA 和 HER2 水平可反映乳腺癌的进展程度，也可作为辅助指标反映治疗效果。

（3）生化标志物：乳腺癌骨转移患者的血清中含有多种反映骨代谢早期改变

的生化标志物，其中血液中Ⅰ型胶原C端和α1链C端的含量与溶骨反应进程有关，可作为双膦酸盐治疗骨转移疗效的评价指标[9]。

5.活体组织检查 尽管影像学检查可以为乳腺癌骨转移的诊断提供大量信息，但是活检仍为乳腺癌骨转移诊断的"金标准"。活检所获得的组织学资料和生物标志物表达情况可以协助制定治疗方案。通常认为是否需要行活检取决于：①是否需要手术；②根据影像学评估是否足以做出临床诊断；③是否需要病理学诊断确认骨转移。目前的共识：原发肿瘤不明确、影像学和临床表现不典型、需对仅有孤立性骨转移病灶且已经发生或即将发生病理性骨折的患者进行修复之前，骨活检是必要的。少数文献认为，如果原发肿瘤已明确且影像学表现典型，可不用活检。但多数文献仍建议，无论原发肿瘤是否明确、影像学表现典型与否，在首次诊断骨转移时，或出现骨骼症状时患者正处于癌症的缓解期或复发，都应对患者最先发现骨骼病变处行活检，以确定其和原发肿瘤之间的关系；若不进行活检，则有一定概率将良性病变或另一种同时存在的原发恶性肿瘤误诊为乳腺癌骨转移[13]。

（1）活检前的准备：为达到预期的活检效果和避免活检相关并发症的发生，活检前需对患者的病史有一个全面的掌握，完成详尽的体格检查及包括凝血、血常规等在内的实验室检查，并通过分析患者的X线、CT、MRI、骨扫描等影像资料，规划最佳的穿刺路径。当对疑似骨转移的首发部位行活检有困难时，可通过全身骨扫描检查是否有第二处病灶可供活检取材。由于类固醇激素对白细胞有一定的溶解作用，可能导致活检结果呈现出假阴性，正在进行激素治疗的患者应停用激素后再行活检[6]。

（2）活检的注意事项：活检属于有创检查，应考虑到活检通道被肿瘤细胞污染的可能性，如果患者稍后准备行手术切除骨转移病灶，在设计活检路径时，应提前规划好如何将活检通道与肿瘤一起整块切除。虽然大多数部位的骨转移可通过经皮穿刺活检达到诊断效果，但对于结构相对复杂的部位，可能需要行切开活检或精心设计活检路径才能取得理想的活检材料。穿刺活检必须在CT引导下进行，注意避开邻近的器官、神经和大血管。为减少不能确诊的可能性，应选用较粗的穿刺针以取得更多的活检标本。进行椎体穿刺时，穿刺全程要注意患者是否出现放射痛或异样感觉，如有发生，要立即变换进针角度，防止神经损伤。

（3）并发症：尽管精心设计了活检路径，做了相关活检前准备，但有时也会发生活检未取得预期病理结果，甚至导致活检并发症等情况，并发症主要包括穿刺部位出血、水肿、感染，穿刺损伤脊髓、神经根，诱发病理性骨折、气胸、血肿、肿瘤扩散等。

### （三）诊断与鉴别诊断

1.诊断　《中国临床肿瘤学会（CSCO）乳腺癌诊疗指南 2020》指出当乳腺癌患者出现骨相关症状，血钙、碱性磷酸酶和乳酸脱氢酶（lactate dehydrogenase, LDH）升高，肿瘤标志物水平异常升高，或其他影像学检查结果怀疑骨转移时，应立即行骨扫描。对骨扫描发现的异常浓聚部位行 CT 或 X 线检查可明确是否存在骨质破坏，若异常浓聚发生在脊柱，需进一步行脊柱对比增强 MRI。明确骨转移的诊断需综合骨扫描、MRI 和 CT 的检查结果。对于检查结果为阴性，且相关症状并未持续存在的患者，建议临床随访[16, 17]。

2.鉴别诊断　对于乳腺癌患者出现的骨骼疼痛或相关症状，应首先考虑骨转移。在做出明确诊断前，至少要完善包括病史、体格检查、影像学检查和实验室检查在内的临床资料。同时还应进行鉴别诊断，排除以下可出现的与乳腺癌骨转移部分症状相似的疾病。

（1）骨质疏松症：由于女性绝经后雌激素水平会发生明显改变，50 岁以上的老年女性易患骨质疏松症，骨折可以在此基础上发生。乳腺癌患者并发骨折时，通过必要的影像学检查区分骨折是由乳腺癌骨转移引起的病理性骨折，还是由骨质疏松症引起的普通骨折，对治疗策略的制定至关重要。

（2）骨结核：结核患者通常有发热、全身不适、倦怠、乏力等症状，但骨结核，尤其是椎体结核患者的全身症状并不明显。脊柱结核患者的显著临床症状为局部疼痛，当炎症波及神经根时可出现明显的放射痛；患者的红细胞沉降率可明显升高，且诊断性抗结核治疗有效。脊柱结核也可引起骨折，但影像学上与乳腺癌脊柱转移明显不同。椎体结核通常不累及附件，椎弓根的异常影像学变化常提示为恶性病变。

（3）原发性骨肿瘤：虽然同时患乳腺癌和原发性骨肿瘤的概率很小，但也不乏类似文献报道，由于将原发性骨肿瘤误诊为乳腺癌骨转移，对患者实施了错误的治疗[6]。需要与乳腺癌骨转移鉴别的原发性良性骨肿瘤主要有血管瘤、多种囊性病变、脂肪瘤、嗜酸性肉芽肿、内生软骨瘤、骨样骨瘤、非骨化性纤维瘤、骨巨细胞瘤等。需要鉴别的原发性恶性骨肿瘤主要有骨肉瘤、软骨肉瘤、纤维肉瘤、尤因肉瘤、骨孤立性浆细胞瘤等。

## 三、骨科手术治疗

### （一）手术适应证

发生骨转移的乳腺癌患者疾病都已进展至晚期，很难达到根治，骨科手术治疗的主要目的是尽量改善患者生活质量和延长其寿命。因此，需要严格把握以下手术适应证。

1.患者的预期寿命至少>3 个月　乳腺癌患者的预期寿命与原发肿瘤的进展情况、侵犯程度及患者的一般状况密切相关。接受骨科手术后，患者通常需要较长的康复期，如患者的预期寿命太短，将无法享受手术带来的健康获益。因此，当患者全身状况良好，预期寿命>6 个月时，推荐实施骨科手术［如全椎体切除术、髋关节置换术（hip replacement）等］。尽量切除转移病灶并通过假体进行结构重建；当患者的预期寿命在 3~6 个月时，仅考虑实施姑息性骨科手术；当患者的预期寿命<3 个月时，不考虑任何手术治疗方案[17-19]。

2.患者已经或即将发生病理性骨折　即将发生的病理性骨折与已经发生的病理性骨折相比，手术技术难度更小，术后并发症也更少。临床多采取预防性内固定，干预即将发生的病理性骨折。

3.患者无法忍受骨转移导致的顽固性疼痛　疼痛是评价患者生活质量的重要指标，顽固性疼痛常与局部病情的进展相关。当常规的镇痛治疗和放疗无法缓解疼痛时，可以通过手术切除转移病灶或局部减压来缓解疼痛。

4.孤立的骨转移病变　经过系统的影像学检查，如患者只有孤立的骨转移病变，对其完全切除可看作肿瘤根治性治疗的一部分。

5.患者有接受手术的意愿　乳腺癌患者发生骨转移时，病情多已属晚期，应向患者及亲属说明病情预期及手术可能的获益与风险，由他们决定是否手术。如无强烈要求手术的意愿，一般也不考虑实施手术。

6.其他情况　除以上适应证外，当乳腺癌患者发生脊柱转移，并出现脊柱结构失稳或脊髓神经压迫时，可以考虑通过全脊椎切除或姑息性手术来解除转移病灶对脊髓的压迫、改善神经功能、缓解疼痛，提高患者的生活质量。

### （二）不同转移部位的手术治疗

1.脊柱转移的手术治疗

（1）术前评估

1）全身状况评估：评估患者的全身状况主要是为了评估其是否能耐受手术、预测患者的术后恢复情况，并以此为依据制定合理的手术和康复策略。因此需要对患者的呼吸系统、循环系统、代谢状态和肝肾功能进行全面评估。此外，凝血功能的好坏决定患者术中和术后是否存在出血风险，血浆白蛋白的水平影响其术后恢复的周期，也应纳入评估。

2）脊柱转移的预后评估：脊柱转移瘤的外科手术策略主要根据患者的总体预后评分、预期寿命和治疗目标来制定。临床上通常采用 Tomita 和 Tokuhashi 评分系统对乳腺癌脊柱转移患者的预后进行评估。

Tomita 评分 2~3 分：有较长的预期寿命，骨科手术治疗以长期局部控制脊柱转移瘤为目的，对转移病灶所在椎体采取广泛性或边缘性肿瘤切除术；4~5 分：

以中期局部控制肿瘤为目的，可行边缘性或囊内肿瘤切除术；6～7 分：以短期姑息为目的，可行姑息减压稳定手术；8～10 分：不宜实施手术，以临终关怀和支持治疗为主。

在 Tokuhashi 修正评分系统中，总分 0～8 分、9～11 分、12～15 分，对应患者的预期寿命分别为 6 个月以下、6～12 个月、12 个月以上。

3）神经组织受累分型：Harrington 等依据骨性结构破坏程度和神经损害程度，将脊柱转移肿瘤分为五种类型。

Ⅰ型：无严重神经损害。

Ⅱ型：累及骨性结构但无椎体塌陷及不稳。

Ⅲ型：重要的神经功能损害（感觉或运动），但无明显的骨性结构破坏。

Ⅳ型：椎体塌陷并引起疼痛，但无明显神经功能损害。

Ⅴ型：椎体塌陷或不稳，伴明显神经功能损害。

对Ⅰ、Ⅱ、Ⅲ型患者建议采取非手术治疗（包括化疗、激素治疗和放疗）；若Ⅲ型患者脊髓受压，且肿瘤对放疗不敏感，可行手术治疗；对Ⅳ型和Ⅴ型患者推荐实施手术治疗。

4）脊柱稳定性评估：推荐采用脊柱肿瘤不稳定评分（spinal instability neoplastic score, SINS）评估脊柱的稳定性。0～6 分表示脊椎稳定；7～12 分表示潜在不稳；13～18 分表示不稳。当评分为 7～18 分时，建议由骨科脊柱外科医生会诊，确定是否实施手术。

5）疼痛评估：推荐采用疼痛视觉模拟评分法（visual analogue scale, VAS）评估患者疼痛程度。0 分：无痛；1～3 分：有轻微的疼痛，能忍受；4～6 分：有疼痛并影响睡眠，尚能忍受；7～10 分：有强烈的疼痛，疼痛难忍，影响食欲，影响睡眠。需根据患者的疼痛程度采取相应处理，并制定合理的术后镇痛方案。

（2）术前准备：由于乳腺癌骨转移患者在术前往往已经接受放疗和（或）化疗，加之肿瘤恶病质的影响，患者可能有贫血、低血小板、低白细胞计数和低蛋白等状况。术前需输入成分血或全血、白蛋白进行纠正，否则可能对手术和术后恢复产生不良影响。对于伴有循环系统、呼吸系统、血液系统、内分泌系统等基础疾病的患者，术前应将各项基础疾病指标严格调整至可接受范围。在术前对肿瘤供血动脉、肿瘤相邻节段的供血动脉行术前栓塞，可大幅度减少术中出血，且不损害脊髓的功能。

（3）手术方式：根据脊柱转移的情况选择。

1）全脊椎切除术：考虑行全脊椎切除的乳腺癌脊柱转移患者，需满足胸、腰椎单节段转移，无重要脏器转移，原发肿瘤控制良好，预期寿命较长。

A.手术简介：患者俯卧，作垂直正中切口，暴露受累节段并超过其上下 3 个椎骨；在线锯导引下切断椎弓根，并完整切除椎板；钝性剥离椎体周围组织；分离脊髓，并完整切除脊柱；重建脊柱结构。

B.并发症：大量出血；钝性剥离椎体时损伤邻近主要的血管；脊髓损伤；损伤肺和胸膜；术后出血、血肿；脑脊液漏；内固定失败；感染；肿瘤细胞扩散等。

C.手术注意事项：①预防术中大出血和血肿形成，术前实施有效血管栓塞；术中对高于受累椎体3个节段水平的动脉行可靠的结扎；缝合前仔细检查，对出血点有效止血；在完整切除椎板后，向硬膜外间隙内注射纤维蛋白胶。②预防脊髓损伤，避免对脊髓和神经根的拉扯、扭转。③血管损伤预防，术者要熟悉解剖结构，仔细分离，分离动脉前先将凸入椎体的隔膜边界分离出来。④预防肿瘤细胞扩散，用蒸馏水和高浓度的顺铂反复冲洗手术区域，以清除潜在的肿瘤细胞污染。

D.术后处理：术后引流3~5日；术后1周可以行走；患者使用胸腰骶椎支具3~6个月直至骨愈合。

2）脊髓减压术（decompression of spinal cord）：通过手术的方式实现对脊髓环形减压，扩大肿瘤与硬膜的间隙；重建脊柱结构，增强脊柱稳定性，为进一步放疗创造有利条件，并减少放疗引起的脊髓损伤。根据乳腺癌脊柱转移的不同部位，可分别采取前路减压固定术、后路减压固定术、前侧路减压固定术、前后路联合固定术。术后必须配合立体定向放疗，才能明显地改善患者术后神经功能，缓解疼痛。

3）椎体成形术和椎体后凸成形术：椎体成形术是利用较细的骨穿刺针经皮穿刺后，经椎弓根向椎体内注入骨水泥，以缓解疼痛、稳定和加固椎体、恢复椎体强度、防止椎体进一步塌陷。椎体后凸成形术在此基础上加用球囊扩张，以恢复椎体高度和改善后凸畸形。

骨水泥可引发过敏反应，骨水泥的渗漏可导致神经血管功能障碍，有研究者认为骨水泥的应用可能会导致病灶内压力增高，引发肿瘤扩散，但对此尚有争议。为预防骨水泥渗漏，需严格把握适应证，慎用于椎体骨折患者；应谨慎选择穿刺部位、进针角度及深度；推荐使用快速凝固的聚甲基丙烯酸甲酯，并以相对较小的剂量（2~8ml）注入；严密监测，若发现渗漏，立即停止注入[20, 21]。

2.骨盆转移的手术治疗

（1）术前准备：由于骨盆手术术中多有大量失血，需在术前24小时内对相应血管进行栓塞，并充分备血，建立开放通畅的静脉通道，以备术中快速大量补血补液。

（2）手术简介：乳腺癌骨盆转移会导致髋臼缺损，术前需根据髋臼缺损的程度和部位进行分型，手术和术后重建方式的选择需以分型为依据。

（3）并发症：如出血性休克、凝血障碍、多器官衰竭、伤口不愈合、感染、深静脉血栓。

（4）术后处理：术后持续负压吸引 3～5 日，拔除引流管前需持续静脉滴注抗生素。尽早开始功能锻炼，包括早期无承重限制的下床活动和主动或被动的髋关节活动。一旦切口愈合，患者需立即开始接受辅助放疗。

3.股骨转移的手术治疗

（1）长骨病理性骨折评估：病理性骨折可由轻微的日常活动所诱发，因此评估患者的骨骼情况、判断患者是否会很快发生骨折并加以干预非常重要。患者的主诉和影像学资料对于骨折的评估有指导意义，是判断骨折是否即将发生的主要依据。通过患者的主诉，可以了解病变部位的疼痛程度和疼痛的动态变化；影像学资料可以提供皮质骨破坏的数量、病变的部位、骨改变的特点、是否有骨折线（fracture line）等重要信息。

骨骼的负荷承受能力与患者的年龄、体重、活动能力和肌肉韧带的保护性因素有关。决定患者是否即将发生骨折的关键因素有骨量丢失的情况、剩余骨量的情况、病变的部位、承受负荷的类型。通常认为，骨破坏低于 25% 时，发生骨折的可能性很小；高于 75% 时，发生骨折的可能性很大。因此，当骨破坏超过 50% 时，医护人员就需要高度警惕[6]。

为了更准确地量化乳腺癌骨转移患者病理性骨折的风险，可以引入 Mirels 评分系统对患者进行评估。评价指标包括骨转移部位、疼痛程度、病变性质及范围，根据具体情况每项计 1～3 分。总分 ≥9 分：推荐进行预防性固定；总分＝8 分：考虑进行预防性固定；总分 ≤7 分：推荐进行放疗和疼痛管理，一般不考虑进行预防性固定[6]。

（2）手术简介

1）病灶内切除术：指实施骨折固定时，对骨折部位或骨折周围病灶进行刮除。充分暴露骨转移病灶，在病灶处开一个纵椭圆形的骨窗；用刮匙清除大体肿瘤，直至病灶仅显微镜下可视；随后用高速磨钻打磨瘤壁；用骨水泥填充瘤腔，并用髓内钉与钢板重建结构。

2）肿瘤切除加假体重建术：充分暴露骨转移病灶，剥离附着于股骨近端的肌肉，打开关节囊，分离股骨头和髋臼；然后在肿瘤下端进行截骨；最后通过组合型的骨水泥人工假体重建因肿瘤而切除的关节。

（3）并发症：包括感染、关节纤维化、腓总神经损伤等。

（4）术后处理

1）抬高下肢，以防伤口水肿。

2）连续负压吸引 3～5 日。

3）持续静脉使用抗生素直到拔除引流管。

4）尽早开始下床负重锻炼、主动和被动关节活动度锻炼。

5）术后 3～4 周，待伤口愈合后可行辅助化疗。

## 四、骨改良药物治疗

骨改良药物包括双膦酸盐类药物和地诺单抗，临床上用于预防和治疗由骨转移引起的疼痛、病理性骨折、脊髓压迫、高钙血症等骨相关症状，能够改善疾病预后，提高患者生活质量，延长预期寿命。

### （一）作用机制

乳腺癌骨转移可以诱发破骨细胞的异常激活，骨改良药物通过抑制破骨细胞的成熟及其功能、阻止转移病灶内破骨细胞的异常聚集，促进破骨细胞的凋亡，抑制破骨细胞介导的骨吸收，减轻癌细胞在骨基质内的进展。

### （二）适应证

（1）高钙血症。
（2）骨痛。
（3）治疗和预防骨相关事件。

### （三）用药时机

使用骨改良药物的时机需要根据患者的影像学检查结果、实验室检查结果和疼痛情况进行综合判断。

### （四）注意事项

（1）使用双膦酸盐前，需对患者的血肌酐及血清钙、磷酸盐、镁等指标做详细检查。
（2）对长期使用双膦酸盐的患者，应每日补充钙（1200～1500mg）和维生素 $D_3$（400～800U）。
（3）对于严重肾功能不全（肌酐清除率≤30ml/min）的患者，需调整给药剂量和输注时间。肌酐清除率<30ml/min或透析的患者，在接受地诺单抗治疗时应密切监测，以防低钙血症发生。
（4）每种骨改良药物均不可与其他种类骨改良药物联合使用。
（5）长期使用双膦酸盐会增加患者下颌骨坏死的风险，使用双膦酸盐前应进行口腔检查和相应的预防性治疗，用药期间应注意日常口腔清洁和避免口腔手术。

### （五）停药指征

（1）用药过程中发生与药物相关的不良反应。
（2）用药过程中肿瘤恶化，出现新的转移并危及生命。
（3）其他临床医生认为需要停药的情况。

注意：经过其他治疗后骨痛缓解不是停药指征。在使用双膦酸盐药物期间发生了骨相关事件，可以考虑改用另外一种双膦酸盐药物。但患者从换药中能否获益尚待更多临床研究证实[17]。

在对乳腺癌骨转移的诊疗过程中，除了要坚持循证医学原则，严格按照相关规范和标准对检查、诊断、治疗及康复进行全流程控制外，还应注重与其他骨相关疾病的鉴别，以防误诊。同时，应秉承开放协作的思维模式，尽量在骨转移早期将骨科干预纳入患者的整体治疗方案中，最大限度减轻其痛苦，实现患者受益的最大化。

（郝　杰　曹锐超）

## 参 考 文 献

［1］吴孟超，吴在德. 黄家驷外科学. 第 7 版［M］. 北京：人民卫生出版社，2008.

［2］中国临床肿瘤学会指南工作委员会. 中国临床肿瘤学会（CSCO）乳腺癌诊疗指南 2019［M］. 北京：人民卫生出版社，2019.

［3］Eastley N，Newey M，Ashford RU. Skeletal metastases-the role of the orthopaedic and spinal surgeon［J］. Surg Oncol，2012，21（3）：216-222.

［4］D'Oronzo S，Coleman R，Brown J，et al. Metastatic bone disease：pathogenesis and therapeutic options：up-date on bone metastasis management［J］. J Bone Oncol，2018，15：4-14.

［5］Theriault RL，Theriault RL. Biology of bone metastases［J］. Cancer Control，2012，19（2）：92-101.

［6］郭卫. 中华骨科学 • 骨肿瘤卷［M］. 北京：人民卫生出版社，2010.

［7］徐万鹏，冯传汉. 骨科肿瘤学［M］. 北京：人民军医出版社，2008.

［8］Bickels J，Dadia S，Lidar Z. Surgical management of metastatic bone disease［J］. J Bone Joint Surg Am，2009，91（6）：1503-1516.

［9］赵定麟. 现代脊柱外科学［M］. 上海：上海世界图书出版公司，2006.

［10］Walker MS，Miller PJ，Namjoshi M，et al. Relationship between incidence of fracture and health-related quality-of-life in metastatic breast cancer patients with bone metastases［J］. J Med Econ，2013，16（2）：179-189.

［11］吴肇汉，秦新裕，丁强. 实用外科学［M］. 北京：人民卫生出版社，2017.

［12］田伟，周乙雄，王满宜，等. 积水潭实用骨科学［M］. 北京：人民卫生出版社，2008.

［13］Wiesel SW. Wiesel 骨科手术学（第 2 卷）［M］. 张长青，译. 上海：上海科学技术出版社，2013.

［14］Choi J，Raghavan M. Diagnostic imaging and image-guided therapy of skeletal metastases［J］. Cancer Control，2012，19（2）：102-112.

［15］廖骁勇，郝杰. 脊柱转移瘤的影像学诊断进展［J］. 颈腰痛杂志，2016，37（1）：61-64.

［16］中国临床肿瘤学会指南工作委员会. 中国临床肿瘤学会（CSCO）乳腺癌诊疗指南 2020［M］. 北京：人民卫生出版社，2020.

［17］徐兵河，江泽飞，胡夕春. 中国晚期乳腺癌临床诊疗专家共识 2016［J］. 中华医学杂志，2016，9（22）：1719-1727.

［18］林建华，肖建如，胡永成. 脊柱转移瘤外科治疗指南［J］. 中华骨科杂志，2019，39（12）：711-726.

［19］江泽飞，陈佳艺，牛晓辉. 乳腺癌骨转移和骨相关疾病临床诊疗专家共识2014［J］. 中华医学杂志，2015，95（4）：241-247.

［20］杨惠林，胡侦明，邱贵兴，等. 经皮椎体成形术治疗的相关建议［J］. 中国骨与关节外科杂志，2015，8（5）：375-376.

［21］杜培，郝杰. 经皮椎体成形术治疗胸腰椎转移瘤的疗效分析［J］. 检验医学与临床，2012，9（23）：2919-2921.

# 专业术语汉英对照

阿达木单抗　adalimumab

阿法骨化醇　alfacalcidol

阿仑膦酸钠　alendronate sodium，ALN

癌症治疗相关骨丢失　cancer treatment-induced bone loss，CTIBL

靶向治疗　targeted therapy

白细胞减少症　leukopenia

白细胞介素　interleukin，IL

胞外信号调节激酶　extracellular signal-regulated kinase，ERK

表皮生长因子　epidermal growth factor，EGF

病理性骨折　pathological fracture

玻璃酸钠　sodium hyaluronate，SH

晨僵　morning stiffness

成骨细胞　osteoblast

成纤维细胞生长因子 23　fibroblast growth factor 23，FGF-23

雌激素受体　estrogen receptor，ER

促黄体素释放激素　luteinizing hormone-releasing hormone，LHRH

促卵泡素　follicle stimulating hormone，FSH

脆性骨折　fragility fracture

地诺单抗　denosumab

低磷血症　hypophosphatemia

低密度脂蛋白　low density lipoprotein，LDL

定量计算机断层扫描　quantitative computed tomography，QCT

多发性骨髓瘤　multiple myeloma

多柔比星　doxorubicin，DOX

恶性肿瘤体液性高钙血症　humoral hypercalcemia of malignancy，HHM

芳香化酶抑制剂　aromatase inhibitor，AI

非甾体抗炎药　nonsteroidal anti-inflammatory drug，NSAID

肺动脉高压　pulmonary arterial hypertension

氟尿嘧啶　fluorouracil，FU

富血小板血浆　platelet-rich plasma，PRP

改善病情的抗风湿药　disease modifying anti-rheumatic drug，DMARD

钙敏感受体　calcium-sensing receptor，CaSR

感冒样症状　cold like symptom

干燥综合征　Sjögren syndrome

高钙尿症　hypercalciuria

高钙血症　hypercalcemia

高密度脂蛋白　high density lipoprotein，HDL

高尿酸血症　hyperuricemia，HUA

高钙血症危象　hypercalcemic crisis

睾酮　testosterone

姑息性治疗　palliative treatment

骨代谢异常相关疼痛病　abnormal bone metabolism associated pain，ABMAP

骨钙素　osteocalcin，OCN

骨关节炎　osteoarthritis，OA

骨化三醇　calcitriol

骨基质　bone matrix

骨密度　bone mineral density，BMD

骨膜　periosteum

骨软化症　osteomalacia

骨髓抑制　bone marrow suppression

骨特异性碱性磷酸酶　bone specific alkaline phosphatase，BALP

骨相关事件　skeletal related event，SRE

骨折线　fracture line

骨质疏松症　osteoporosis，OP

骨转换标志物　bone turnover marker，BTM

骨赘　osteophyte

国际骨质疏松基金会　International Osteoporosis Foundation，IOF

哈弗斯管　Haversian canal

赫伯登结节　Heberden node

红细胞沉降率　erythrocyte sedimentation rate，ESR

护骨因子　osteoprotegerin，OPG

化脓性脊柱炎　suppurative spondylitis

环孢素 A　cyclosporin A

环瓜氨酸肽　cyclic citrullinated peptide，CCP

环磷酰胺　cyclophosphamide，CYC

环氧合酶　cyclooxygenase，COX

黄体生成素　luteinizing hormone，LH

肌球蛋白　myosin

肌少症　sarcopenia

肌纤维蛋白　parapeptone

脊髓减压术　decompression of spinal cord

脊髓压迫症　spinal cord compression

脊柱结核　spinal tuberculosis

脊柱肿瘤不稳定评分　spinal instability neoplastic score，SINS

继发性骨质疏松症　secondary osteoporosis

继发性甲状旁腺功能亢进症　secondary hyperparathyroidism，SHPT

甲氨蝶呤　methotrexate，MTX

甲状旁腺激素　parathyroid hormone，PTH

甲状旁腺激素类似物　parathyroid hormone analogue，PTHa

甲状旁腺激素相关蛋白　parathyroid related protein，PTHrP

甲状旁腺腺瘤　parathyroid adenoma

甲状腺功能亢进症　hyperthyroidism

甲状腺髓样癌　medullary carcinoma of thyroid

间质性肺疾病　interstitial lung disease

简明疼痛量表　brief pain inventory，BPI

碱性磷酸酶　alkaline phosphatase，ALP

降钙素　calcitonin，CT

降钙素受体　calcitonin receptor，CTR

胶质细胞源性神经营养因子　glial cell derived neurotrophic factor，GDNF

矫形器　orthosis

结节样改变　nodular change

截骨术　osteotomy

进展时间　time to progression，TTP

经皮神经电刺激疗法　transcutaneous electrical nerve stimulation，TENS

痉挛性瘫痪　spastic paralysis

局部溶骨性高钙血症　local osteolytic hypercalcemia，LOH

绝经后骨质疏松症　postmenopausal osteoporosis，PMOP

康复治疗　rehabilitation therapy

抗核抗体　antinuclear antibody，ANA

抗核周因子　antiperinuclear factor，APF

抗角蛋白抗体　antikeratin antibody，AKA

抗惊厥药物　anticonvulsant drug

抗酒石酸酸性磷酸酶　tartrate-resistant acid phosphatase，TRACP

髋部骨折　hip fracture

酪氨酸激酶样孤儿受体 1　tyrosine kinase like orphan receptor 1

肋间神经　intercostal nerve

类风湿尘肺　rheumatoid pneumoconiosis

类风湿关节炎　rheumatoid arthritis，RA

淋巴管　lymphatic duct

硫酸软骨素　chondroitin sulfate，CS

硫唑嘌呤　azathioprine，AZA

柳氮磺吡啶　sulfasalazine，SSZ

慢性肾脏病　chronic kidney disease，CKD

慢性阻塞性肺疾病　chronic obstructive pulmonary disease，COPD

酶联免疫分析法　enzyme-linked immunoassay，ELISA

美国风湿病学会　American College of Rheumatology，ACR

免疫复合物　immune complex，IC

免疫抑制剂　immunosuppressor

内分泌治疗　endocrine therapy

内皮素　endothelin，ET

黏多糖　mucopolysaccharide

尿毒症　uremia

尿肌酐　urine creatinine

尿素氮　urea nitrogen，BUN

尿酸盐结晶　urate crystal

欧洲抗风湿病联盟　European League Union Against Rheumatism，EULAR

皮肌炎　dermatomyositis

嘌呤代谢　purine metabolism

破骨细胞　osteoclast

前列腺素 $E_2$　prostaglandin $E_2$，$PGE_2$

强直性脊柱炎　ankylosing spondylitis，AS

鞘内药物输注系统　intrathecal drug delivery system，IDDS

全瘫　panplegia

人 N 端中段骨钙素　N-middle osteocalcin，N-MID

人类白细胞抗原　human leukocyte antigen，HLA

人类白细胞抗原 B27　human leucocyte antigen B27，HLA-B27

肉芽组织　granulation tissue

乳房切除术　mammectomy

乳房重建术　breast reconstruction

乳酸脱氢酶　lactate dehydrogenase，LDH

乳腺癌　breast cancer

乳腺癌伴随疾病学　concomitant disease of breast cancer

乳腺癌会诊联络多学科医学　breast consultation liaison multi-disciplinary medicine

乳腺癌术后慢性疼痛综合征　chronic post-mastectomy pain syndrome，CPMPS

乳腺癌新内分泌化疗　breast neoendocrinochemotherapy

乳腺肿瘤肝病学　breast oncohepatology

乳腺肿瘤骨代谢病学　breast oncoosteometabolism

乳腺肿瘤甲状腺病学　breast oncothyroidology

乳腺肿瘤双心医学　breast oncopsychocardiology

乳腺肿瘤糖尿病学　breast oncodiabetology

乳腺肿瘤心理学　breast oncopsychology

乳腺肿瘤心脏病学　breast oncocardiology

噻嗪类利尿剂　thiazide diuretic

三发性甲状旁腺功能亢进症　tertiary hyperparathyroidism，THPT

三环类抗抑郁药物　tricyclic antidepressant，TCA

射频热凝治疗术　radiofrequency thermocoagulation，RF

神经生长因子　nerve growth factor，NGF

肾结石　kidney stone

肾小球滤过率　glomerular filtration rate，GFR

生长激素　growth hormone，GH

视觉模拟评分法　visual analogue scale，VAS

数字分级评分法　numerical rating scale，NRS

双膦酸盐　bisphosphonate

双能 X 线吸收法　dual energy X-ray absorptiometry，DXA

丝氨酸/苏氨酸蛋白激酶　serine-threonine kinase，Akt

四烯甲萘醌　menatetrenone

酸敏感离子通道-1　acid-sensitive ion channel-1，ASIC1

酸敏感离子通道-3　acid-sensitive ion channel-3，ASIC3

酸性磷酸酶　acid phosphatase，ACP

随访研究　follow-up study

他莫昔芬　tamoxifen，TAM

坦珠单抗　tanezumab

糖尿病　diabetes mellitus，DM

糖皮质激素　glucocorticoid，GC

特立帕肽　teriparatide

疼痛分级指数　pain rating index，PRI

痛风　gout

痛风石　tophus

腕管综合征　carpal tunnel syndrome，CTS

维生素 D 受体　vitamin D receptor，VDR

系统性红斑狼疮　systemic lupus erythematosus，SLE

细胞核因子 κB 受体活化因子　receptor activator of NF-κB，RANK

细胞核因子 κB 受体活化因子配体　receptor activator of NF-κB ligand，RANKL

下丘脑-垂体系统　hypothalamic-hypophyseal system

相对低血钙型甲状旁腺功能增强　hypocalcemia parathyroid hyperfunction

心理评估　psychological assessment

心室颤动　ventricular fibrillation，VF

心血管疾病　cardiovascular disease，CVD

心脏停搏　cardiac arrest

新辅助化疗　neoadjuvant chemotherapy

选择性雌激素受体调节剂　selective estrogen receptor modulator，SERM

血管紧张素转换酶抑制剂　angiotensin converting enzyme inhibitor，ACEI

血管内皮生长因子　vascular epidermal growth factor，VEGF

压缩性骨折　compression fracture

炎性巨噬细胞　inflammatory macrophage

腰肌劳损　lumbar muscle strain

腰椎滑脱症　lumbar spondylolisthesis

腰椎峡部裂　lumbar spondylolysis

依那西普　etanercept

依替膦酸钠　etidronate disodium

依西美坦　exemestane

胰岛素样生长因子-Ⅰ　insulin-like growth factor Ⅰ，IGF-Ⅰ

英夫利西单抗　infliximab

语言分级评分法　verbal rating scale，VRS

原发性骨质疏松症　primary osteoporosis

原发性甲状旁腺功能亢进症　primary hyperparathyroidism，PHPT

原发性卵巢功能衰竭　primary ovarian failure

原肌球蛋白受体激酶A　tropomyosin receptor kinase A，TrkA

月经紊乱　menstrual disorder

正常血钙型甲状旁腺功能增强　normocalcemic parathyroid hyperfunction

正常血钙型原发性甲状旁腺功能亢进症　normocalcemic primary hyperparathyroidism，NCPHPT

脂联素　adiponectin

指环测试　finger-ring test

肿瘤标志物　tumor marker

肿瘤负荷　tumor burden

肿瘤坏死因子-$\alpha$　tumor necrosis factor $\alpha$，TNF-$\alpha$

转化生长因子-$\beta$　transforming growth factor $\beta$，TGF-$\beta$

椎间盘突出　protrusion of intervertebral disc

组织蛋白酶K　cathepsin K

唑来膦酸　zoledronic acid

Ⅰ型胶原交联C端肽　C-terminal telopeptide of type Ⅰ collagen，CTX

Ⅰ型胶原交联N端肽　N-terminal telopeptide of type Ⅰ collagen，NTX

Ⅰ型前胶原C端前肽　procollagen type Ⅰ C-terminal peptide，PⅠCP

Ⅰ型前胶原N端前肽　procollagen type Ⅰ N-terminal peptide，PⅠNP

C反应蛋白　C-reaction protein，CRP

G蛋白偶联受体　G protein-coupled receptor，GPCR

$\gamma$-羧基谷氨酸骨蛋白　$\gamma$-hydroxy glutamic acid protein

（李肇星　孔令泉）